国医大师张大宁简介

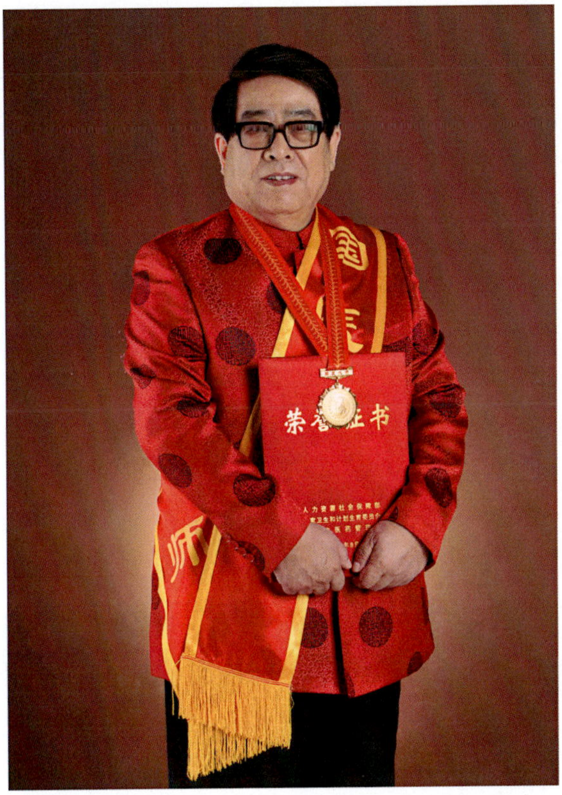

张大宁，生于1944年，天津人，国医大师、中央文史馆馆员、国际欧亚科学院院士、优秀中央保健医生，1998年被授予“张大宁星”。

现任天津市中医药研究院名誉院长、首席专家、天津市中医肾病研究所所长。主任医师、教授、博导、博士后导师、中医肾病学国家授衔专家，首批享受国务院特殊津贴专家，国家卫生和计划生育委员会公共政策专家咨询委员会委员，国家中医药管理局中医药改革发展专家咨询委员会委员。

又任中华中医学会副会长、肾病分会主任委员、中国中医药研究促进会会长、天津中医药学会会长。

曾任第九届、第十届、第十一届全国政协常委，第七届、第八届全国政协委员，第十一届全国政协教科文卫体委员会副主任，第十二届、第十三届、第十四届中国农工民主党中央副主席，第十二届天津市政协副主席，农工党天津市第八届、第九届主委。

作为中医肾病学的奠基人之一，20世纪80年代，张大宁主编了我国第一部

《实用中医肾病学》和《中医肾病学大词典》，提出“肾为人体生命之本”“心-肾轴心系统学说”“补肾活血法”等理论，并以高超的临床疗效赢得广大患者们的赞誉。

多年来，张大宁著述及论文颇丰。出版了我国第一部中医肾病学专著《实用中医肾病学》和《中医肾病学大辞典》，还有其他如《中医补肾活血法研究》《补肾活血法与肾脏疾病》《古今肾病医案精华》《张大宁医学论文集》《中医基础学》《常用中成药》等十余部学术专著，以及发表在国内外重要学术刊物上的百余篇论文，都在中西医学术界产生重要影响，其中有些著作被国外翻译成外文并在国外出版发行。

作为中国中医肾病学的学术带头人，张大宁曾多次主持国际及全国肾脏病学术会议，包括海峡两岸的一些高级学术会议。并应邀赴美国、英国、日本、德国、法国、韩国、澳大利亚以及东南亚等国家著名大学讲学、会诊，广受好评，并为不少外国元首、政要会诊，广受赞誉。

1990 年 8 月，张大宁教授作为大陆首位杰出中医学者应邀赴台湾讲学，半个多月的时间，他走进了台大、荣民总医院、阳明医学院等机构讲学与会诊，广受赞誉，在台湾宝岛引起轰动，使两千多万台湾同胞第一次目睹了大陆中医学者的风采，架起了隔绝四十多年的海峡两岸的第一座桥梁，受到中央领导好评。以后又多次赴台讲学、会诊，深受中国台湾中西医界以及社会上下层的欢迎。

1998 年 8 月，经中国科学院提名，国际天文学联合会批准，将中国科学院发现的 8311 号小行星命名为“张大宁星”，这是世界上第一颗以医学家命名的小行星，被收录世界吉尼斯大全，中国集邮总公司专门发行了纪念首日封。

2013 年，由张大宁亲传弟子张勉之教授主编的 450 万千字五卷精装本《张大宁学术思想文集》正式出版发行。为了祝贺该书的出版和“张大宁星”命名十五周年，全国政协、国家中医药管理局、天津市政协以及中华中医药学会、中国中医药研究促进会等组织了专门大会，现任和曾任党和国家领导人贾庆林、孙春兰、王刚、陈竺、桑国卫、陈宗兴等题字、来电或亲临大会表示祝贺，中国集邮总公司再次专门发行了纪念首日封。

2013 年，李克强总理在中南海紫光阁向张大宁颁发了亲自署名的中央文史馆馆员证书。

2014 年，由人力资源和社会保障部、卫生部和国家中医药管理局三部门共同组织评选，张大宁教授入选第二届国医大师。

国家出版基金项目
NATIONAL PUBLICATION FOUNDATION

“十二五”国家重点图书出版规划项目

国医大师临床研究

张大宁医学丛书

总主编 张勉之 范玉强

中华中医药学会 组织编写

张大宁谈保健与养生

主编 张宗礼 张文柱 张勉之

科学出版社
北京

内 容 简 介

本书是“十二五”国家重点图书出版规划项目《国医大师临床研究·张大宁医学丛书》分册之一，获得国家出版基金项目资助。编者系统总结了国医大师张大宁教授保健养生理论专著，内容结合临床及日常实际，全面反映了张大宁教授养生经验及其理论基础。

本书可供中医院校师生、临床工作者使用，也可供广大中医养生爱好者阅读使用。

图书在版编目(CIP)数据

张大宁谈保健与养生 / 张宗礼，张文柱，张勉之主编．—北京：科学出版社，2015. 12

(国医大师临床研究·张大宁医学丛书)

国家出版基金项目·“十二五”国家重点图书出版规划项目

ISBN 978-7-03-046513-9

Ⅰ.①张…　Ⅱ.①张…　②张…　③张…　Ⅲ.①养生(中医)　Ⅳ.①R212

中国版本图书馆 CIP 数据核字（2015）第 285464 号

责任编辑：郭海燕 / 责任校对：张怡君

责任印制：赵　博 / 封面设计：黄华斌　陈　敬

科学出版社 出版

北京东黄城根北街 16 号

邮政编码：100717

http://www.sciencep.com

三河市春园印刷有限公司印刷

科学出版社发行　各地新华书店经销

*

2016 年 1 月第　一　版　开本：787×1092　1/16

2024 年12月第四次印刷　印张：14　插页：1

字数：356 000

定价：68.00 元

（如有印装质量问题，我社负责调换）

《国医大师临床研究》丛书编辑委员会

《国医大师临床研究·张大宁医学丛书》编委会

主　　审　张大宁
总 主 编　张勉之　范玉强
副总主编　张宗礼　车树强　徐　英　张文柱
编　　委　（以下按姓氏笔画排序）
王　莹　王耀光　车树强　司福全
李　立　李树茂　杨洪涛　张文柱
张宗礼　张勉之　张敏英　范玉强
徐　英　焦　剑　樊威伟

《张大宁谈保健与养生》编写人员

主　　编　张宗礼　张文柱　张勉之
编　　者　（以下按姓氏笔画排序）
王　辉　王丽敏　刘亚燊　尹志燕
宋宇明　张　颖　张文柱　张兴坤
张佳佳　张宗礼　张勉之　张燕平
陈　炼　葛　进　裘　东

《国医大师临床研究》丛书序

2009年6月19日，人力资源和社会保障部、卫生部和国家中医药管理局在京联合举办了首届“国医大师”表彰暨座谈会。30位从事中医临床工作（包括民族医药）的老专家获得了“国医大师”荣誉称号。这是新中国成立以来，中国政府部门第一次在全国范围内评选国家级中医大师。国医大师是我国中医药事业发展宝贵的智力资源和知识财富，在中医药的继承创新中发挥着不可替代的重要作用。将他们的学术思想、临床经验、医德医风传承下来，并不断加以发展创新，发扬光大，是继承发展中医药学，培养造就高层次中医药人才，提升中医药软实力与核心竞争力的重要途径。

为了弘扬中华民族文化，广泛传播和充分利用中医药文化资源，满足中医药人才队伍建设的需要；进一步完善中医药传承制度，将国医大师的学术思想、经验、技能更好地发扬光大。科学出版社精心组织策划了“国医大师临床研究”丛书的选题项目，这个选题首先被新闻出版总署批准为“十二五”国家重点图书出版规划项目，后经科学出版社遴选后申报国家出版基金项目，并在2012年获得了基金的支持。这是国家重视中医药事业发展的重要体现，同时也为中医药学术传承提供良好契机。国家出版基金是国家重大常设基金，是继国家自然科学基金、国家社会科学基金之后的第三大基金，旨在资助“突出体现国家意志，着力打造传世精品”的重大出版工程，在“弘扬中华文化，建设中华民族共有精神家园”方面与中医药事业有着本质和天然的相通性。国家出版基金设立六年以来，对中医药事业给予了持续的关注和支持。

作为我国成立最早、规模最大的中医药学术团体，中华中医药学会长期以来为弘扬优秀民族医药文化、促进中医药科学技术的繁荣、发展、普及推广发挥了重要作用。本丛书编辑出版工作得到了中华中医药学会大力支持。国家卫生和计划生育委员会副主任、国家中医药管理局局长、中华中医药学会会长王国强亲自出任丛书主编。

作为中国最大的综合性科技出版机构，60年来科学出版社为中国科技优秀成果的传播发挥了重要作用。科学出版社为本丛书的策划立项、稿件组织、编辑出版倾注了大量心血，为丛书高水平出版起到重要保障作用。

本丛书同时还得到了各位国医大师及国医大师传承工作室和所在单位的大力支持，并得到各位中医药界院士的支持。在此，一并表示感谢！

本丛书从重要论著、临床经验等方面对国医大师临床经验发掘整理，涵盖了中医原创思维与个性诊疗经验两个方面。并专设《国医大师临床研究概览》分册，总括国医大师临床研究成果，从成才之路、治学方法、学术思想、技术经验、科研成果、学术传承等方面疏理国医大师临床经验和传承研究情况。这既是对国医大师临床研究成果的概览，又是研究国医大师临床经验的文献通鉴，具有永久的收藏和使用价值。

文以载道，以道育人。丛书将带您走进“国医大师”的学术殿堂，领略他们深邃的理论造诣，卓越的学术成就，精湛的临床经验；丛书愿带您开启中医药文化传承创新的智慧之门。

《国医大师临床研究》丛书编辑委员会

2013年5月

陈 竺 序

中国医药学是一个伟大的宝库，是中华民族传统文化的重要组成部分。几千年来，对中华民族的繁衍昌盛和世界医学的发展都作出了巨大的贡献，是世界医学宝库中的一块璀璨的瑰宝。

中医学之所以称之为“伟大的宝库”，一方面它有着独立的系统完整的理论体系；另一方面还有着极其丰富、行之有效的临床实践经验。而这些理论和经验，除了记载在《黄帝内经》《伤寒论》《金匮要略》《神农本草经》四部经典和历代不少名家的医学著作中，还存在于众多的老中医的经验之中，所以完整地继承、整理、研究、发扬他们卓有成效的临床经验和理论，实是当务之急。

国医大师张大宁是我国著名中医学大家、国医大师、中央文史馆馆员、国际欧亚科学院院士，多年从事中央领导的医疗保健工作，学术功底深厚，临床经验丰富，尤其在中医肾病学的理论和实践方面造诣颇深。他曾在20世纪80年代主编了我国第一部《实用中医肾病学》和《中医肾病学大辞典》，科学严谨地规范了“中医肾病”的概念、范围及辨证论治的基本规律，并提出“肾为人体生命之本”“心–肾轴心系统学说”“补肾活血法”等理论，被誉为中医肾病学的奠基人之一，是一位被医学界和社会公认的、有着高超医术的中医大家。1998年，经中国科学院提名，国际天文联合会命名“张大宁星”，这是世界上第一颗以医学家命名的小行星。

大宁教授医德高尚，严格律己，善待病人。无论是高官政要、亿万富翁，还是平民布衣、贫困百姓，他都一视同仁，奉为至亲。他经常以孙思邈的《大医精诚论》来要求自己和教育学生，这种崇高的医德在医界和社会上传为佳话。

大宁教授是中国农工民主党党员，曾担任过第十二届、第十三届、第十四届农工党中央副主席，第九届、第十届、第十一届全国政协常委，第七届、第八届全国政协委员，并担任过第十一届全国政协教科文卫体委员会副主任，以及农工党天津市主委、天津市政协副主席等职务。作为担任过中央及地方领导的参政党党员，多年来他不仅努力敬业，做好自己的本职工作，而且积极参政议政，为中央及地方提出很多有价值、有建设性的意见和建议，受到中央领导的多次表扬。

大宁教授有很多名誉，但他从不自傲，总是谦虚待人，礼贤下士。此次《国医大师临床研究·张大宁医学丛书》的出版，凝聚了他及传承弟子的心血，我衷心地祝贺他，愿我们的医学同道及广大农工党员学习他的高尚医德和敬业精神，为我国医学卫生事业的发展做出新的贡献。

即将付梓，是为序。

全国人大常委会副委员长
中国农工民主党中央主席
中华医学会会长
陈竺

2015年11月

邓铁涛序

日前，大宁教授送来他弟子张勉之和范玉强等主编的《国医大师临床研究·张大宁医学丛书》的部分书稿，大体浏览了一下，注意到他说的这样一段话，我很同意。“中医学，从学科的属性来讲，属于自然科学中应用科学的范畴，即属于医学的范畴。但由于它在形成和发展的漫长历史过程中，所具有的特殊历史背景和条件，使其具有浓厚的、中华民族传统文化的底蕴和内涵。中医学是一门独立于现代医学之外的，系统完整的医学科学体系”，这段话既讲明了中医学有关“科学与文化”的双重属性，又讲明了中医学作为一门系统、完整，而又有着自己特色和优势的学科体系，独立地屹立于世界医学之林。

中医学之所以称为伟大的宝库，除了具有自己独特系统的理论体系和临床经验之外，还有着《黄帝内经》《伤寒论》《金匮要略》《神农本草经》等四大经典，及数以千计的历代医家著作。除此之外，还有着数以万计的老中医，这些老中医不仅有着丰富的临床实践经验，而且还有着自己独特的学术思想，总结、整理这些十分宝贵的资源、实是当今中医界的重要任务。

张大宁是我国第二届国医大师，对于我们这些耄耋之年、期颐之年的首届国医大师来讲，属于“小一辈”的国医大师，大宁教授是我国著名的中医大家，多年从事中医肾病学的研究，在中医肾病学的形成和发展中，作出了巨大的贡献，是中医肾病学的奠基人之一。大宁教授有着深厚的中医理论功底，和丰富的临床经验，多年坚持在中医临床工作第一线，以高尚的医德和高超的医术，赢得广大患者的赞誉。此外，他坚持教书育人，言传身教，提携后人，培养了一批又一批的中医高档人才。同时，他坚持临床与科研相结合，在中医肾病研究领域取得了很大的成果。

这里要特别提到大宁教授的亲传弟子张勉之，他从现代医学角度对大宁教授的临床经验，尤其是“补肾活血法”的机理进行了系统的研究，取得了不少的成绩，有力地证实了其科学基础和内涵。

最近，大宁教授的弟子们将其老师多年来积累的临床经验、学术思想、科研成果和心得体会编成大作出版，很有意义，必会推动中医学的发展，促进中医药的传承与创新，作为老一代的中医，我衷心的祝福他们。

谨以此为序。

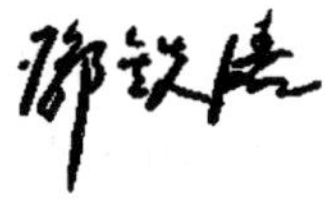

2015. 10

传承好中医 发展好中医

——写在《张大宁医学丛书》出版的时候

《张大宁医学丛书》即将付梓了，丛书编者请我写序，我想了想，写点想法，取名“传承好中医发展好中医”，放在丛书正文的前面，算是一点感悟吧。

时间真快，我现在已经是一名七十多岁的老人了，可以说干了一辈子中医，几乎每一天都没闲着，看病、看书、写书、学习，医、教、研忙个不停，看过的病人可以说“数以十万计”，在长期、大量的临床实践中，总结了一些行之有效的经验，也悟出了一些有关中医理论上的问题，学生们整理起来，编套丛书，算作为一次总结，和同道们的交流吧。

我们常说：“中医药学有着几千年的悠久历史，长期以来，在中华民族的繁衍昌盛上作出了巨大的贡献”，我想这是无疑的。但如何看待这门学科，如何评价这门学科，人们看法上却不尽相同。与此，我在2007年3月，在向时任中共中央总书记、国家主席胡锦涛汇报中医工作时，有过这样一段话：“中医学，从学科的属性来讲，属于自然科学中应用科学的范畴，即属于医学的范畴。但由于它在形成和发展的漫长历史过程中，所具有的特殊历史背景和条件，使其具有浓厚的中华民族传统文化的底蕴和内涵”。意思是说，中医学具有“医学”和“文化”的双重属性，我想这是西医所不具备的。正是因为如此，所以中医学算作“国学”的一部分，可以申请世界的“非遗”；也正是如此，中医学要讲传承，要带徒，要评大师，要读经典。纯属自然科学的学科，是“新的代替老的”，“读最新的、学最新的、用最新的”，而“文化”则不然，“文化”是讲经典，讲“新的老的并存，百花齐放”，《诗经》是诗歌的经典，但没有人分析“唐诗是超过了诗经，还是不如诗经”，没有人分析“现代诗是超过了唐诗，还是不如唐诗”，“文化”需要的是“新的继承老的、发展老的，但新的老的都要存在，要讲传承”，这也许能回答一些西医经常问的问题：“为什么中医总是要读古书？”

当然，我要说的一点是，中医学虽然是具有传统文化属性，但它根本的属性是“医学”，换言之，是一门防病、治病的科学。我常讲：“广义的临床疗效，包括防病、治病、康复、养生、延年益寿等，是任何一门医学的根本宗旨与归宿，离开了这点，作为一门医学将不复存在”，中医学也是如此。两千多年来，中医学之所以产生、所以发展，其根本的原因在于它的“疗效”，在于它能防病治病，能养生，能益寿，如果没有这些，它也就早已灭亡了。但由于前面所说的中医学的特点，中医学的双重属性，所以中医学作为世界医学宝库的一部分，它的“宝”

不仅仅在于当代的医疗实践中，而更多的在于中医学的四大经典，在于中医学的历代医学著作，在于现代老中医的经验之中。

不久前，中国中医科学院85岁的屠呦呦研究员荣获2015年诺贝尔生理学或医学奖，作为中国大陆第一位诺贝尔自然科学奖的获得者，像是一声惊雷，震动整个神州大地，中国人期盼百余年的梦想变成了现实，除了兴奋、激动、高兴之余，又会带来哪些思考呢？我想会很多、很多，但无疑，其中一条重要的思考是：这第一个诺贝尔奖来自于中医，来自于中药，来自于晋代葛洪的《肘后备急方》，一本看起来不显眼的小册子，“肘后”即放在袖子里，“备急”是医生、老百姓都可以“备急”，“方”即中药方剂、药物，《肘后备急方》充其量不过是一本“可以放在袖子里”的“简明内科急救手册”，传承下来，发展出去，却成了每年可以救活数百万人生命的无价之宝，要知道，这只是数以千计、数以万计的中医药著作中的“一本小书”，沧海之一粟，能量竟然如此之大，那整个中医药学的宝库中该有多少“宝”呢？该在世界医学的发展中作出多大的贡献呢？我想，再往大处想，再往远处想，再大也不为大，再远也不为远，真正的宝库啊！

我常和学生们讲：“读经典、读历代医学著作，学老中医经验，多临床、多实践、多总结”，这是学中医、用中医、传承中医、发展中医的必由之路，要系统完整的传承好中医，才能科学创新的发展好中医，我们鼓励西医学中医，鼓励中西医结合，鼓励多学科的专家们加入到研究中医、发展中医的队伍中来。

中共中央总书记、国家主席、中央军委主席习近平非常重视中华民族传统文化的继承与发扬，重视作为中华民族传统文化一部分的中医药的传承与发展，习主席指出：“中医药学凝聚着深邃的哲学智慧和中华民族几千年的健康养生理念及其实践经验，是中国古代科学的瑰宝，也是打开中华文明宝库的钥匙”。这是总书记站在战略的高度，对中医药学所做的最科学、最准确的评价，也是对中医药学最重要的指示。

2014年10月30日，中共中央政治局委员、国务院副总理刘延东在人民大会堂接见第二届国医大师时，曾做过一段中医学整体定位与发展的重要指示：“要把中医药这一独特的卫生资源发展好，潜力巨大的经济资源利用好，具有原创优势的科技资源挖掘好，优秀的文化资源弘扬好，重要的生态资源维护好”，这一段精彩的论述，不仅给悠久的中医药学以科学、完整地定位，而且又以简练、准确的语言对中医药学的发展予以高度的概括。所以后来国家中医药管理局让我代表30位国医大师发言时，我以四个“非常”表达了大家的感想和体会，即“非常科学、非常全面、非常严谨、非常准确地表明了中医药学的特色和优势，表明了中医药学在我国医疗卫生事业中的重要作用，表明了中医药学作为原创医学在人体生命科学中的重要内涵，表明了中医药学在中华民族传统文化中的重要位置，表明了中医药学在我国经济、文化、科教，乃至整个社会发展中所作出的，和将进一步做出的更大更重要的贡献”。

在这篇感悟文章的最后，我愿以下面一段发自内心的话，与同道们共勉：

我们生活在条件最好的年代里，有这么好的民族，这么好的国家，这么好的制度，这么好的领导，这么好的传统文化，这么好的中医遗产，这么好的老中青结合的队伍，让我们团结起来，“坐下来，安下心，念好书，实好践，多看书、多临床、多研究、多总结”，把我们中华民族传统文化中的瑰宝中医学，系统完整地继承下来、传承下去，科学创新地发展开来，为中国人民、世界人民的健康事业作出贡献，为世界医学宝库增添一份绚丽多彩的礼物。

谢谢大家。

張大寧

2015 年 11 月

总 前 言

张大宁，我国著名的中医学大家、中医临床家、中医教育家、中医肾病学专家、国医大师、中央文史馆馆员、国际欧亚科学院院士。从20世纪90年代至今，张大宁连续担任中央保健医生，负责中央领导的医疗保健工作，被中央授予优秀中央保健医生，予以表彰。张大宁现任天津市中医药研究院名誉院长、首席专家，天津市中医肾病研究所所长。主任医师、教授、博导、博士后导师、中医肾病学国家授衔专家、首批享受国务院特殊津贴专家、国家卫生和计划生育委员会公共政策专家咨询委员会委员、国家中医药管理局中医药改革发展专家咨询委员会委员。同时，还兼任中华中医药学会副会长、肾病分会主任委员、中国中医药研究促进会会长、天津市中医药学会会长、天津市老卫生科技工作者协会会长，以及《中医杂志》《中华中医药杂志》等十余种专业学术期刊的编委会主任、副主任。

作为中医肾病学奠基人之一的张大宁教授，在20世纪80年代，就主编了我国第一部《实用中医肾病学》和《中医肾病学大辞典》，科学、严谨地规范了“中医肾病”的概念、范围，及辨证论治的基本规律，从而“中医肾病学”从中医内科学中科学地分离出来，形成一门独立的，系统完整的中医临床学科。其中，他提出的“肾为人体生命之本”“心-肾轴心系统学说”“肾虚血瘀论和补肾活血法”等理论，已被中西医学术界所公认。尤其是“补肾活血法”的理论，经过三十余年中西医多学科的共同研究，现已在100多种病症中得到广泛使用，获得满意的效果。为此，经全国科协、国家中医药管理局、民政部批准，中华中医药学会于2011年成立了全国自然科学二级学会——中医补肾活血法分会，这是第一个以“个人提出的治法”命名的医学会。张大宁治疗各种肾脏疾病，如慢性肾炎、慢性肾盂肾炎、肾病综合征、糖尿病肾病、慢性肾衰竭等，有着卓著的疗效，在全国乃至国际上都享有盛名。几十年来，经他治愈的患者数以万计，不少国家元首政要都慕名求诊。他医德高尚，严格律己，对待病人，都一视同仁，奉为至亲。门诊看病时，他经常从早上八点看到半夜，仔细认真、一丝不苟，病人感动万分。几十年来，他几乎每天不离病人，有求必应。用他自己的话说；“从个体上、现象上看，是病人求医生；但从整体上、本质上看，是医生求病人。脱离了病人，医生就失去了存在的价值”。

科研方面，张大宁多年从事中医药治疗肾脏疾病的临床与基础研究，他强调“在临床实践有效的基础上，从事基础研究”。作为首席专家，负责国家“十五”“十一五”“十二五”“十三五”的课题多项，其研究成果证实，中医药对于肾小球硬化、间质纤维化、小管萎缩以及血管病变等，都有着良好的效果，从而打破了西医“不可逆”的理论，也为其他脏器硬化和纤维化的治疗提供了新的思路。其领衔研究的“肾衰系列方治疗慢性肾衰竭的临床与实验研究”“TNF-α 对肾间质纤维化细胞表型变化的影响及补肾活血法对 TEMT 的抑制作用”“补肾活血法在肾间质纤维化上的应用研究”“补肾活血法治疗系膜增生性肾小球肾炎的临床与基础研究”等，先后荣获国家各级科技进步一等奖、二等奖等十余项科技成果奖及多项发明专利。他研制的“肾康宁胶囊”“补肾扶正胶囊”“活血化瘀胶囊”“补肾止血胶囊”“肾衰排毒胶囊”“糖肾康胶囊”等二十余种成药，疗效显著，驰名国内外。其他如“碳类药”在慢性肾衰中的应用；中药“脱钾”技术在高血钾患者中的应用等，都堪称国内外一流水平。

1990 年 8 月，张大宁作为首位大陆杰出中医学者赴台湾讲学会诊，破冰之旅，架起了海峡两岸医学交流的第一座桥梁，受到台湾两千多万同胞和中西医界的热烈欢迎，以后又多次赴台，为两岸交流作出重大贡献，受到中央领导的表扬。

1993 年，张大宁用个人款项建立了“张大宁传统医学基金会”，以弘扬祖国传统医学，发扬中医肾病事业。张大宁积极培养接班人，作为博士生导师、博士后导师和国医大师，多年来在全国各地建立了数十个工作站，培养了一批又一批的学术接班人，形成完整的学术梯队。

1998 年 8 月，经中国科学院提名，国际天文学联合会批准，将中国科学院发现的 8311 号小行星命名为“张大宁星”，这是世界上第一颗以医学家命名的小行星，为此被选入世界吉尼斯大全，中国集邮总公司特别发行了纪念首日封。

此外，张大宁作为国学大师，对中华民族的传统文化，对国学，尤其是“经学”，有着深厚的功底和研究，他有自己撰写的 96 字的治家格言和各种教人诲人的警句名言，使后学者，包括子女和学生，都能“做人正，做事强，人忠厚，人包容”，以下仅将张大宁的《治家格言》摘录于下，作为本书总前言的结束语以自勉。

张大宁治家格言；书香门第，诗礼传家；孝悌为首，忠厚为佳；实力立足，事业为重；勤奋好学，若谷为大；人生挑战，笑而相迎；难得糊涂，粗旷儒雅；宏观人世，似与非似；业绩昭昭，为本中华；女子贤惠，端庄规范；敬老爱夫，教子淑达；家庭和睦，老幼各宜；代代相传，兴旺发达。

《张大宁医学丛书》总主编　张勉之
范玉强

2015 年 11 月

前　言

中国保健与养生的理论基础主要来自中国传统医药学的基础理论，并且两者的学术思想和终极目标有着千丝万缕的密切联系。保健与养生的宗旨是保养生命、预防疾病、健康心身、益寿延年，但其有自身独特的发展轨迹和广泛的学术传承，她扩展并发扬光大了中国医药学“治未病”的内容。张大宁教授认为唐代大医药学家孙思邈是位极重视治未病的医家，他比较科学地将疾病分为“未病”、“欲病”、“已病”三个层次，“上医医未病之病，中医医欲病之病，下医医已病之病”。他反复告诫人们要“消未起之患，治病之疾，医之于无事之前”。他论治未病主要从养生防病和欲病早治着眼，所著《备急千金要方》中载有一整套养生延年的方法和措施，很有实用价值。明末清初医家喻嘉言深谙张仲景治未病思想的深义，他的著作《医门法律》就是以未病先防、已病早治的精神贯穿始终。如血痹虚劳篇中对于男子平人谆谆致戒，是望其有病早治，不要等虚劳病成，强调于虚劳将成未成之时，调荣卫，节嗜欲，积贮渐富，使虚劳难成。治未病思想的内涵实际上包括未病先防和既病防变两个方面。清代名医叶天士对于既病防变研究颇深，他在《温热论》中指出：“务在先安未受邪之地。”温病属热证，热偏盛而易出汗，极易伤津耗液，故保津护阴属未雨绸缪、防微杜渐之举，对于温病是控制其发展的积极措施。后来吴鞠通在《温病条辨》中提出保津液和防伤阴，其实与叶氏“务在先安未受邪之地”之意吻合，体现了治未病的思想。

在长期的发展过程中，中国养生不断吸收了我国历史上医家、道家、阴阳家、儒家、佛家等多领域的养生精华，逐渐形成多元化的文化体系。张大宁教授在中国古代医家对于养生研究的论述基础上，独树一帜，开创了心肾轴系统养生思想，为中医养生学做出了杰出的贡献。心肾轴系统养生思想心肾同属少阴，一为君主之官，神明出焉；一为先天之本，精气之所充。“心：中医学认为，心在人体中处于主导地位，调节人体的生理活动，为思维意识的中心。《内经》云：‘心者，君主之官，神明出焉’。心的功能正常与否，直接影响所有脏腑的活动”。“肾：中医学相当重视肾的作用，认为肾是先天之本。《内经》云：‘肾藏精，主蛰，封藏之本’”。注重道德修养与养生融为一体，即老庄“清静无为”，“保养精气、顺乎自然”和儒家“仁者寿”、“欲而不贪”养生道德理念的重要思想。处世待人的道德涵养中贯彻“乐天知命”的儒家思想，从而达到心理上的净化和生理上的健康，即“存心以养性，修身以立命”的处世哲学思想。张大宁教授常常说：“古代典籍，尤其是经典著作是中医学各个方面一个巨大的宝库，内容浩如烟海，取之不尽，用之不竭，需要我们用一生去探求。”所以，张大宁教授孜孜不倦地研究传统文化宝库的内容，注重传统中医药学和各家典籍研究收集整理，其中蕴含着中华民族先哲们的无穷智慧、辛勤探索和生命自我管理文化沉淀。

张宗礼

2015 年 11 月

目　录

第一章　中医预防保健、养生的理论

第一节　中医基础理论

一、中医基础理论的内涵及中医学的特点

中医基础理论是中医学对一些基本问题的理性认识。诸如对正常人体的形态结构、生理功能的基本认识，对疾病发生的内外原因、病理机制的基本认识，对天人关系、形神关系、防治原则的基本认识等，均属中医基础理论所要着力探讨的内容。

中医学的基本特点有：整体观念和辨证论治。

整体观念是产生于古代的一种哲学思维方法，亦称整体论，是人类对各种事物、现象之间不可分割的完整性及其联系性、协调同一性的认识论。整体观主要表现在：人体是一个有机整体；人与自然、社会环境的统一性。因此，中医学在临床诊治疾病时十分注重整体，力戒“头痛医头、脚痛医脚”。

辨证论治，包括辨证与论治两大方面，它是中医诊治疾病的基本原则和独特方法。“证”是指机体在疾病发展过程中某一阶段多方面病理特性的概括，包括病变的原因、部位、性质、程度、邪正盛衰、转归趋势等多方面因素。病理特性与人体在病因作用下的反应状态有关，与人体自身的正气强弱、体质倾向有关。辨证，就是运用望、闻、问、切四诊方法，全面地了解患者所表现的症状、体征及其他有关情况，进行分析综合，辨清疾病的原因、部位、性质、邪正关系及发展趋势，从而把握疾病的本质，确定其为某种病机或某种性质的证。论治，又称施治，即在辨证的基础上，确定相应的治疗原则和方法，也就是实施治疗的过程。可见辨证是论证的前提，论治是辨证的目的，两者密切相关而不可分割。辨证论治的过程，就是认识疾病和治疗疾病的过程。

二、阴阳理论及其在中医中的应用

阴阳，原本是我国古代哲学范畴的重大命题，古人以此来认识自然和解释自然。在《黄帝内经》（简称《内经》）问世以前的古代文献中，阴阳理论已有明确内涵及自身体系。阴阳学说渗透到医学领域后，影响着中医理论体系的构建和发展，成为中医学的理论基础和指导思想。

阴阳是对自然界相互关联的事物或现象对立双方属性的概括，这种事物的阴阳属性归类在中医药学被广泛应用。如以部位来分，则上部为阳，下部为阴；体表属阳，体内属阴。如发热为阳，畏寒为阴。

1. 阴阳的对立制约

阴阳双方的作用趋势、力量趋向等是相反的，是此强彼弱、此弱彼强的。例如，上与下，左与右，动与静、出与入，升与降，明与暗，昼与夜，寒与热等，无不表现为双方对立制约的关系。

对立的阴阳双方，既然存在着相互制约的关系，那么，任何一方的过于强盛，必然会导致另一方的相对不足；反之，任何一方的过于虚弱，必然会导致其对立面的相对亢盛。这种由于阴阳相互制约而产生的阴阳消长，若其波动是在一定的限度之内，就能维持其正常的动态平衡。若超出了一定的限度，则破坏了阴阳的相对平衡，形成偏盛偏衰的异常状态。

2. 阴阳互根互用

阴阳指的是相关事物的相对属性，故阴和阳任何一方都不能脱离另一方而单独存在，如上为阳，下为阴，没有上就无所谓下；寒为阴，热为阳，没有寒就无所谓热。诸如此类，都说明阳依附于阴，阴依附于阳，每一方均以对立面的存在为自身存在的前提，这就是阴阳的互根关系，古人多称之为“阴阳相成”。在阴阳互相依存的基础上，某些范围内的阴阳关系还体现为相互资生、相互为用的特点。如中医学之气和血的关系，即表现为互根互用：气能生血，血能生气；气能行血、摄血，血能载气。

3. 阴阳转化

阴阳转化是指阴阳对立的双方，在一定条件下，可各自向其相反的方面转化，即阴可能转化为阳，阳可能转化为阴。阴阳转化指的是事物总体的阴阳属性发生根本改变。任何事物均存在着阴阳两个方面，其阴或阳的孰主孰次，决定着该事物届时的主要特征，即总体上属于阴还是属于阳。然而，事物内部阴阳双方的主次关系不是一成不变的，而是不断地处于消长变化之中。一旦这种消长变化达到一定的程度，就可能导致阴阳属性的相互转化。因此，阴阳的转化一般出现在事物变化的“物极”阶段，即所谓“物极必反”。如四季气候变化，春温而至夏热，夏热至极必转化为秋凉；秋凉而至冬寒，冬寒至极必转化为春温。未至热极、寒极阶段，气候不会出现质的变化。

三、气 血 理 论

（一）气

气是构成人体和维持人体生命活动，活力很强、不断运动的精微物质。人体生命起始于气之聚合，终止于气之离散，一旦气绝，生机便息。

气的生成来源主要有三，即禀受父母的先天精气，饮食物中的水谷精气和存在于自然界的清气，通过肾、脾胃和肺等脏腑生理功能的综合作用，将三者结合起来而生成。

气对于人体具有多方面的重要生理作用，脏腑经络、四肢百骸、五官九窍等生理功能的正常运行，无不可以视作气的生理效应。气的生理作用主要有推动、温煦、防御、固摄、气化五个方面。

推动作用：气是一种活力很强、不断运动着的精微物质。气依靠其自身的活力和运动，推动和促进机体的生长、发育，推动和激发脏腑经络等组织器官的生理活动。血的生成和运行，津液的生成、输布和排泄等，亦有赖于气的推动和激发才得以实现。

温煦作用：气的温煦作用来自其自身的不断运动，以及气所推动、激发各脏腑经络等组织器官的生理活动，动则生阳，从阳则热。气发挥温煦作用的时候，多称之为阳气。

防御作用：主要体现在抗御外邪侵犯，以护卫机体免受侵害，以及驱邪外出，康复自愈的能力。表现为机体防御机能的气，主要是指肺卫之气。临床上见容易伤风感冒、感染发热者，多与气虚，尤其是肺卫气虚有关。

固摄作用：主要是针对机体内一切液态物质，防止其无故流失而言。具体表现为：固摄血液，防止出血，故有“气能摄血之谓”；固摄汗液、尿液、唾液、胃液、肠液，控制其分泌量和排泄量，以防其无故流失。

气化作用：气化，是指通过气的运动而产生的各种变化，包括气在运动中自身发生的变化，如各种气的生成及其代谢；气血津液的生成及代谢；气血、津液、精等之间的相互转化等。换言之，体内一切能量代谢，都属于人体的气化功能。

气机，即指气的运动。气的运动形式虽然复杂多样，但《内经》将其概括为升、降、出、入四种形式，并将气的升降出入视作人体生命活动的本源和象征。气的升降出入一旦停止，也就意味着生命活动的停止。人体生命之气的运行流畅，升降出入之间的和谐统一，称为气机条畅或气机调和。反之，气的运动不利，有所滞涩，或升降出入之间失却协调平衡，可统称为“气机失调”。

气机失调多由情志内伤、邪气留滞或者脏腑功能障碍所致。常见的气机失调状态，大体上可分为气滞、气逆、气陷、气闭、气脱五种。

（二）血

血，运行于脉中，循脉流注于全身，具有营养和滋润作用，是构成人体和维持人体生命活动的基本物质之一。

血主要由营气和津液组成。营气和津液，均来源于脾胃对饮食物的而生成的水谷精微，故说脾胃为气血生化之源。

关于血液生成的理论认识，对中医临床询查血虚原因及治疗血虚病症有着重要指导意义：首先营气和津液是化生血液的主要物质基础，这一认识是临床治疗血虚时每加补气药，即补气以生血的理论基础之一。其次，由于营气和津液均来源于脾胃运化饮食物而生成的水谷精气，所以饮食营养的多少与优劣，脾胃运化功能的强弱，直接影响着血液的化生。如饮食营养的长期摄入不足，或脾胃纳运功能失调，不能化水谷为精微，均可影响血液的化生而致血虚。故对血液生化不足及耗失太过的治疗，均应注意饮食营养的摄入和脾胃功能的调治。血行脉中内注五脏六腑，外达皮肉筋骨，如环无端，运行不息，不断地对全身的脏腑、形体、官窍等组织器官，起着营养和滋润作用，以维持其正常的生理活动。人体各个部分的生存及其功能活动均依赖于血的濡养。血液充盈，则面色红润，皮肤柔润，毛发润泽，筋骨强健，肌肉丰满，脏腑安和。若血液亏虚，则面色萎黄，皮肤枯燥，毛发枯槁，筋骨痿软，或见拘急，肌肉瘦削，脏腑脆弱，故古人有“血盛则形盛，血弱则形衰”之说。

血还是机体精神活动的主要物质基础。若人体血液充盛，血脉和调，则表现为精神充沛，神志清晰，感觉灵敏，活动自如。

四、脏　　腑

脏象学说是以脏腑为基础的。脏腑是内脏的总称，根据生理功能特点的不同，又可分为脏、腑、奇恒之腑三类。脏有五，即心、肝、脾、肺、肾，合称五脏。腑有六，即胆、胃、小肠、大肠、膀胱、三焦，合称六腑。奇恒之腑包括脑、髓、骨、脉、胆、女子胞。

（一）心

藏象理论：心属火，在体合脉，其华在面，开窍于舌，在志为喜，在液为汗，与夏气相通应。心的生理功能有二：主血脉和主神志。

心主血脉，即指心有推动血液在脉道中正常运行的生理作用。“心主血脉”是针对心脏、血液和脉道所构成的一个相对独立的密闭系统而言的，故这一系统功能是否正常除取决于心气充沛与否外，还与血液是否充盈、脉道是否通利有关。

心主血脉的生理功能，其外在表现主要是脉象、面色、舌象及心胸部的感觉四个方面。这是因为心在体合脉，其华（生理功能在外表现的华彩）在面，开窍于舌，居于胸中的缘故。如心主血脉的生理功能正常，则脉象和缓有力，面色红润光泽，舌色红湉荣润。若心气不足，血液亏虚，脉道不利时，则脉象、面色、舌象等可见异常，心胸部也会出现异常感觉。如见面色不华、舌质淡胖、脉象无力、心悸怔忡、胸闷气短者，多为心气虚损。

人的精神、意识、思维活动，是大脑的一部分生理功能，是大脑对外界事物的反应。但由于脏象学说是以五脏为中心，所以将人的精神、意识、思维活动归属于五脏，尤以心为主宰，故说“心藏神”，而被尊为“君主之官”。心主神志功能正常与否的外在表现主要是精神、意识、思维和睡眠四个方面。心主神志的功能正常，则精神振奋、意识清晰、思维敏捷、睡眠安稳。若心主神志功能失常，可出现失眠多梦、精神亢奋、神志不宁，甚至狂躁谵语等，辨证多为心火亢盛或痰火扰心，治以清心化痰、醒神开窍为主。

（二）肺

藏象理论：肺属金，在体合皮毛，其华在毛，开窍于鼻，在智为忧，在液为涕，与秋气相通应。

肺的生理功能主要有肺主宣发、肃降，主气司呼吸，通调水道，朝百脉主治节。

宣发、肃降是肺气的两种功能状态。肺主宣发主要体现在三个方面：一是通过肺气的宣发、气化使体内的浊气向外排出，为吸入清气创造条件。二是通过肺的宣发作用，将脾所传输而来的津液和水谷精微，布散到全身，外达于皮毛。三是肺能宣发卫气，以温养皮肤肌肉，调节腠理开合，将津液的代谢产物化为汗液排出体外。肺主肃降主要体现于两个方面：一是通过肺气的向下向内，充分吸入自然界的清气。二是将肺吸入的清气和由脾传输而来的津液和水谷精气向下布散，并将代谢产物和多余水分下输至肾与膀胱，在肾与膀胱的气化作用下化为尿液排出体外。此外，肺还能肃清呼吸道的异物，保持呼吸道的洁净。

肺主一身之气，包括主管呼吸之气和主宰一身之气的生成和运行两个方面。肺主呼吸之气，是强调肺有主司呼吸运动的生理作用，肺是体内外气体交换的场所。肺从自然界吸入清气和呼出体内浊气，实现体内外气体交换的新陈代谢。肺主宰全身之气的生成和运行：首先，人体之气的生成必须有赖于肺吸入的清气，肺吸入清气，既是维持机体生命活动所必不可少的条件，又是人体之气的重要组成部分。尤其是宗气的生成，更直接与肺吸入的清气密切相关。其次，体现在肺对全身气机具有调节作用。肺主气的功能正常，则气道通畅，呼吸均匀和调，清气吸入充足，宗气生成有源，气机容易调畅。若肺气不足，不仅会引起呼吸功能减弱，而且会影响宗气的生成和运行，而出现咳喘无力，气少不足以息，动则更甚，声音低怯，体倦乏力等气虚（尤其是宗气虚）的症状。

肺主通调水道，就是指肺的宣发和肃降对机体水液的输布、运行和排泄起着疏通和调节的重要作用，故有“肺主行水”之说。通过肺的宣发作用，将津液宣散于全身，尤其是体表，以发挥津液的滋润营养作用。同时通过肺宣发卫气，主司腠理的开合，调节汗液的分泌和排泄。通过肺的肃降作用，将体内的水液不断向下输送，成为尿液生成之源，经肾的气化作用而下达膀胱，从而保证小便的通利。肺在脏腑中的位置最高，机体从外界摄入的水液都经脾为胃行其津液而上输于肺，然后再布散全身并向下输送，故又有“肺为水之上源”之说。

肺朝百脉，既是百脉皆朝（聚会）于肺。也就是说，全身的血液均通过百脉而聚会于肺，经过肺的呼吸进行气体交换，然后再输布到全身。可见肺与周身百脉和血液运行有密切关系。

肺主治节，主要体现在对人体气、血、津液的治理与调节。而气、血与津液是全身所有脏腑、形体、诸窍赖以生存的物质基础。气、血、津液调和，则全身生理活动正常，反之则百脉由是而生。因而可以认为，肺治理调节了气血津液，也就治理调节了全身。犹如中央政府通过对政治、经济、文化、军事的治理调节，以统治全国一样。故《素问·灵兰秘典论》称肺为“相傅之官”。

（三）脾

藏象理论：脾属土，在体合肌肉，其华在唇，开窍于口，在志为思，在液为涎，与长夏相通应。

脾的生理功能有三：主运化、主升清和主统血。

脾主运化，是指脾具有将饮食水谷消化成精微物质与糟粕，并将其中的精微传输至全身的生理作用。可将其分为运化水谷和运化水液两个方面。

脾主升清，即指脾气有将水谷精微吸收并将其上输至心、肺、头目，通过心肺等的作用化生气血、营养全身的生理作用。此外，脾气的升举，还具有防止人体内脏下垂的生理作用。分居胸腹腔的内脏之所以能相对恒定于一定的位置，中医学强调脾气的升举、托举作用是一个重要因素。因此，脾的升清功能正常，非但水谷精微能正常地吸收和输布，人体始有生生之机；同时也由于脾气得以升发才能是机体内脏不致下垂。

脾主统血，是指脾有统摄、控制血液在脉中正常运行而不致溢出脉外的功能。脾之所以有统摄血液的功能全赖于气的固摄作用。脾气健旺，运化正常，气血生化有源，气的固摄作用健全，血液就不会逸出脉外。反之，脾气虚弱，运化无力，气血生化乏源，气的固摄功能势必减弱，从而易致出血。

（四）肝

藏象理论：肝属木，在体合筋，其华在爪，开窍于目，在志为怒，在液为泪，与春气相通应。

肝的生理功能有二：主疏泄和主藏血。

肝主疏泄，是指肝具有疏通、宣畅全身气机，使其保持畅达的生理作用。

肝主疏泄功能主要表现在以下几个方面：一是调畅气机：肝的疏泄功能正常，气机就调畅，气血就调和，脏腑、经络等组织器官的生理活动就正常和调。反之，若肝的疏泄功能失常，就可能出现气机阻滞或气的升降出入异常的病理表现。二是调畅情志：肝的疏泄功能正常，则气机调畅，气血调和，情志就易于开朗畅达。若肝的疏泄不及，肝气郁结，可见情志抑郁，多愁善感。三是分泌疏泄胆汁：胆汁由肝之余气积聚而成，亦即由肝所分泌。胆汁的排泄，也赖于肝气的疏泄调畅。若因湿热阻滞或情志所伤等导致肝失疏泄，肝气郁结，则可影响胆汁的分泌和排泄，使之不畅，从而出现胁痛胀满，入食不化，呕吐苦水，甚则黄疸等症。四是调畅脾胃升降：肝的疏泄功能正常，则气机通畅调和，脾升胃降也就得到了保障。若肝的疏泄功能失常，则可影响脾的运化和升清、胃的受纳和降浊，而形成肝气犯脾和肝气犯胃的病理变化。五是促进津血运行：肝的疏泄功能有调畅气机的作用，因而也就有促进血行通畅、水道通利的作用。若肝失疏泄，气机郁结，则可导致血性不畅而引起血瘀的病变，也可影响津液的输布而致水液停滞。六是疏泄妇女行经、男子排精：一般来说，肝的疏泄功能正常，女子则能按时行经，男子则能正常排精。若肝的疏泄不及，肝气郁结，可致女子月经延期不至，经行不畅，痛经，甚至闭经；男子性欲减退，或泄精困难。

肝主藏血的生理功能，包括贮藏血液和调节血量两个方面。肝贮藏血液，制约肝阳，勿使过亢。营养肝体，以保持肝气的正常疏泄功能。“肝主藏血”之功能还可以防止出血。若因某种原因引起肝不藏血，临床可出现多种出血倾向。

（五）肾

藏象理论：肾属水，在体合骨，其华在发，开窍于耳和二阴，在志为恐，在液为唾，与冬气相通应。

肾的生理功能有三：主藏精、主水和主纳气。

肾主藏精，是指肾具有纳摄、贮存、封藏精气而不致无故流失的生理功能。

肾中精气的主要作用是促进机体的生长发育和逐步具备生殖能力。肾中精气自身存在着一个由未充盛到逐步充盛，由充盛到逐步衰少而耗竭的过程。而肾中精气的盛衰，直接左右着机体的生、长、壮、老、已。观察肾中精气盛衰的外候，主要是齿、发、面色、形体及生殖机能的状态。如过早地出现牙齿松动或脱落、头发枯萎或变白、骨骼疏松或萎缩、性机能及生殖机能的减退，正是肾中精气亏损而致过早衰老的病理现象。肾中精气的充盛与否与机体的生长发育有关，故婴幼儿若见生长发育不良，出现“五迟”证（立迟、行迟、语迟、发迟、齿迟）和“五软”证（头颈软、口软、手软、足软、肌肉软），亦提示肾精不足。

肾主水液，亦称肾主水，是指肾有主持和调节水液代谢的生理功能，故肾又有“水脏”之称。肾的蒸腾气化作用与尿液的生成量和排泄量直接有关，而尿液的生成和排泄，对于维持整个水液代谢的平衡起着至关重要的作用。若肾中精气的蒸腾气化失常，则既可引起尿少、水肿等尿液代谢障碍的病理现象，又可以引起小便清长、尿量明显增多等肾气不固的病理现象。

肾主纳气，是指肾具有摄纳肺吸入的清气，防止呼吸表浅的作用。肾的纳气功能实际上是肾主封藏在呼吸运动中的具体体现，也是以肾中精气为其物质基础。若肾中精气不足，则摄纳无力，由肺气吸入的清气就不能归于下元而上浮，因而出现呼吸表浅或呼多吸少、动辄气喘等病理现象，临床称之为“肾不纳气”，治疗则应以补肾纳气为主。

五、病　　因

病因，即指引起疾病的原因。中医学通常把病因分为三大类。

（一）外感病因

该类病因来源于自然界，多从肌表、口鼻侵入人体而发病，主要包括六淫和疠气。

六淫，是指自然界中六种不正常的、可以导致疾病的气候。所谓不正常的气候，或指天气变化过于急骤、暴冷暴热，或指不该热而太热、不该冷而太冷。有时气候变化基本正常，有人因年老体弱、适应能力低下而生病，此时对该患者而言，正常的气候变化也称之为六淫。具体而言，六淫主要包括风邪、寒邪、暑邪、湿邪、燥邪和火邪之邪。春季多风，易受风邪侵袭；夏日炎炎，易致暑邪为患；秋天干燥，易生燥邪；冬日严寒，易感寒邪。比如感冒，在中医病因认识上有感受风寒之邪、风热之邪及暑湿之邪的不同。

疠气，是一类具有强烈传染性的外邪。在中医文献中，其又被称为疫气、疫毒、戾气、瘟疫之气等。疠气所致疾病类似于今日之烈性传染病及山岚瘴气、毒气等，常发病急骤，病情危重，传染性强，流行广泛，古人谓“家家有僵尸之痛，室室有号泣之哀”。流行性感冒、重症急性呼吸综合征（SARA）、天花、鼠疫、霍乱、麻疹、猩红热等均属此类。

（二）内伤病因

内伤病因指因人的情绪或行为不循常度，直接伤及脏腑而发病的致病因素。其所致疾病十分类似今日通常所说的生活方式病。中医内伤病因主要包括内伤七情、饮食失宜和劳逸失度等。

七情是指人正常的情绪变化，如喜、怒、忧、思、悲、恐、惊等。正常情况下，七情是人对外界刺激所做出的正常反映，一般不会使人生病。只有突然强烈或长期持久的情绪刺激，超出人体的生理调节范围，引起脏腑气血功能紊乱，才会导致疾病的发生，即称之为内伤七情。中医学认为内伤七情可直接伤及内脏，如过喜伤心、大怒伤肝、悲伤忧愁伤肺、思虑过度伤脾、悲惧过度伤肾。《儒林外史》之范进中举即为大喜伤心的典型。《红楼梦》中的林黛玉可谓悲忧伤肺的代表。此外，内伤七情还可导致脏腑气机异常，如怒则气上、喜则气缓、悲则气消、恐则气下、惊则气乱、思则气结等。从“怒发冲冠”一词，人们就能体会出气机上逆之严重程度。

正如水能载舟，亦能覆舟一样，饮食是维持人正常生命活动的基本条件，但饮食失宜又常招致疾病的发生。摄食不足、化源缺乏易致气血不足；暴饮暴食、饮食阻滞易伤脾胃之气。饮食偏嗜、过度饮酒，也常病从口入。在已经解决了温饱问题的今天，因饮食不节、过食肥甘而导致的“三高”类疾病可谓比比皆是。

正常的劳作有助于气血流通、增强体质，必要的休息可消除疲劳、恢复体力。但长时间的过度劳累或过度安逸，均能成为致病因素而致人生病，具体可表现为劳力、劳神和房劳所伤及过度安逸为病。劳力所伤即指繁重、持续的体力劳作，多见于工人、农民等体力劳动者，主要耗伤人体之气，即所谓劳者耗气。劳神所伤即指思虑太过、用脑过度所致损伤，多见于知识分子、城市白领等。劳神过度，易暗耗心血、损伤脾气。房劳所伤主要指性生活不节，房事过度。房事不节常损肾中精气。

过度安逸，终日无所事事、无聊至极，亦常致病。过度安逸易致气血运行不畅和全身虚弱等，故中医有“久卧伤气”之说，《吕氏春秋》亦有“流水不腐、户枢不蠹”之警示。

（三）病理产物形成的病因

病因除了外感、内伤以外，在疾病过程中形成的病理产物也能引发疾病，故称为病理产物形成的病因，或继发性病因，主要有痰饮和瘀血两类。

机体内正常的水液即为津液，但中医理论认为水液只有处于正常的生成、输布、排泄状态，才是利于健康的。如果在外感或内伤病因的作用下，导致水液输布障碍、停留体内即称之为痰饮。痰饮为病，范围广泛，变化多端，阻止气机，阻碍气血。如痰气交阻于咽喉，可致咽中梗阻；痰停于肺，可致胸闷咳喘；痰留于胃，可见恶心呕吐；痰阻经络，易致肢体麻木等，故中医有“百病皆为痰作祟”之说。此外，痰饮还常可扰乱心神，中医学把一些神智失常的疾患如癫狂、痴呆等，解释为痰火扰心或痰迷心窍等。

血液只有正常运行才能发挥营养作用，如果体内血液运行迟缓、停滞凝聚或离经之血积存体内，即称之为瘀血。通常人们把瘀血的起因归纳为两类：一是内在机能失调，如气虚、气滞、血寒、血热等因素导致血行不畅；二是各种内外伤致脉管受损或出血，血离脉道瘀滞体内。瘀血常会引发许多病症，如局部刺痛、体内外之肿块、面色暗黑、口唇青紫，偶尔还可见到出血。此外，凡发病前有外伤、出血、分娩史者，或病程已久、屡治无效者，均可考虑瘀血的存在。心脑血管疾病、肿瘤等常为瘀血所致。

第二节 中医预防保健理论

一、中医预防医学的概念

中医预防医学是在中医理论指导下，运用各种预防方法防止疾病发生、发展、传变或复发的一门科学。

防病：预防疾病的发生，避免或减轻疾病对人体的危害。

保健：保持人们的身体健康。

二、中医的健康标准

《内经》提出一个“和”字，即“血和”、“卫气和”、“志意和”、“寒温和”。此“血和”、“卫气和”可概括为气血运行和畅；“志意和”则表示精神活动正常，心态平稳，情绪平和；“寒温和”是指机体能适应外界四季寒温环境。从中领悟出中医关于健康的标准有三条：一是人体机能活动正常，以气血运行和畅为标志；二是人的精神活动正常，即“志意和”；三是能适应外界环境，即“寒温和”。总之，中医认为健康的本质是和谐，包含人与自然和谐、心与身和谐、气与血和谐。此与近年来世界卫生组织关于健康的定义有异曲同工之妙，而“和”字充分彰显了中国数千年传统文化的积淀，而且其内涵更加深刻、丰富。

三、中医预防保健具体方法

（一）护养形体

《素问・上古天真论》说：“上古之人，其知道者，法于阴阳，和于术数，食饮有节，起居有常，不妄作劳，故能形与神俱，而今终其天年，度百岁乃去。”用现代语言来说，也就是要养成良好而有规律的生活习惯，合理饮食、按时作息、劳逸适度，从而保护机体正气，增强抗病能力。

首先要顺应四时阴阳变化，遵循自然规律，养成健康合理的生活习惯。中医学认为人不是独立的生物体，是与自然界和社会关系密切的大系统中的一部分，如《灵枢・岁露论》指出：“人与天地相参也，与日月相应也。”所以自然界种种运动变化，常常都会影响人体脏腑功能、气血运行而致病。因此，中医学强调人应顺应自然变化规律，“起居有常”，《素问・四气调神大论》有“春三月……夜卧早起……以使志生；夏三月……夜卧早起，无厌于日，使志无怒；秋三月……早卧早起……使志安宁；冬三月……早卧晚起，必待日光”之论即强调人要根据四时阴阳变化调整作息。其次饮食要有节制，所谓饮食有节则在于饮食定量，饥饱适中，避免无节制的过量摄取，使脾胃运化不了，积存体内，造成“饮食自倍，肠胃乃伤”；同时要注意五味调和，寒温适当，素食养生等。合理的饮食，科学的营养，方可适应人体正常的生理需要，以达到强身健体、延年益寿的目的。再者劳动必须适度，因为量变导致质变，长期过劳或过逸都会对机体造成伤害。《素问・宣明五气》云：“久视伤血，久卧伤气，久坐伤肉，久立伤骨，久行伤筋。”只有保持适度劳动才能疏通经络，促进气血流畅，达到“流水不腐，户枢不蠹”的目的。《亢仓子》曰：导筋骨则形全，剪情欲则神全，靖言语则福全。何以言之？夫服药求汗，或有弗获；而愧情一集，涣然流离。终朝未餐，则嚣然思食；而曾子衔哀，七日不饥。夜分而坐，则低迷思寝；内怀殷忧，则达旦不瞑。劲刷理鬓，醇醴发颜，仅乃得之；壮士之怒，赫然殊观，植发冲冠。由此言之，精神之于形骸，犹国之有君也。神躁于中，而形丧于外，犹君昏于上，国乱于下也。……是以君子知形恃神以立，神须形以存。悟生理之易失，知一过之害生，故修性以保神，安心以全身，爱憎不栖于情，忧喜不留于意，泊然无感，而体气和平。又呼吸吐纳，服食养身，使形神相亲，表里俱济也。

（二）摄养精神

精神健康和形体健康同属于健康范畴的两大方面。中医学认为，精神情志活动，与人的生理、病理变化有密切的关系，这是由于人的精神情志活动可影响机体气机的正常升降出入，从而伤及脏腑。正如《素问·举痛论》曰：“怒则气上，喜则气缓，悲则气消，恐则气下……惊则气乱，劳则气耗，思则气结。”《素问·阴阳应象大论》曰：“怒伤肝”，“喜伤心”，“思伤脾”，“忧伤肺”，“恐伤肾”。《灵枢·百病始生》亦说：“喜怒不节，则伤脏。”故遭受突然强烈的精神刺激或反复、持续的精神刺激，均可在使人体气机逆乱、气血阴阳失调而发病。在疾病过程中，情志波动又能使疾病恶化。相反，精神愉快、心情舒畅、气血调达，气血和平有利于恢复健康。正如《素问·上古天真论》提出：“恬淡虚无，真气从之，精神内守，病安从来？是以志闲而少欲，心安而不惧，形劳而不倦，气从以顺，各从其欲皆的所愿。”其是指善于养生者，心情应清净安闲，排除各种杂念，以使真气顺畅，精神守于内，疾病无从生，虽然形体劳作但应不使其疲倦，能随其所欲满足愿望，是身体无病。可见，通过调养精神，提高人体的自身调整和自我控制能力，保养真气，可以增强正气抗邪能力，预防疾病。故研究精神调养是防病的重要一环。

1. 四时养神

春三月，此为发陈，天地气生，万物以荣，人的情志要内守，不能动怒，要有“生而勿杀，予而勿夺，赏而勿罚”的神态，思想形体要舒坦放松，以应春生之气。夏三月，此为繁秀，天地气交，万物华实，人的情志要喜悦，切勿急躁发怒，要“若所爱在外”、“无厌于日”，这样，才能使情志舒畅，以应夏长之气。秋三月，此为容平，天气以急，地气以明，气候渐转干燥，尤其深秋之时，草木凋零，一派肃杀之象，最易使人产生凄凉、垂暮之感，出现忧郁、烦躁等。故要保持神志宁静，以缓肃杀之气的刑罚。冬三月，此为闭藏，水冰地坼，无扰乎阳，人的情志更要安静内蓄，要“若有私意，若已有得”、“使志若伏若匿”。这样，才能避免寒冷之气的侵袭。以此方式调养精神，必能适应外界变化，保持精神情志稳定。

2. 动形怡神

动形，包括散步、传统健身术、体育锻炼等内容。动形，可促进气血流畅，舒筋活络和协调脏腑功能，使人精神焕发，心旷神怡。此外，动形还有助于安眠，起到静神的作用。尤其是人到老年期后，脏腑气血虚衰，功能低下，出现神倦乏力而喜坐好卧，睡眠不宁，反应迟钝而且性情不定，通过适当的动形活动来怡神、静神，就显得更为重要。《庄子》曰：能遵生者，虽富贵不以养伤身，虽贫贱不以利累形。今世之人，居高年尊爵者，皆重失之。黄帝曰：外不劳形于事，内无思想之患，以恬愉为务，以自得为功，形体不敝，精神不散，可寿百岁。

3. 以心治神

俗话说：“心病还须心药医。”心药指的是现代心理疗法。心病起于自己，因此，“解铃还须系铃人”，用药物是治不了心病的。所以“以心治神”是提醒人们随时调节情绪，切勿独思苦想或愤怒不平，否则一旦致病，则会影响健康。《唐书》有云：多记损心，多语耗气。心气内损，形神外散。初虽无觉，久则为弊。温公《解禅六偈》曰：忿怒如烈火，利欲如铦锋，终朝长戚戚，是名阿鼻狱。颜回甘陋巷，孟轲安自然，富贵如浮云，是名极乐国。孝悌通神明，忠信行蛮貊，积善来百祥，是名作因果。仁人之安宅，义人之正路，行之诚且久，是名不坏身。道德修一身，功德及万物，为贤为大圣，是名佛菩萨。言为百世师，行为天下法，久久不可掩，是名光明藏。彭祖曰：凡人不可无息，当渐渐除之，人身虚无，但有游气，气息得理而病不生。又曰：道不在烦，但能不思衣，不思食，不思声色，不思胜负，不思得失，不思荣辱，心不劳，神不极，可寿千岁。《福寿论》曰：贫者多寿，富者多促。贫者多寿，以贫穷自困而常不足，无欲以劳其形，伐其性，故多寿。富者奢侈有余，贼心害性，所以折其寿也。乃天损有余以补不足。然有贫而促者，必德不足，是以夭耳。故世人当安其分。若今官爵之非分，车马之非分，妻妾之非分，屋宇之非分，货易之非分，神能记之，使之灾焉，病焉，夭焉，人不知也。又曰：故世人幸而得之者，灾也；分而得之者，吉也。人年五十，能补其过，悔其咎，布仁惠之恩，垂悯恤之念，奉德不欺，圣人知之，贤人护之，天乃爱之，人乃悦之，鬼神敬之，富贵长守，寿命安康。是去攻劫之患，除水火之灾，必可保生以全上寿矣。

4. 节制情感

生活中适时节制情感是修养高雅的表现。古语闻过则喜，是说别人批评了自己，不仅不生气反而高兴，即所谓“克己可治怒”。《增广贤文》说：“忍一时之气，免百日之忧。”均是指忍怒宽容和节制情感的方法，显而易见，若能控制情绪，也是保健之道。《老子》曰：众人大言我小语，众人多烦我少记，众人悸怖我不怒，不以人事累意，淡然无为，神气自满，以为长生不死之药。《参赞书》曰：年高之时，阳气既弱，觉阳事辄盛，必慎而抑之，不可纵心竭意。一度不泄，一度火灭；一度火灭，一度添油。若不制而纵情，则是膏火将灭，更去其油。故《黄庭经》云：急守精室勿妄泄，闭而宝之可长活。

5. 移情易性

移情，指排遣情思，使思想焦点转移他处，或改变内心焦虑的指向性，使其转移到另外的事物上。易性，指改易心志，包括排除或改变其错误认识、不良情绪或生活习惯，或使不良的情绪适度宣泄，以恢复愉悦平和的心境。移情易性的具体实施方法很多，如经常欣赏音乐、戏剧、歌舞，或读书吟诗，交友览胜，种花垂钓，琴棋书画等情趣高雅、动静相宜的活动，可以起到培养情趣、热爱生活、陶冶情操、怡养心神的作用。人生际遇遭逢违乐之事在所难免，如能根据自身的素质、爱好、环境与条件，参加上述活动，常可自我解脱，移情易性，从而起到抗衰防老的作用。

（三）药物预防

根据个人体质适当地运用药物也能起到养生保健、抗病祛邪的作用。《素问·遗篇刺法论》有“小金丹……服十粒，无疫干也”的记载，可见早在两千多年以前的《内经》时期，人们就已经采用服用药物的方法预防疾病了。药食同源，中国古代还有服用药膳的传统。药膳是以药物和食物为原料，经过烹饪加工制成的一种具有食疗作用的膳食。它“寓药于食”，既具有营养价值，又可防病治病、保健强身，也是中药一种特殊的、易于为人接受的剂型。需要注意的是，服用药膳必须根据个人体质，辨证施食，还必须适量服食，持之以恒，才能起到其应有的保健作用。

除了内服的方法，外用药物同样可以轻身益气，却病延年，最为典型的就是药浴。所谓药浴，就是在水中加入煎好的药液洗浴，或用中药汁的蒸气熏洗身体的患病部位，其形式多种多样，根据所用药物不同而分别具有清洁皮肤、清热解毒、祛湿止痒、祛风驱寒、疏通经脉、活血化瘀等作用，以强身健体，防病治病。

（四）体质调理

现代医学认为，体质是人体在遗传、环境的影响下，发育形成的相对稳定的状态。这种状态决定着它对致病因子的易感性及其所产生病变类型的倾向性。中医体质学认为，不同体质类型的人，体内气血阴阳盛衰不同，对致病因素的反应及发病的阈值也各不相同。因此，受到某种致病因素的刺激后，是否形成亚健康状态，形成后是否发病，或是能够自行向愈，很大程度上取决于体质类型。从健康到亚健康到疾病，体质因素的影响不可忽视，各种体质偏颇是疾病发生的内在依据；同时正是体质的不同导致机体疾病的发生与转归也不尽相同。

第二章 中医治未病

第一节 中医治未病学历史渊源

从朴素的未病学思想到现今未病学体系形成，是历代医家在历史长河中实践与理论的总结与升华。未病学思想源于春秋战国时期的《内经》、《难经》，发展于秦汉时期的《伤寒论》、《金匮要略》，经过历代医家充实提高而渐成体系。下面就不同时期“未病学”发展的情况进行介绍。

一、春秋战国前及战国时期

（一）夏商时期以前——“未病”思想酝酿阶段

未病理论的酝酿阶段，即治“未病”实践感性经验的最初积累及人们对未病理论的初步领悟阶段，就相当于这一过程的基础阶段。

最初出现的未病概念，其相应的治未病就是现代所说的保健卫生、预防疾病的意思。从这个意义来说，治未病的实践活动大约要追溯到远古，即原始社会的早期。原始人在相当长的时期里赤身裸体地生活在深山老林中，处于风雨、饥饿、猛兽的威胁之下生活与劳动，他们为适应环境、保证生存，逐渐改善了居住、食物，以及与疾病作斗争的条件。为了躲避虫害，他们巢居树上。传说中“构木为巢，以避群害”就在这个时代。考古学家发现，距今二三十万年前的“古人”时期，人类的祖先就逐渐在制造工具中发明了人工取火，这就是传说中的“钻木取火，以化腥燥”的燧人时代。为了索食充饥，原始人不得不四处流浪，以采集野果、杂草为生，这些野果、杂草中，不少是有毒的，但也有些是可以治病的，经过长期摸索，原始人逐步学会分辨良莠，这便是“神农尝百草，一日遇七十二毒”的神农时代。这一时期还有许多记述生活实践的优美传说，如伏羲“教民渔牧”、造字、画八卦、制九针，黄帝教民耕织，制造舟车和运用医药等。

《史记》说：“神农氏……始尝百草，始有医药。”由于生产劳动和生活实践的发展，人们也逐步积累了一些唯物的医药卫生知识和经验。认识到在外居住水湿环境易患“筋骨瑟缩”、虫蛀龋洞、寄生虫致腹疾等。殷墟出土的文物证明，当时人们已知道除虫、排水、清扫等干预外界大环境的公共卫生措施了；同时人们也已经懂得了洗脸、洗手、洗澡等调整小环境改善个人卫生的措施了。另外，殷墟出土的青铜器中，许多是专用的酒器，还有些是烹调加工的食具。文献记载和传说也表明，这一时期人们已发明了酿酒技术和用米制药的汤液。酒为百药之长，这些说明，在刚刚迈出脱离动物属性的第一步时，人类就已开始了最简单的治未病实践。这些实践，无疑对维护我们祖先的健康、改善生存环境做出了特殊贡献。

《商书·说命》中“有备无患”已看出夏商时代的祖先已经朦胧地认识到疾病预防的重要性，并在实践中初步摸索了一些治未病方法和经验。未病理论已初露萌芽，尽管它还很稚嫩，但其中已经孕育着勃勃生机和茁壮的未来了。

（二）周朝、春秋战国时期——未病理论奠定与诞生

进入周代以后，经济文化逐步繁荣，社会上发展的变革，促进了经济、文化巨大发展。专业医生出现，实践医学进步，百家争鸣学术思想浓厚，朴素辨证的哲学理论与医学结合，基本形成了系统医学理论，使得中医学第一次从理论高度进行总结，《黄帝内经》经典未病论也因之诞生。

1. 未病理论基础的奠定

周朝以后，医学的进步首先表现在疾病认识已有了较大的提高。如西周时人们就已认识到气候异常可导致疾病流行，长居湿地会发生腰疾（《庄子・齐物论》）。还认识到“百病怒起”、“忧郁生疾”（《周礼・疾医篇》）。到了春秋，秦国名医医和提出了著名的“六气致病说”，他从四时、五节、六气及人情喜怒等天人合一的角度来认识疾病。疾病客观认识的提高，使得人们治未病的眼光渐渐从巫师转向医师。

郑国子产已认为疾病是“出入饮食、哀乐之事，河川星辰之神，可何与焉”这等于告诉人们预防疾病要注意调整饮食、哀乐，而不是去占卜、求神。随着人们对疾病认识的不断提高，保健康、治未病的经验有了更多的积累。

2. 经典未病论诞生

“未病”首见于未病学摇篮《黄帝内经》、《难经》。《黄帝内经・素问》开篇论述养生延年，次篇即《素问・四气调神大论》首次提出“未病”一词，基本是指没有病的健康状态（健康未病态）。从阴阳则生，逆之则死，从顺则治，逆之则乱，是谓内格，强调四气调神乃圣人不治已病治未病，不治已乱治未乱，即未病之治，为乱之防。相继还有《素问・刺热》篇与《灵枢・逆顺》篇出现“未病”，《刺热》篇的未病含义：“肝热病者左颊先赤，病虽未发，见赤色者刺之，名曰治未病。”《说文解字》中“病，疾加也”，说明疾为小病，而病为大病。所以这里“未发”，实际已有了先兆小疾存在了。杨上善所注曰：“热病已有，未成未发，斯乃名为病之病，宜急取之。”而其未病并非指没有疾病，而是指疾病早期症状较少，且又较轻的阶段（前病未病态），与后世孙思邈所说的“欲病”非常相似（“欲病未病态”），亦即前病未病态。《灵枢・顺逆》篇中有一段论治未病的内容，大部分与《素问・疟论》篇的一段内容相似：“上工刺其未生者也；其次，刺其未盛者也，其次刺其已衰者也……故曰，上工治未病，不治已病，此之谓也。”所以认为这里“上工治未病”即《疟论》中指的“夫疟之未发，阴未并阳，阳未并阴，因而调之，真气得安……故工不能治其已发……”。“若夫病已成而后药之，乱已成而后治之，譬犹渴而穿井，斗而铸锥，不亦晚乎”其意引申，凡发作性疾病将要发作前的阶段亦属于未病范畴（“潜病未发态”）。内经中“伏邪”、“故邪”概念亦属于潜病未病态。《灵枢・贼风》篇提出了“故邪”，“……岐伯曰：此皆尝有所伤于湿气，藏于血脉之中，分肉之间，久留而不去；……此亦故邪留而未发……其所从来者微，视之不见，听而不闻……”，很明显，故邪“留而未发”的性质与上述《刺热》篇“病虽未发”有类似之处，故可以将它纳入未病范畴中；而文中“常有所伤湿气，藏于血脉之中，分肉之间，久留而不去”与后世王叔和“寒毒葬于肌肤”的伏气之论及明清时代的“伏邪”之说非常雷同。不难推理，“伏邪”亦属于未病范畴，而《内经》中不乏伏邪思想，著名的“冬伤于寒，春必病温”、“春伤于风……冬生咳嗽”即是明例。至此，我们能看到了各种病邪潜藏于体内尚未发病前的状态。

归纳起来，《黄帝内经》中提出了三种未病态思想，即健康未病态、潜病未病态、前病未病态，并有相应的治未病方法。《难经》在《黄帝内经》基础上，运用五行生化制克理论，提出治未病另一个重要含义，治未病之脏腑，如《难经・七十七难》云：“所谓治胃病者，见肝之病，

则知肝当传之与脾，故先实其脾气，无玲得受肝气之邪，故曰治未病焉。”这个时期，经文基本上概括了未病的种类和基本内容。

3.《黄帝内经》未病理论的临床价值

《黄帝内经》首先提出了未病的含义及其相应的治未病原则，具有较高的理论价值。不仅如此，《黄帝内经》还示范性地将它们应用于防治疾病的临床实践中，治其未生，治其未成，治其未发，治其未传。现将有关内容分述如下。

（1）养元辟邪，居福思祸——健康未病态治未病：《素问·四气调神大论》用“譬犹渴而穿井，斗而铸锥”非常生动地形容了病成后药、乱成后治的仓促、被动和无奈，从反面要求人们居福思祸，及早预防。疾病的发生无非于“邪气盛则实”与“精气夺则虚”两方面，《黄帝内经》对于健康未病态的治未病也主要从养护正气和辟除邪气两方面入手。养护正气受老子学说的影响较大，前面已提到了。比如，崇尚自然，顺应四时阴阳；提倡清虚，恬淡无为而治，以实现“形与神俱，度百岁乃去”。强调精、气、神、养生治未病。正如《黄帝内经》所说：“虚邪贼风，避之有时，恬淡虚无，真气从之。”一方面提倡精神内守，固护正气；另一方面阐明不仅要注意防避眼前的邪气，还要放眼未来，按五运六气规律预测六淫时邪，及早防备。从经旨通义来析，《黄帝内经》所论诸多病症，无一不是由于不善摄生所致，故谆谆告诫“藏于精者，春不病温”（《素问·金匮真言论》）；“阳气者，若天与日，失其所则折寿而不彰”（《素问·生气通天论》）。《黄帝内经》的辟邪观不是消极地退避躲让，而是强调主动性。如《素问·上古天真论》指出，养生必须“法于阴阳，和于术数，食欲有节，起居有常，不妄劳作，故能形与神俱，而尽其天年”。又如《素问·刺法论》有论：“以法刺之，预可平疴。”再如在《素问·遗篇·刺法论》中就有恐邪侵犯十二脏，而针刺十二脏之原穴的记载，起作用正如经文所说：“是故此法有全神养真之旨，亦法有修真之道，非治疾也，故要修养和神也。”以其“补神固振，神气不散，神守不分”，从而达到预防疾病发生的目的。同一篇中还指出每日吸日华之气，冰水送服小金丹，“无疫干也”。另外“于雨水日后，三浴以药泄减”之法，亦属预防性治疗的防病方法。

（2）未卜先知，未雨绸缪——潜病未病态治未病：潜病未病态大多不易被人察觉到，且无形可见，医者亦难知晓，这给及时治疗带来了很大的困难。但是，从《黄帝内经》中我们还是能理出一点有益的线索。上面说到，疾病的发生无外乎邪正两方面。“邪之所凑，其气必虚”影响正气的诸因素中，先天禀赋之阴阳盛衰，气血厚薄，脏腑柔脆等体质差异无疑占有特殊地位。《内经》认为这些个体差异可以影响对自然环境的适应能力，即对某些疾病的易感性有一定的影响。如，《灵枢·阴阳二十五人》注意到：“木形之人，能秋冬不能春夏，感而病生，足太阴谆谆然。”至今看来，这些规律是有其实践基础的。影响邪气的诸因素中，《黄帝内经》最为重视的是五运六气，《黄帝内经》认为某些疾病的发作与流行关系很大。如《素问·气交变大论》说：“岁金太过，燥气流行，肝木受邪，民病两胁下少腹痛”；“岁木太过，风气流行，脾土受邪，民病泄食减”。

五运六气学说的科学性现已获得了一定程度上的证明。如果将个体体质代表正气，五运六气代表邪气结合起来考虑，在综合其他影响正邪的诸因素，就能大致推测不同类型的个体，何时易于感受何种病邪，从而估测到潜病侵袭人体的种类及时间，以利于及时治疗。

（3）及早发现及早诊治——前病未病态治未病：疾病早期，患者无大不适，症状较少，易于疏忽。直至病势如火如荼，方如梦初醒，但此时病情已难以控制。所以，未病学观点，强调抓紧时机及早发现，及早治疗，亦即《黄帝内经》中所提倡的“上工救其萌芽，欲图于微”。《素问·八正神明论》中指出：“正邪者……其中人也微，故莫知其请，莫见其形，已败。”杨上善注“萌芽，未病之病，病之微也，先知三部九候调之，即聊其微，先知三部九候调之，即疗其微，故而不败”。《素问・阴阳应象大论》中论述得更为详细：“故邪风之至，疾如风雨，故善治者治皮毛。”《素问・汤液论》说：“夫病之始生，极微极精，必先入结于皮肤，其次治肌肤，其次治筋脉，其次治六腑，再其次治五藏。治五藏者，半死半生也。”说明治其皮毛“早遏其路重要性”。

“善治”的前提是善诊，这是前病未病态的治未病关键词。《黄帝内经》注意到“正邪之中人也微，先见于色……”，这里“色”主要是指面色。由于病情性质不同，各种疾病的早期可有不同的“色”，如热病多见赤色，根据赤色出现的部位，可以测知热病所在的内脏，从而便于针对性地治未病。

《素问・刺热》篇有具体的论述：“肝热病者，左颊先赤。心热病者，颜先赤。脾热病者，鼻先赤。肺热病者，右颊先赤。肾热病者，颐先赤。病虽外发，见赤者刺之，明曰治未病。”这里的“未病”，显然不是指未发生疾病，而是指病发之初，病情轻浅，仅有先兆表现之时，可见此处“治未病”有早期诊断，早期治疗，将疾病消灭在早期萌芽阶段，把握先兆，防作于先的意义。

（4）治其复病未发疾病——疾病静止态：把握某些疾病定时发作或一些慢性病缓慢期，先其发时而治。在临证中，掌握治疗时机是非常重要的。如果治疗时机把握准确，往往会取得事半功倍的效果。对于一些间接性发作或有缓解期的疾病，无论医家还是患者，一般只注重发作时的治疗，而忽略了病未发这一有利的治疗时机。《素问・刺疟》云：“凡刺疟，先发如食顷，乃可以治，过之则失时也。”《灵枢・逆顺》言：“方其盛也，勿敢毁伤，刺其已衰，事必大昌。”故曰：“上工治未病，不治已病，此之谓也。”这里所说“治未病”是指在病势将发生未发生或缓解期进行治疗。是取邪气已衰、正气复来这一有利时机，用药力攻伐邪气，扶助正气，使正盛邪衰，疾病易愈。

（5）治其传病未传病态：以整体观为理论依据，掌握疾病的传变规律，治疗于未传之时。人体是以五脏为中心，通过经络将脏腑肢节等全身组织器官联系起来的有机整体。脏与腑之间在生理上存在着五行生克制化关系，在病理上存在着五行乘侮亢害关系。因此，一脏有病，就会按照五行生克乘侮规律出现顺传、逆传等变化。《素问・脉要精微》指出：“病变何谓？岐伯曰：风成为寒热；瘅成为消中；厥成为巅疾……病之变化不可胜数。”正是基于这一思想，《黄帝内经》主张：“上工刺其未生者也，其次，刺其未盛者也”，“上工救其萌芽”，“猝然逢之，早遏其路”。《内经》正是根据这一规律，指出抓住时机，确定病位，实施早期治疗，防止疾病传变的重要性，并告绝后人们如果失治将会造成严重的后果。《素问・玉机真脏》记载：“五脏受气于其所生，传之于其所胜，气舍于其所生，死于其所不胜”，“五脏有病则各传其所胜”。并举例外邪入客于肺，进而按五行相胜规律而发生肝痹、脾风、疝瘕等其他四脏的疾病，强调“当是之时”予以恰当治疗，阻止疾病的传化。

如果将《黄帝内经》未病理论的轮廓比作未病论骨架的话，那么丰富多彩的治未病实践则成了它活生生的血肉。至此，一个较为成熟而又系统的未病论诞生了，因此我们将这一时期的未病论称之为经典未病论。

二、秦汉时期

秦汉时期，中医临床医学进展很快，未病理论进一步发展。《黄帝内经》给未病理论打下了基石之后，后世在此基础上，又不断丰富发展，并有所创新。汉代是传统中医学发展的重要时期，未病理论在这一时期受到重视的程度不亚于《黄帝内经》时代，并获得了不少发展，特别是治未病的临床实践更是有了很大的进步。

汉代不少医家已有很高的诊治未病的本领，西汉名医淳于意、东汉名医张仲景就是其中杰出的代表。大家熟知战国时期扁鹊看齐桓公面色时言：君有疾在浅表……君病入血脉……入肠胃……入骨髓，病已失去早期及中期治疗机会，到晚期进入膏肓，故不能救。这说明《黄帝内经》的未病理论和方法在秦汉已有较大的实用价值了。另外，华佗名医对未病学亦颇有研究，并创立五禽戏健身法增强体质。

医圣张仲景是一位治未病专家。仲景对未病理论已很推崇，并有较高的素养，他辩证地认识到自然界中正常气候与虚邪贼风之间并无绝对界限，就像“水能浮舟，亦能覆舟”一样，“风气虽能生万物，亦能害万物”。从而告诫人们要“养慎”。他既要人们注意“房事勿令竭乏，服食节其冷热苦酸辛甘”，以防止造成形体虚衰；又要人们注意防避邪风及禽兽灾伤等险恶环境。这种结合临床实际，从邪正两方面来论述健康人的治未病，显然是比较全面的。他对前病未病态及病症传变的诊治也十分重视，他说“适中经络，未流传脏腑，即早医治之”。仲景对未病研究的理论与实践有着较大贡献，主要体现在著作《伤寒论》、《金匮要略》中，现介绍如下。

（一）仲景“治未病”基本学术思想

张仲景将《黄帝内经》、《难经》中治未病思想融会贯通，并结合自己的实践经验予以发展，成为有系统理论体系的未病学术思想。他在《伤寒杂病论·自序》撰用《素问》、《九卷》、《八十一难》……为《伤寒杂病论》合十六卷。如《伤寒论》中的三阴三阳学说多渊源于《黄帝内经》；《金匮要略》诊治杂病的理论则主要本之于《难经》，下列五条仲景治未病的基本概念至今仍为我们临床重要遵循原则：①无病重防或未病先防，强调防在治前。②有病早治，强调诊治及时性。③既病防变，截邪扶正防传，强调诊断治疗预见性。④未盛防盛，未衰先衰，已变防逆，强调防微杜渐。⑤瘥后防复，强调养摄固本。

仲景未病学思想体系，这里简介关于仲景未病学及预见性、及时性、紧迫性的资料。

1. 临床诊断预见性——治未病的前提

在对病症候群进行准确辨证的基础上，分析和预测未病及其预后，就是临床诊断的预见性，这也是“未病学”的前提。

仲景诊断的预见性主要依据是：①用中医整体观念去认识疾病。如六经分证中，各经既有各自的独立症候，即疾病发展阶段性，又有彼此传变、转化、合病、并病等的互相联系即前后阶段的衔接性。②正邪力量的对比。正是发病与否及病势轻重、转归的先决条件。③凭医理，详究病情。

判断病症的预后，仲景归纳的指征为：①阴阳自和者生，离绝者死。如《伤寒论》第58条言：“凡病，若发汗、若下、若亡血、亡津液，阴阳自和者自愈。”虽用了汗、吐、下等法治疗，损伤了津液，然为导致阴阳偏盛偏衰之弊，故津液还可自行恢复而病愈。296条曰：“少阴病，吐利、烦躁、四逆者，死。”少阴病本已到“水火两虚，心肾不交”的地步，今又见阴寒甚于里之吐利，甚于外之四逆，加上阳气暴脱之躁烦，阴寒甚极，阳气欲亡，生机全无，故欲死。②有胃气者生，绝则亡。如《伤寒论》270条曰：“伤寒三日，三阳为尽，三阴当受邪，其人反能食而不呕，此为三阴不受邪也。”患者“能食而不呕”说明脾胃不衰，抗邪能力强，故能当受邪而不受。295条云：“少阴病，恶寒，身蜷而立，手足逆冷者，不治。”是一个明显的对照。手足皆禀气于胃，温则胃气存，逆冷则胃气败，故云不治。更突出的是332、333条之“除中”危候，“食以素饼，不发热者，知胃气尚在，必愈”，反之则死。③津液存者生，竭则死，如《伤寒论》111条云：“太阳病中风，以火劫发汗，邪风被火热，血气流溢，失其常度。两阳相熏灼，其身发黄，阳盛则欲衄，阴虚小便难，阴阳具虚竭，身体则枯燥，但头汗出，齐颈而还，腹满微喘，口干咽烂；或不大便，久则谵语，甚者至哕，手足躁扰，捻衣摸床，小便利者，其人可治。”④病由内转外者易治，由外传内者难治。如《金匮要略·脏腑经络先后病脉证第一》中第十二节：“浸淫疮，从口起流向四肢者可治，从四肢流入口者不可治，病在外者可治，入里者即死。”又如《伤寒论》287 条讲的从脉紧而不利到脉微手足温，病情由阴转阳，就预示了欲解的吉兆，故云“虽烦下利，必自愈”。

2. 临床治疗的及时性——防传变的前提

在掌握了疾病发生、发展、传变规律的基础上，力争早期治疗。仲景在他的《伤寒论》中不仅详细论述了病邪由表及里的六经传变规律，而且紧扣疾病机宜，灵活运用八法，制订了攻表救里、权衡先后、设法御变的治疗原则，正如柯琴所说：“邪在皮毛，尤未伤形，故仲景制麻黄汤，急汗以发表，邪入肌肉，是已伤其形，故制桂枝汤，吸稀热粥已解肌，是渍形以为汗。若邪正交争，内外皆实，寒热相乘，故制大青龙于麻桂中加石膏以泻火，是散以泻之也。吐剂有栀豉、瓜蒂，分胸中虚实之相殊；下剂有大小承气，调胃、抵当，分气血深浅之不同，利水有猪苓、真武，寒热之悬绝；清火有石膏、芩连，轻重之差等。阳气虚加入人参于附子汤中以引阳；阴气虚加人参于白虎泻心汤中以引阴，诸法井然。”值得重视的是，《伤寒论》一部列太阳病、阳明病、少阳病、太阴病、少阴病、厥阴病、霍乱、引阳易差后劳复八部分内容，计 398 条，113 方，唯太阳病篇占 178 条，出现 64 方。仲景不惜重墨着力于太阳篇，匠心所在，乃其“治未病”思想中截邪防变得具体表现，力图在皮毛——疾病的轻浅阶段一举成功，以缩短病程，早期治愈。

疾病是一个十分复杂的生理病理矛盾过程，治疗也非轻而易举之事。因此，仲景在他的著作中不仅论述了谨守病机，及时正确的治疗，还记取了当汗失汗，当下失下等失去机宜而变生它证的教训，并对因误致变，因逆成败之证，指出了“知犯何逆，随证治之”灵活变通的治疗方法。这一点，论中第 29 条可作为模板：“伤寒脉浮、自汗出、小便数、心烦、微恶寒、脚挛急，反于桂枝汤欲攻其表，此误也，得之便厥，咽中干，烦躁吐逆者，作甘草干姜汤与之，以复其阳；若厥愈足温者，更作为芍药甘草汤与之，其脚即神；若胃气不和，谵语者，少与调胃承气汤；若重发汗，复加烧针者，四逆汤主之。”条文以未治前有“伤寒脉浮，自汗出”似有桂枝汤证说起，又因见“小便数……脚挛急”诸阳虚液耗之象，故可知“脉浮、自汗出”乃表阳虚、腠理不固所致，原非桂枝汤证，不可用桂枝汤治疗。今“反与桂枝汤”致阳越虚，不能敷布四肢而“厥”；液更伤，不能上承而“咽中干，烦躁欲吐”呈阴阳相拒之势，此时回阳为当务之急，而“作甘草干姜汤与之”以辛甘化阳。“厥愈足温”乃阳复之兆，阳气已复，“更为芍药甘草汤与之”以酸甘化阴，复其阴液，阴复则“其两足即伸”。根据不同患者的个体差异，原证误用桂枝汤，有些还可能邪从燥化而转入胃腑而出现“谵语”、“少与调胃承气汤”以润其燥。“少与”二字真可谓慎之又慎矣！“重发汗，复加烧针”一逆、再逆，亡阳局势已成，此时用甘草干姜汤已是隔靴搔痒，无济于事了，故用“四逆汤主之”急救回阳，为了突出该条的临床价值，仲景有列后文第三十条作为专条注脚，以声明其义，果然“后如师言”，“故知病可愈”。

3. 防微杜渐，消灭疾病在萌芽状态

疾病在向纵深发展传变过程中，有它自身的规律。桂枝汤就是一个很好的例证，该方为《伤寒论》第一方，其组方意义如《活人书》所言“……腠理不密，则津液外泄，而肺气虚，虚则补其母。故用桂枝同甘草外散风寒以救表，内伐肝木以防脾，佐以芍药泻木而固脾，使以姜枣行脾之津液而和营”方用芍药乃护营固里之义，实乃断其入胃腑之路也。

在病邪将要传变而尚未传变之际，往往出现一些先兆——渐、微之，此时采取积极措施杜渐防微，又成为截邪防变得关键。如《伤寒论》第 14 条之桂枝加葛根汤证和第 31 条葛根汤证，二证虽有“无汗”、“有汗”、“中风”之别，然均有“项背强硬”见证，太阳病见此证，说明邪入太阳经腧，而阳明经上颈会于太阳，则恐传阳明，故张元素说“二汤加葛根，所以断太阳入阳明之路也”。又如第21条云：“太阳病，下之后，卖促胸满者，桂枝去芍药汤主之。”太阳病误下，邪有内陷之机，“胸满”乃内陷见微之象，“脉促”又说明表邪未解，尚未内陷。正是李克绍教授讲的“外邪未解，尚未内陷的重要关头”，需专力通阳解外，故去抑阳助阴之芍药，以发挥桂枝宣通卫阳之专力，达截邪防变的目的。再如第三十八条之大青龙汤证因有“脉浮紧，发热恶寒，身疼痛，不汗出”之表实与热淫于内之“烦躁”见证，故历代研究《伤寒论》诸家均以“表里俱实”论，而用麻黄汤治“表实”，加石膏除烦以治“里实”，合而定名大青龙汤。条文开首“太阳中风”四字，已明告为“表虚”之桂枝证无疑，而大青龙汤也为桂枝汤加减而成。或问“桂枝本为解肌，若其人脉浮紧，发热汗不出者，不可与之也……”（第17条），而今见“脉浮紧，发热汗不出者”何此说也？桂枝汤证言“脉浮缓”，今脉“浮紧”，紧而不缓，说明脉不静，且又见“烦热”之热象，正符合“烦躁、脉数急者，为传也”（第四条）将有传入阳明之热，故还当以桂枝汤加减为治。因“无汗”故去酸收之芍药，而加麻、杏开腠理以除邪，中风不可大汗，故用桂枝配姜枣、甘草以解肌和营，一味石膏甘寒以除烦热，意在安阳明，控制传变之路。

（二）《伤寒论》中未病学思想与实践

《伤寒论》是一部外感热病理论联系实际，系统论述辨证论治的专著，其中包含未病先防，截邪防变，截邪防逆，未盛防盛，未衰防衰，瘥后防复等基本未病预防学与治疗学，对外感热病发展变化不同阶段和病势缓急灵活诊治，起到早期治疗，缩短病程，防止传变变化，在临床上起到重要作用。近代王历、廖云龙、伍楚雄等有较详论述，现摘要介绍如下。

1. 未病先防，治在证（病）之先

所谓未病防病，即在疾病未发生前做好各种预防工作，以防止疾病发生。既包括无病之人，也包括已病之人尚未患病之脏。“治未病”就是无病防病或见微防著。

（1）未病先防：《伤寒论·伤寒例》云：“春气温和，夏气暑热，秋气清凉，冬气冰冽，此则为四时正气之序也。”冬时严寒，万类深藏，君子固密，则不伤于寒，触冒之者，乃为伤寒耳。

（2）有病早治：《伤寒论·伤寒例》云：“凡人有疾，不时即治，隐忍冀差，已成痼疾，小儿女子，益以滋甚，时气不和，便当早言，寻其邪由，及其腠理，以时治之，罕有不愈者。”《伤寒论》即处处体现了早治已成之病，防止病邪深入的治未病思想。如101条云：“伤寒中风，有柴胡证，但见一证便是，不必系具。”即在伤寒或中风的过程中，只要出现一部分少阳病证，就可以少阳论治，不必其证候全都俱备，从而争取时机，防止病情深化。323条曰：“少阴病，脉沉者，急温之，宜四逆汤。”病虽无危候，但阳衰阴盛之本质已见，故急用温法以救其阳。若不及时使用温法，则会延误病机，吐利、厥逆、烦躁等症必接踵而至。又如356条：“伤寒，厥而心下悸，宜先治水，当服茯苓甘草汤，却治其厥。不尔，水渍入胃，必作利也。”用茯苓甘草汤治其水，是预防“水渍入胃”。如果不用温胃散水，不仅厥、悸不愈，而且水饮浸渍，渗入肠中，势必续发下利等症，这也是求本之治。凡此种种，皆有“见微知著”，早期治疗的积极意义。早治已成之病，不但可以提高疗效，而且还可以防止病势增剧。

2. 已病防变，截邪扶正防传

张仲景在治疗疾病过程中，尤为注意有针对性地阻截病邪，防治疾病的传变恶化。根据五行相传规律，肝属木，脾属土，肝病最易传脾，若肝病而素体脾虚者，则宜在治肝的同时兼以补脾，以防脾虚受邪；若四季脾旺，则不需补脾，治肝即可。

（1）胆病及肝，肝病及脾：《伤寒论》云：“伤寒五、六日中风，往来寒热，胸胁苦满，嘿嘿不欲饮食，心烦喜呕……小柴胡汤主之。”（96条）少阳受邪，胆火上炎，胆热内郁，枢机不利，

宜和解少阳，以利枢机，用柴、芩、姜、夏清胆、疏肝即可，为何有参、枣、草补中益气？刘渡舟教授在《伤寒论诠释》中说：“本方选用此药，作用有二，一是助正以祛邪，因少阳之气为小阳之后，若再内传，太阴则首当其冲，默默不欲饮食即是先兆，故见肝之病，知肝传脾，当先实脾，用此三药正是实脾而杜绝少阳之邪内传之路。”

（2）脾病久必归肾：《伤寒论》说“自利不渴者，属太阴，以其藏有寒故也，当温之，宜服四逆辈”（227条）。本条为脾胃阳虚，寒湿内盛，所以说“属太阴”。既然是里虚寒证，所以治则是“当温之”。理中者，理中焦，服理中汤为是，为何不用此汤而用四逆（辈）（类）！“辈”字最妙，因为人是一个有机的整体，脏腑相连，互为影响，一脏一腑有病，必影响他脏、他腑。如局部脾胃虚寒，久之多波及于肾，转全身性肾阳虚弱。用四逆辈者，指理中、四逆汤一类方剂，意味着灵活、机动，量病情轻重为进退，寓已病防传之意，病程短，病症轻者，服理中丸（汤）；脾病转肾，肾阳虚衰，如见下利清谷等，宜四逆汤类方；脾肾同病，病证均衡者，脾肾同治，宜理中汤加附子。

（3）欲作再经者先用针刺：“太阳病，头痛至七日以上自愈者，以行其经尽故也。若欲作再经者，针其阴阳，使经不传则愈。”（8条）本条证言太阳病日久，有向愈或里传两种转归，预防再传之法，是迎而夺之，以泄太阳传来之邪，削弱邪气里传之势，可针足三里穴而阻截内陷阳明。黄坤载云：“阳莫盛于阳明，阳明之经，阳郁热盛，则六经俱偏，而郁热未衰，虽不比腑而经邪犹旺，不肯外发，势必传六经。针足阳明经，泄其郁热，则经不再传，自然愈矣。”

（4）欲作奔豚，提前给药：《伤寒论》曰：“发汗后，其人脐下悸者，欲作奔豚，茯苓桂枝甘草大枣汤主之。”（65条）本条证因发汗太过，损伤心阳，肾气乘上虚发动，脐下悸动，奔豚先兆，须防杜水寒之气上冲，提早服药，治在发病之前，先安将受累之脏。《医宗金鉴》云：“今发汗后，脐下悸动欲作奔豚者，乃心阳虚而肾水之阴邪，乘虚欲上干于心也，主之以茯苓桂枝甘草大枣汤者，一以助阳以补土，使水邪不致上干，则脐下悸可安矣。”

（5）病时发热、自汗，宜先其时发汗：《伤寒论》曰：“病人，脏无他病，时发热、自汗出，而不愈者，此卫气不和也。先其时发汗则愈，宜桂枝。”（54条）本条证特点“脏无他病”，在表之营卫不和证，非太阳中风证，但病机同中风证营弱卫强。阴不制阳，阳不护阴，故有时发热、自汗出而不愈，宜桂枝汤。成无己云：“脏无他病，里和也；卫气不和者，表病也。”张隐庵云：“时发热者，发热有时也。先其时发汗者，先在未热（未汗）之时，而以桂枝汤发其汗也。”提示必有未发热、汗出之时，宜先其时发汗，投解肌发汗之轻剂，取微汗出，治病时发热、自汗出。

3. 未盛防盛，已变防逆

未盛防盛是在病情发展较快，危象即将显露的情况下，为防止病情转盛而采取的防治措施。如阴阳三急下证（252条）云：“伤寒六七日，目中不了了，睛不和，无表里证，大便难，身微热者，此为实也。急下之，宜大承气汤。”254条言：“发汗不解，腹满痛者，急下之，宜大承气汤。”文中所述之证，粗略看去，病似不重，但仲景皆以大承气汤“急下之”是因其阳明腑实已成，热盛津伤之端倪已现若不急下，势必燥热燔灼，阴津有耗竭之虞，故以大承气汤急下之，泻阳以存阴。程郊倩认为，253条证：“发热而复汗多，阳气大蒸于外，虑阴液暴亡于中，虽无内实之兼证，宜急下以大承气汤矣。此等下之，皆为救阴而设，不在夺实。夺实之下，可缓，救阴之下不可缓。”认为254条证：“不急下之，热毒熏蒸，糜烂速及肠胃矣，阴虚不任阳填也。”提示以上两证只有阴竭之虑，仅显津伤之不足之势，其证虽较之“目中不了了，睛不和（252条）”轻，若不及早防治，急下存阴，则燥热燔灼，燎原莫制。阳明热有在气、在血欲衄者，防治有别。《伤寒论》曰：“脉浮、发热，口干、鼻燥、能食者则衄。”（227条）阳明病，口燥但欲漱水，不欲咽者，此必衄。”（202条）227条证，系阳明经燥热，热在气分。热盛于经，热迫血妄行欲衄；

202 条证，系阳明热在血分，血热妄行必衄。张令韶云："夫热在经脉，故脉弦浮、发热；热循阳明经上行，故口鼻干燥。"尤在泾云："口燥但欲漱水，不欲咽者，热在血而属经。"提示有热故有口燥之感，但因热在血分故蒸灼血液以上承，故漱水不欲咽。血分热盛欲衄者，可早投清泄气分之剂；血分有热欲衄者，先及时清热凉血治疗，防患于未然，衄血是可以避免的，又如少阳病 281 条，以"脉微细，但欲寐"为提纲，而不及凶险危恶症候者，亦是示人见微知著，早做预防，若失此不治，则可转为亡阳竭阴之危候。这些都是在治疗疾病过程中为防其转盛而采取的具体措施。

4. 瘥后防复、调摄固本

瘥后防复是在疾病恢复期，为促进病体康复，防治疾病复发而采取的防治措施。一般情况下，大病新瘥，正气尚虚，体力未复，若调养不慎，易致病复。因此，采取一定的预防措施是十分必要的。如 393 条云："大病瘥后，劳复者，枳实栀子豉汤主之。"397 条云："伤寒解后，虚羸少气，气逆欲吐，竹叶石膏汤主之。"398 条云："病新瘥，人强于谷，脾胃气尚弱，不能消谷，欲令微烦，损谷则愈。"这些揭示人注重病后调养，预防复发之意。

（三）《金匮要略》未病学思想与实践

1.《金匮要略》治未病学术思想渊源

"治未病"一词，在医书中虽首见于《黄帝内经》，但其学术渊源可追溯到春秋乃至周代的多种文献。例如，《周易》云："水在火上，既济。君子以思想患而预防之。"反映了防患于未然的思想。《国语·楚语》曰："夫谁无疾？能者早除之……为了关藩而远备闲之，犹恐其至也，是之为日惕。若召而近之，死无日矣。"强调了早期治疗的重要性。《礼纬·含文嘉》则指出："遂人始钻木取火，炮生为熟，令人无腹疾。"说明上古之时，人们就已懂得熟食可防止消化系统疾病的发生。《山海经》中亦载有很多古人养生防病的宝贵经验，如《中山经》曰："有草焉，员叶而不实，名曰无条，食之不瘿。"以上论述，尽管尚未形成体系，然观其主旨，实为治未病理论之殇。

《黄帝内经》在总结前人养生防病经验的同时，注意吸收古代哲学中未雨绸缪、防微杜渐的先进思想，初步奠定了祖国医学治未病学说的理论基础。《黄帝内经》中未病主要指：无病，治未病即摄生防病。欲病，治未病则为欲作防作。《难经》补《灵枢》、《素问》之未备，提出了治未病的另一重要含义——治未病的脏腑。

张仲景将《内经》、《难经》之治未病理论同炉共治，并结合自己的临床经验予以发挥，其开篇即云"上工治未病"，一方面，是以肝病为例，阐明脏腑病变的治疗规律，更重要的则是全面揭示病当欲图于早，勿待病成方治，以贻悔也。近代医家刘献林、张苏颖、王延富、齐文升、李友枝、赵建宏等介绍《金匮要略》未病思想与实践资料丰富，现摘要介绍。

2.《金匮要略》中未病及治未病的含义

对于何谓未病，何谓治未病，历代医家仁者见仁，智者见智，确是春兰秋菊。《医宗金鉴》云："未病，未然之病也。"防患于未然即治未病。程云来则认为，一脏有病，可影响与其相关的它脏使之发病，它脏将发而未发者为未病，治尚未病的脏腑就是治未病。沈明宗云："今病为已病，邪乘所胜，后起而为未病。"根据脏腑虚实及彼此间的关系预先调治之，以防其传变，谓之治未病。黄树曾则强调："未病，病将作也。"欲作防作，即为治未病。罗绍祥明确指出，未病在《金匮要略》中含义有二，一为无病，二为将病。养生防病是治未病，治尚未病的脏腑，谨防传变，亦是治未病。

在汉代，未病的文字学含义主要有：第一，无病，即健康状态；第二，欲病而未作，为“病前状态”；第三，病变轻微，未至严重阶段，由此可引申为“初病状态”；第四，病情隐晦，尚未昭著应为“潜病状态”；第五，将续后可能复发者。可见，《金匮要略》中未病的含义与《黄帝内经》、《难经》是一脉相承的。基于此，结合《金匮要略》治未病的基本规律，似可这样认为：未病，也是病理过程中的一种特殊状态，指这种状态具有相对性和可变性。相对性说明未病与已病作为一对矛盾存在于人的整个生命过程中，在一定条件下的未病，可称为另一条件下的已病；可变性，则表示在生理过程及病理过程中的不同病理阶段，因此未病的具体含义也各不相同。

治未病，即调摄、治疗于未病之时。在健康状态下，治未病主要体现在摄生以防病。在病理状态下，随着未病具体含义的不同，治未病的内容亦不同。在“潜病状态”下，尽管事实上体内病机已经启动，但外无明显症状和体征，或“前病状态”虽可有少数临床表现即不足以构成确诊病症，处于欲病而未作的阶段，此时，欲病也是未病。具体地说，治未病是指充分利用各种检测手段及逻辑推理方法，辨识未病，把握其发展规律，打断病情进展的因果链条，使之愈于将作未作之际，疾病初期，病变多轻微，其相对于久病、重病为未病，抓紧战机，早治防变；在病变过程中，由于诸方面因素的影响，常使病情隐晦不显，其与病情昭著者比较亦为未病，此时，沉着观变而欲图之也是治未病。另外，某些处于恢复期或发作期的病证，倘若失于调理，极易再度复发或变生其他病证，因此，病瘥防复亦属治未病的范畴。一言以蔽之，《金匮要略》治未病的主旨，重要在于预见性防治。

3.《金匮要略》治未病的基本规律

（1）无病重防：疾病的发生，主要关系到邪气和正气两个基本要素。前者是发病的重要条件，后者则是决定发病与否的内在依据。《金匮要略》从内养正气、外慎风寒（泛指六淫等外界致病因素）出发，提出了“养慎”的观点，《金匮要略·脏腑经络先后病篇》指出：“若人能养慎，不令邪风干忤经络”，“更能勿犯王法，禽兽灾伤，房屋勿令竭乏，服食节其冷热，苦酸辛甘，不遗形体有衰，病则无由入腠理”。并通过一系列行之有效的措施，将防患于未然作为治未病之首务。①重视精神调养：仲景十分重视精神因素对人体的影响，其在《伤寒杂病论·自序》中不惜笔墨，批判那些趋炎附势之辈“竞逐荣势，企踵权豪，孜孜汲汲，唯名利是务”的错误做法，旨在告诫人们涵养道德，淡泊名利，调摄精神，以保持“五脏元真通畅”的安和状态；至于“五劳虚极”可因于“忧伤”，奔豚、惊恐等“皆从惊发得之”，则从发病学角度强调了保持良好的精神状态对于预防疾病的重要性。②注意饮食起居：仲景云：“凡饮食滋味，以养于生，食之有妨，反能为害。”说明合理饮食是摄取营养、保持身体健康的必要条件。《金匮要略》还以适度的篇幅详尽地列举了禽兽虫鱼果实菜谷诸般禁忌，告诫人们：有毒者勿食，生冷者勿贪食。汗出当风或久伤取冷能致湿痹，夏月伤冷水，水行皮中可致病，饮酒汗出当风或汗出入水中浴，常诱发历节病及水气病等，仲景据此阐明起居有常是养生防病的大法之一，理当慎受勿失。③力倡节欲保精：《金匮要略》不仅在首篇就力倡节制房事，勿令肾精竭乏，而且在虚劳、消渴、黄疸等篇中，条文常冠以“男子”、“女劳”等，揭示不妄劳作、节欲保精是预防这些疾病的关键性措施之一。④顺应自然规律：仲景认为，保养正气，增强人的抗病能力，只是未病先防的一个方面。人要保持自身健康，还必须顺应自然规律，“不令邪风干忤经络”，使病邪“无由入其腠理”。⑤积极锻炼身体：对于防病之法，《金匮要略》并未仅仅局限于被动地适应自然，而是努力发挥人的主观能动性，提倡通过引导、吐纳等方式积极锻炼身体，提高机体的抗病能力。⑥酌情选用药物治疗：为了更好地预防疾病，仲景还根据人的体质，酌情选用药物疗法，如诃黎勒丸方，就是为中气薄弱之人而设。方中“诃黎勒气温性涩，温以提陷，涩以固滑，得厚朴之气温而开拓心胸，陈皮之性暖而沉降冲气”，以之常服，则无腹胀、溏泄之虞。

（2）欲病防作：从健康到疾病是一个质变过程，两者之间却没有绝对界限，而是存在着一个中间态——“潜病、前病状态”。此时，虽缺乏疾病的典型临床表现，但体内病机已经启动，出现了阴阳的偏衰，正处于欲病而未作的阶段。

因此，对已虚之体，势将感邪发病者，《金匮要略》详审病机，把欲病防作作为此阶段治未病的中心环节。如《金匮要略》痉病篇：“太阳病，无汗而小便反少，气上冲胸，口噤不得语，欲作刚痉，葛根汤主之。”（6条）证冠其名曰“太阳病”，知太阳病为主。根据“小便反少，气上冲胸，口噤不得语”，提示病虽在表，却有里传之势。若不加防治，将发展为“卧不着席，脚挛急，必齿”的刚痉。故用葛根汤主治。组成方义：桂枝汤调和营卫，麻黄发汗、葛根生津舒筋解痉，以杜邪深入，先安未受伤之地。《金匮要略》疟病篇：“疟（病）多寒者，名曰疟。蜀漆散主之。”（5条）方后服法：在“未发前以浆水服半钱”。后世有病发作前针大椎者，均属截疟之治法。如“妇人妊娠，宜当服当归散主，妊娠养胎，白术散主之”。众所周知，妊娠时女子的一种正常生理过程，本不需服药，但素体虚弱或曾经流产者，则常因血虚生寒湿而致胎动不安。仲景根据孕妇的体质，分析其发病的倾向性，欲伤先护，酌情给予当归散或白术散，使病变止于将发而未作之际。

对于既病之身，又将续发它病者，仲景亦每采用先安之防治措施，力求遏制疾病于欲变之际。例如，“发汗后，脐下悸者，欲作奔豚，茯苓桂枝甘草大枣汤主之”就是针对患者下焦素有水饮，复感外邪，汗后心阳不足，饮邪乘虚上泛欲作奔豚这一病机，以茯苓抑水，桂枝通阳，甘草、大枣培中而厚堤防使水邪不得上僭，以达阻止奔豚发作之目的。此外，刚痉欲成，即以葛根汤发汗解肌、生津柔筋；肺胀欲作风水，遂立发汗之大法，示人以主治风水的方剂加以调治等，皆反映了《金匮要略》欲病防作的治未病思想。

（3）既病防变：早期治疗，病变初期，人体正气未衰，病情轻浅，大多易于调治，故《金匮要略》特别强调“适中经络，为流传脏腑，即医治之。四肢才觉重滞，即引导、吐纳、针灸、膏摩，勿令九窍闭塞”，通过及时治疗，顿挫病势，使疾病愈于浅而未深、微而未深的阶段。毋庸置疑，早期治疗须以早期诊断为前提。仲景借助于四诊，通过色、脉、声、音等外征，推测五脏元真之盈亏，为早治防变提供客观依据。如患者头痛、发热、汗出、恶风，颇似太阳中风证；而其身体强、几几然，又似桂枝加葛根汤证。上述两证，脉象皆当浮缓，今反见沉迟之脉，提示风淫于外，而津伤于内须急投瓜蒌桂枝汤调和营卫，清热生津，柔润筋脉，进而阻止风邪入里化燥，变为阳明实热痉，防止病邪由表及里，由浅入深，由轻到重的病理变化。

防止疾病发展。《难经·七十七难》：“经言上工治未病，中工治已病者，见肝之病，不晓相传，但一心治肝，故曰治已病也。”相同语句又见《金匮要略·脏腑经络先后病脉证第一》篇首“见肝之病，知肝传脾，当先实脾”。根据五脏（五行）之间生理、病理相关原理，从整体出发，预测原发脏的病变发展趋势，采取非针对“现脏病”的“隔二、隔三脏”预防性治疗，防止继发脏病的产生，杜绝疾病发展和传变。脏腑在生理上彼此相互联系、相互为用，其在病理上相互影响，相互传变，所谓“五脏相通，移皆有次，五脏有变，则各传其所胜”；“气有余，则制己所胜而侮所不胜；其不及，则己所不胜侮而乘之，己所胜轻而侮之”。《金匮要略》对既病之后，特别注重通过治未病的脏腑，有效地阻止疾病由此及彼的传变。《金匮要略》第一篇第一条：“问曰：上工治未病，何也？师曰：夫治未病者，见肝之病，知肝传脾，当先实脾，四季脾旺不受邪，即勿补之；中工不晓相传，见肝治肝，不解实脾，唯治肝也……”

五脏病变，一般不外虚实两端，仲景以肝病为例，提出了具体的防变措施。肝实证，强调“见肝之病，知肝传脾，当先实脾”。此处之“实脾”，一方面指脾虚则受邪，脾不虚虚不受传；另一方面，并非专言补脾，而是泛指调理脾的功能。当先实脾，犹言当“早”实脾，即在治肝的同时，及早调理脾土，保持“脾旺不受邪”的最佳状态，以杜滋蔓之祸。如肝炎患者除肝区胀痛、肝脏肿大、肝功能异常外，多伴有倦怠乏力、腹部胀满、食欲不振、舌质淡胖有齿痕、苔薄白等，这就是肝病传脾、肝郁脾虚的见证。治疗时不能单纯治肝，单治肝则脾虚不复，病必不愈，必须疏肝健脾，肝脾并治，始能取得满意疗效。特别是慢性肝病患者肝功能、血清蛋白异常者，这个治疗原则尤为重要。再如《局方发挥》的逍遥散，“治血虚干燥，骨蒸痨热，往来寒热，月经不调，凡肝胆两经郁火以致胁痛目眩”证。“俱宜此方加减之”。吴仪洛说：“肝虚则血病，当归、芍药养血以敛阴；木盛则土衰，甘草、白术和中而补土；柴胡升阳散热，合芍药以平肝而使木得条达；茯苓清热利湿，助白术以益土，而令心气安宁；煨姜暖胃祛痰，调中解郁；薄荷搜肝泻肺，理血消风。舒逆和中，诸证自愈，所以又逍遥之名。”实际上这就是欲病已病之肝，先治未病之脾，疏肝健脾，肝脾交治的典型代表方剂。

《素问·五运行大论》说：“其不及，则以所不胜侮而乘之，己所胜轻而侮之。”所以肝虚之证，补用酸是因酸为肝之本味。故以本脏之味补本脏，《素问·阴阳应象大论》说：“酸生肝。”《难经》说：“喜酸者，肝也。”甘味药能如入脾补脾，培土可以荣土，《难经》说：“损其肝者缓其中。”又所谓“肝苦急，急食肝以缓之”。所以肝虚证补益用甘味之药调之。酸甘可以化阴，酸甘合用，为治疗肝阴虚的重要组方原则。又如张景岳的三阴煎（当归、熟地、芍药、枣仁、人参、炙甘草）治“肝脾虚损，精血不足及营虚失血等证”，也同样符合酸甘合用的组方原则。肝阴恢复，则疾病的传变自可防止。至于“助用焦苦”，在理论上讲因焦苦入心，心为肝之子，子能令母安，心不虚就不会盗母（肝）气了，这样肝虚就容易恢复，所以“助用焦苦”。更重要的是阴虚最易生内热而化火，凡肝阴虚而内热火盛者，在酸甘药物的基础上，皆可佐以苦寒，因苦甘合用可以化阴，酸苦合用可以泻热。《温病条辨》说：“阳明温病……小便不利者，甘苦合化，冬地三黄汤（麦冬、生地、甘草、黄连、黄芩、黄柏、苇根汁、元参、银花露）主之。”这是苦、甘合用，化阴清热组方的例证。但肝阴虚所生之热与火是虚热、虚火，所以苦寒之药，味不可多，量不可重，否则容易化燥而更伤其阴。“助用”，即佐之的意思。为什么说“焦苦”呢？因恐其化燥伤津和防其败胃，将苦寒药物略炒，这样其性味成为焦苦就可避免这些不良反应了。这说明仲景治肝阴虚的组方原则，是经过精心研究和临床实践的。《温病条辨》中连梅汤（黄连、乌梅肉、麦冬、生地、阿胶）治暑入厥阴，症见消渴烦躁，神昏谵语，时热时厥。可以肯定是在“夫肝之病，补用酸，助用焦苦，益用甘味之药调之”的启发和指导下而创立的。对于五脏虚证当“直补本宫，以防外侮之端”。其用酸枣仁汤养肝理血、清热安神治疗肝血不足虚烦不得眠；以附子粳米汤散寒降逆、温中止痛治疗脾胃虚寒、水湿内停之腹满痛等都是借培补已病脏腑之正气，达到避免复感外邪或它脏腑变相之目的。

由于脏腑组织间存在着多层次的联系，《金匮要略》治未病的脏腑还表现为脏腑治腑，“虚则补其母”、“实则泻其子”等。如虚实性肺痿系上焦气虚、肺中寒冷所致，仲景以甘草补中益气，干姜温补脾阳，通过温中焦未病之脾阳，复上焦已病之肺气，机圆法活，堪称上工之治。

调节肝、胃、肾等防治未病治法：①疏肝和胃法：适用于肝气犯胃证，症见胸胁或胃脘胀满或胀痛牵引两胁肋，嗳气，纳呆，情志刺激则加重，舌质淡，苔白腻或厚浊，脉象弦细或弦滑。用柴胡疏肝散以疏肝理气，合平胃散以和胃除满，肝胃并治，其病自除。②抑肝扶脾法：适用于肝气横逆，克乘脾土证。症见腹痛即泻，泻后痛减或痛不减，腹胀纳差，倦怠乏力，舌质淡胖有齿印，苔薄白，脉弦。用痛泻要方，以芍药敛肝，白术、陈皮、防风，补脾醒脾。抑肝扶脾，肝脾并治，其痛自止。③清金制木法：适用于肝火上炎，木火刑金，用清肝法而不效者。症见呛咳口干，气上冲逆，舌红少苔，脉象弦细而数。以沙参、麦冬、天冬、石斛、玉竹养肺胃之阴，枇杷叶清肺降气，生石决明平肝除热。清金治木，肺肝同治，其病自愈。④乙癸同治法：适用于肾阴不足，肝失所养致肝阳上亢或肝风内动者。症见头晕头胀，耳鸣肢麻，盗汗梦遗，舌红无苔，脉象弦数或弦劲。以熟地、天冬、石斛、女贞子、枸杞养肾阴，生牡蛎、白芍、生石决明平肝潜阳，茯神、山药健脾。乙癸同治，滋肾平肝，其证子痉。再如杞菊地黄丸等，皆属乙癸同治的方剂。⑤肝阳（气）虚治法：肝体淫而用阳，上述酸甘合用，佐以焦苦是肝阴（体）虚的治法。至于治疗肝阳（用）虚证，有华氏补肝散（枣仁、熟地、白术、当归、山茱萸肉、山药、川芎、木瓜、独活、五味子），适用于"肝虚胁痛，胁下筋急，不得太息，目昏不明，爪甲枯青，遇劳即甚，或忍饥即发"等症。王旭高《四溪书屋夜话录》说："补肝阴，地黄、白芍、乌梅；补肝阳，肉桂、川椒、苁蓉；补肝气，天麻、白术、菊花、生姜、细辛、杜仲、羊肝。"陈修园说："肝体阴而用阳，以甘酸补肝体，以辛散补肝用。"这是对肝虚证治法的补充。

慎治防变：临床上因不审阴阳虚实，盲目滋补或妄用汗、吐、下等祛邪方法，以致久病未已、新病复起者屡见不鲜。因而，仲景在既病之后，始终重视慎病防变。慎治，主要体现在详审病机，严格掌握诸法的适应证及禁忌证，在施治过程中念念不忘"无犯胃气及上中十二焦"，遣方用药，审时度势，顾护脾胃于未伤之先，杜绝医源性疾病的发生。在《金匮要略》中，对治病防变方面，简要地列举如下：如在《痉湿暍病脉证之篇》中云："太阳病，无汗而小便反少，气上冲胸，口噤不得语，欲作刚痉，葛根汤主之。"其病理为湿淫于外，闭塞太阴阳明之经，营卫之运行有滞，三焦之气机被阻，以致形成风寒滞于太阴阳明经腧而将成刚痉之表实证，采用开发腠理、散寒缓筋之葛根汤主治。其机理促进营卫和，腠理疏，表气透，里气达，寒邪随汗而出而筋脉缓解，以治风寒表实之证，而防刚痉未发之先。但此处之治病防变，必须辨证精细，方不致误。又如《肺痿肺痈咳嗽上气病脉证治篇》指出："上气喘而燥者，属肺胀，欲作风水，发汗则愈。"本条之病为肺胀，其病变在肺，其病理为风寒束肺外寒引动内饮，表气不透，肺气壅滞，肺气不利，不能通调水道，水气溢于肌表以致形成风寒外束之肺胀和卫气滞而欲作风水之证。故用发汗发以宣开肺气，促使外寒内饮之邪，从毛窍外泄，以治风寒引动内饮之肺胀而致咳嗽，并防治风水之将作。还有《奔豚气篇》中云："发汗后，脐下济者，欲作奔豚，茯苓桂枝甘草大枣汤主之。"本条属于治疗不当之变证。其病因为下焦素有水饮，加之心阳不足，误用发汗之病变，其病理为误汗则心阳损伤，不足以下制肾水，肾气无制，水饮乘虚而动，为欲作奔豚之先兆，故用通阳化饮之法主治，以防冲逆，乃治饮防变之防治法。在服药方法及药后护理上，同样能反映出仲景慎病防变的治未病思想。其于绝大多数方剂后注明"温服"，皂荚丸"燥膏和汤服"，硝石矾石散"以大麦粥汁和服"等，皆为避免药物损伤胃气；而服瓜蒌桂枝汤后"热粥发之"，进十枣汤毕"糜粥自养"，则在于鼓舞胃气兼助药力，使邪去而不伤正。

（4）病瘥防复：某些病症经恰当治疗进入恢复期后，常存在余邪未净或正气未复的情况。此时若摄调失宜，极易复发或复感新邪。因此，对处于恢复期或发作期间的病症，仲景重点采取了以下措施：①精神疗法：前已论及，调摄精神是仲景养生防病的重要手段，其在病瘥防复的过程中也同样具有指导意义。如脏躁、梅核气等病的发生及反复发作，常与情志刺激密切相关。仲景将其放在妇人杂病篇中加以论述，无非是告诫人们恬淡虚无，勿使情志过用，从而避免此类病症的复发。②饮食疗法：此法对于瘥后调摄至关重要。总的原则是：根据五脏的生理特点及患者的体质、疾病的性质，近其所喜，远其所恶，饮食宜清淡、富营养、忌生冷、远肥腻、少辛辣、勿过饱等。③药物疗法：针对治疗后可能发生的情况予以一定的措施，如溢饮患者经大青龙汤发汗后汗出过多者，仲景以"温粉粉之"，即可防止过汗亡阳，变生它证，又能避免因汗出腠理疏松而复感外邪。

4.《金匮要略》治未病学术思想的研究价值及展望

治未病是《金匮要略》中的重要学术思想，它作为祖国医学独特的防治理论，为历代医家所推崇，并在医疗实践中弘扬光大。

根据仲景“四季脾旺不受邪”的论点，张氏等在流行性感冒多发季节，运用补脾法保护“易感人群”，为预防“流行性感冒”提供了成功的经验；沈氏等针对支气管哮喘多呈季节性反复发作的特点，于发作期间令患者服“温阳片”，亦收到可喜的效果；刘氏对17例有惊厥史的高热患儿，以安宫牛黄丸“先安未受邪之地”，有效地预防了惊厥发生。另据报道，52例中风先兆患者通过静脉滴注及服用活血通络剂，其中41例症状在一天内改善，9例单项指标异常者，经服药两周后亦恢复正常，随访3年，未有脑卒中发生。在这里，治未病的作用是不言而喻的。

三、晋隋、唐宋时期

（一）晋隋时期

晋隋时期，崇尚道家虚无的玄学不死之风盛行，直接刺激了未病医学的发展。据初步统计，这一时期问世的养生专著达十余种，较著名的有《彭祖养生经》、《养生要集》和《养生方》。其中包括按摩、引导、吐纳及个人卫生等治未病方法。

太医王叔和编纂《脉经》十卷对脉诊理论和方法加以系统整理，为诊察未病强化了一个有力的工具。

晋代著名炼丹家葛洪又同时是位极重视治未病的专家，《抱朴子》和《太平御览》中记述了他对摄生治未病的丰富经验和理论见解。比如，他认为气功“内以养生，外以祛恶”很有新意。另外，他撰著的《肘后救急方》，对后世治未病实践亦有贡献。比如，他发现了沙虱（羌虫）病、霍乱等病的流行途径及其预防方法，并发现了用狂犬咬伤的伤口，以防治狂犬病的方法，该法已被19世纪的法国科学家巴斯德证明是有科学依据的。隋代的巢元方是我国第一部探索病因学的专著《诸病源候论》的作者。该书保存了前人的一些摄生专著专论，如《养生方》就是其中的一种。该书描述的一种导引功，简便易行，至今仍有一定的价值。另外，书中还为温病系“乖戾之气”所致，并总结了一套防疫消方。晋隋时期的治未病实践也走了弯路。崇尚虚无的道家认为服石可以长生不老，而这些丹石仙方中含有不少砒毒。使得不少人，其中包括一些著名的医家如皇甫谧等都曾染上可怕的“石发病”，出现神志昏迷、瘫痪等。

（二）唐宋时期

唐代大医家孙思邈是位极重视治未病的医家。他比较科学地将疾病分为“未病”、“欲病”、“已病”三个层次：“上医医治欲病之病，下医医治已病之病。”与现代预防医学的三级预防概念更为接近了。他反复告诫人们要“消未起之患，治未病之疾，医之于无事之前”。他论治未病主要从养生防病和欲病早治着眼。他说，“喜养性者，治未病之病”，“凡人有不少苦似不如平常，即须早到”。他所著的《备急千金要方》中有一整套的养生延年的方法和措施，很有实用价值，这些对后世治未病的理论和实践产生了深远的影响。

唐宋时期，我国医学家在长期实践的基础上，摸索出了预防天花的方法，即人痘接种法，成为人类人工免疫法的先驱，在世界预防医学史上谱写了新的一页。该法当时被流传到海外，为世界预防医学做出了贡献。宋代治未病实践总有一个突出的地方就是重视运用运气学说来预测疾病的发生和流行，以便及早采取措施设下方法，取得了一定的成果。但是由于过分夸大其作用，不论当年实际气候、流行疾病的情况如何，一律机械地运用固定的方法和药物，反而削弱了其防治疾病的效果。宋时还有一个特点，便是重视老年未病的治疗，中国第一本老年病防治专著《养生奉亲书》就诞生在这个时代，该书集前人摄生论述之大全，至今看来，仍有很高的学术和使用价值。

四、明清时代

（一）明代

明代医学家对未病继续进行了探讨。《古今医统》作者徐春甫，对丹溪治未病的观点颇为赞赏，但同时又认为其“尤有未悉之意焉”。他补充道，治未病还有一个目的在于“谨厥始，防厥微，以治之，则成功多而受害少也……间有几微隐晦之疾，必加意防治之，用药以治之……”。徐氏对丹溪的这一评价并不十分公允，但治未病这方面的内容，经他这一强调就显得更加明确突出了。

明代医家临川诊治未病亦颇见功夫。例如，薛立斋，张三锡开始将未病理论用于中风预防。前者指出了中风病的防治大法“预防者，当养其血，节饮食，戒七情，远帷幕”。后者的理论更为深刻，他首先提出了该病的特点：“病之生也，其极甚微，其变甚微。达士之机，思患而预防之，庶不至于膏肓。”

（二）清代

清代比较有创见的是温病学派，该学派涌现了不少著名医家，对温病的发生发展和防治规律，进行了系统的研究，他们对温病中的未病亦有许多论述。如王孟英的《随息居重订霍乱论》，对霍乱的流行规律和预防方法做了系统的探讨，他提出的清洁水源、饮水消毒等措施，至今仍不失其科学性。这是健康人防治未病的一个例子。临床根据传变治未病的，要首推叶天士。他首先将传变治未病理论引入三焦辨证论治中。望诊中必验之于舌“……如甘寒之中加入咸寒，务在先安未受邪之地，恐其陷入易易耳”。余师愚认为妊娠得了温病，虽尚未碍胎，亦应予“安胎为先，所谓有病以未治也”。

（三）温病治未病思想与实践

温病治未病思想进一步深入有两层含义：一是未病防病，二是既病防变。未病先防属预防学的范围。由于温病大都来势凶猛，变化殊多，故既病防变原则显得更加重要，温病治未病思想源远流长，其始于《黄帝内经》、医圣张仲景，并由明清时期的温病学家大大地丰富了这一思想的内涵，后世又得到不断的充实和发展。

1. 起源于《黄帝内经》与《伤寒论》

《黄帝内经》云：“病久则传化，良医弗为”，“圣人不治已病治未病”。这是最早的治未病思想的记载。张仲景未病治疗思想则表现在如下三个方面：一是临床诊断的预见性；二是治疗的及时性；三是防微杜渐。如张仲景所说桂枝汤的组方原则中，以白芍护营固里，实乃断邪入胃腑之路。这为后世温病治未病思想打下了基础。

2. 温病未病基本思想

在《黄帝内经》、《伤寒论》治未病的治疗学思想指导下，随着明清时期温病学的迅速发展，诸多温病学家亦将治未病的理论运用于温病的治疗中，使温病治未病理论得以不断成熟，并取得了进一步发展。在未病防病、已病防病思想体系中，突出体现在以下几方面。

（1）客邪早逐原则：《温疫论》一书，对疫病的治疗阐明了“逐邪”这一基本原则，诸如“客邪贵乎早逐”、“欲为万全之策者，不过知邪之所在，早拔去病根为要耳”。这种逐邪宜早的学术思想，是吴又可治未病思想的集中反映。除此之外，叶天士虽强调温病治疗得分阶段和层次性，但对险恶之证亦强调客邪早逐。如《温热论》中到处可见“急”字即说明这一点，急邪入营分而见斑疹隐隐，必须“急急透疹为要”；温病如见舌干而黑，必须“急泻南补北”；温病验齿，如见上半截润，下半截燥，必须“急急清心救水”。其他诸如“急急透疹”、“急急开泄”、“急加芳香逐之”等。由此可知，叶氏治温病并非一味顺应调节，而是着重疾病的常与变，对常见温病，则遵循卫气营血的阶段性治疗，对险恶之证，则着眼防变，而重视治未病。

（2）先证用药原则：此原则首先在《温疫论》中得以体现，如吴又可说：“数日之法，一日行之，固其毒甚，传变亦速，用药不得要紧。”叶天士在不少情况下亦采取先证用药的原则，如对“平素心虚有痰者”，无论邪在卫、气、营哪一部位治法均兼以养心化痰，因“外热一陷，里络就闭”，主张用石菖蒲、郁金、牛黄丸、至宝丹，以防其“昏厥为痉”。对素有瘀伤宿血之人，当热传营血时，加入散血之品，如琥珀、丹参、桃花、丹皮，以防其“瘀血与热为伍，阻遏正气，遂变成发狂之证”。另吴鞠通在《温病条辨》中说：“太阴温病，气血两燔者，玉女煎去牛膝加元参主之”，“加元参者，取其壮水制火，预防咽痛、失血等症也”。此属上焦受病防止病传下焦，先证用药的体现。

（3）辨体质防传变原则：此原则首先反映在叶氏的“先安未受邪之地”的提法，这种提法如未雨绸缪之举，是控制温病发展的有效措施。按叶氏本意，“先安”首先体现在对阴虚体质者阴液的保护上，推而广之则强调防止温病过程中的阴液耗伤，吴鞠通、雷少逸均宗叶氏之说。研究温病之传变，温为阳邪，截阴伤正是其传变的基础，阴虚体质者更易传变，若液充正复，则无传变之基础。同样叶氏亦强调体质的阴阳寒热不同，也会使温病的传变错综复杂。故叶天士也强调辨体质，如其说：“面色白者，须要顾其津液”，“老年或平素有寒者，以人中黄代之”；又如胎前“需步步顾护胎元，恐损正邪陷也”；再如产后原则是“不过勿犯下焦，且属虚体，当如虚怯人病邪而治”，这“勿犯下焦”亦属“先安”防变之明示。据此可看出，叶氏之防变原则，亦从临床实际出发，有传变之兆，才有先安之举，绝无无端滥用之理。吴鞠通深得叶氏之微旨，如其认为产后温病之治，须手中治温，心里想的是产后，这就把辨体质防变原则具体化了。

（4）先兆征辨识及治则：先兆征辨识为先期用药，截断病情传变。叶天士在《温病论》中首次确立温病卫气营血辨证理论，有效地指导四时外感热病辨治，为近代温病学家发展提高，对未病先防、既病防变起到指导作用。

第二节　中医治未病的理论基础

一、治未病学说

“未病”一词首见于《素问·四气调神大论》：“是故圣人不治已病治未病，不治已乱治未乱，此之谓也。夫病已成而后药之，乱已成而后治之，譬犹渴而穿井，斗而铸锥，不亦晚乎？”先贤以形象的比喻阐明了“治未病”的重要性，告诉好的医生最需要去做的是未雨绸缪，防患于未然，而不是当病已成、乱已成才去亡羊补牢。所以“治未病”一直被认为是中医的至高理念和境界，这一思想是杏林人士头脑中最不可或缺的。

“治未病”就是采取相应措施维护健康，防止疾病的发生与发展。严格来说，“治未病”涵盖未病先防、既病防变、瘥后防复三个层面，强调人们应该注重保养身体，培养正气，提高机体的抗邪能力，达到未生病前预防疾病的发生、生病之后防止进一步发展及疾病痊愈以后防止复发的目的。

（一）未病先防

中医学认为，临床上没有无原因的证候，任何证候都是在某种原因的影响和作用下，患病机体所产生的一种病态反应。宋代陈无择归纳了先前的种种病因分类方法，提出了较为全面的“三因学说”：“六淫，天之常气，冒之则先自经络流入，内合于脏腑，为外所因；七情，人之常性，动之则先自脏腑郁发，外形于肢体，为内所因；其如饮食饥饱，叫呼伤气、金疮折，忤附着，畏压溺等，有背常理，为不内外因。”未病先防就是将病因侵袭人体的通路阻断。未病先防是指在未病之前，采取各种措施，做好预防工作，以防止疾病的发生。疾病的发生，主要关系到邪正盛衰，正气不足是在疾病发生的内在因素，邪气是发病的重要条件。因此，未病先防，就必须从增强人体正气和防止病邪侵害两方面入手。

1. 养生以增强正气

养生，主要是未病时的一种自身预防保健活动，从预防的角度看，可增强自身的体质，提高人体的正气，从而增强机体的抗病能力。《素问·上古天真论》所说的“上古之人，其知道者，法于阴阳，和于术数，食饮有节，起居有常，不妄作劳，故能形与神俱，而尽终其天年，度百岁乃去”，即是对养生基本原则的精辟论述。在日常的生活中应当做到：顺应自然，养性调神，护肾保精，体魄锻炼，调摄饮食和进行针灸、推拿、药物调养。

中医认为“天人相应”、“天人合一”、“人与天地相参，与日月相应”，人与自然是息息相关的。张景岳云：“春应肝而养生，夏应心而养长，长夏应脾而变化，秋应肺而养收，冬应肾而养藏。”人类首先要做到的是顺应四时，顺应春生、夏长、秋收、冬藏的动态变化。《素问·四气调神大论》云：“春三月，夜卧早起，广步于庭，被发缓行；夏三月，夜卧早起，无厌于日，使志无怒；秋三月，早卧早起，与鸡俱兴；冬三月，早卧晚起，必待日光。”指出起居适应四时。孙思邈在《备急千金要方》中说：“春省酸增甘以养脾气，夏省苦增辛以养肺气，长夏省甘增咸以养肾气，秋省辛增酸以养肝气，冬省咸增苦以养心气。”元代忽思慧在《饮膳正要》说：“春气温，宜多食麦以凉之；夏气热，宜食菽以寒之；秋气燥，宜食麻以润之；冬气寒，宜食黍，以热性治其寒。”强调了饮食顺应四时。另外，情志顺应四时亦是非常重要的，做到春三月“使志生”；夏三月“使志无怒”；秋季三月“收敛神气”而“志安宁”；冬三月“使志若伏若匿”。这样人体就能够与自然变化同步，从而免受六淫邪气的侵袭。

2. 防止病邪侵害

邪气是导致疾病发生的重要条件，故未病先防除了养生以增强正气、提高抗病能力之外，还要注意避免病邪的侵害。如《素问·上古天真论》所言：“夫上古圣人之教下也，皆谓之虚邪贼风，避之有时，恬淡虚无，真气从之，精神内守，病安从来。是以志闲而少欲，心安而不惧，形劳而不倦，气从以顺，各从其欲，皆得所愿。故美其食，任其服，乐其俗，高下不相慕，其民故曰朴。是以嗜欲不能劳其目，淫邪不能惑其心，愚智贤不肖，不惧于物，故合于道。所以能年皆度百岁而动作不衰者，以其德全不危也。”顺应四时，调整心态，是防止病邪侵害的关键。

（二）既病防变

既病防变指的是在疾病发生的初始阶段，应力求做到早期诊断，早期治疗，以防止疾病的发展及传变。

1. 早期诊疗

在疾病的过程中，由于邪正斗争的消长，疾病的发展可能会出现由浅入深、由轻到重，由单纯到复杂的发展变化。其原因就在于疾病的初期，病位较浅，病情多轻，正气未衰，病较易治，因而传变较少。所以诊治越早，疗效越好，如不及时诊治，病邪就有可能步步深入，使病情越趋复杂、深重，治疗也就越加困难了。早期诊治的时机在于要掌握好不同疾病的发生、发展变化过程及其传变的规律，病初即能及时做出正确的诊断，从而进行及时有效和彻底的治疗。如《素问·阴阳应象大论》中所说的“故邪风之至，疾如风雨，故善治者至皮毛，其次治肌肤，其次治筋脉，其次治六腑，其次治五脏，治五脏者，半死半生也”，充分说明早期诊断、早期治疗的重要性。

2. 防止传变

防止传变，是指在掌握疾病的发生发展规律及其传变途径的基础上，进行早期诊断与治疗以防止疾病的发展。疾病一般都有其一定的传变规律和途径，邪气侵犯人体后，根据其传变规律，进行早期诊治，阻截其病传途径，可以防止疾病的深化与恶化。如《难经·七十七难》所说的“所谓治未病者，见肝之病，则知肝当传之于脾，故先实其脾气，无令得受肝之邪。故曰治未病焉”说明根据不同病变的传变规律，实施预见性治疗，可控制其病理传变。

（三）瘥后防复

所谓“瘥后防复”，就是除邪务尽，防治疾病复发。瘥后防复与未病先防及既病防变这三个原则是相辅相成、联系紧密的。它立足于扶助正气、强身健体，其核心在“防”，充分体现了“预防为主”的思想，是中医治病理论的重要组成部分。要做到“防”，就应当保养身体、培育正气、提高机体的抗邪能力。

随着中医诊疗在我国越来越受到关注，中医的发展也进入了一个新的阶段。而瘥后防复，在疾病治疗过程中越来越显得重要和必要。无论是各种慢性病的治疗还是重症治疗，瘥后防复都是非常重要的环节。做好瘥后防复的工作，也成为医疗服务一个新的发展方向。尤其像癌症、糖尿病及一些其他心脑血管疾病在内的慢性病患者，都是瘥后防复工作的重点人群。做好瘥后防复工作，防止疾病的复发和其他并发症的发生，才是真正有效保护自己身体健康的措施。

第三节　张大宁教授养生思想

张大宁教授认为中医最早的养生思想源于《黄帝内经》，后经历代大医，如张仲景、华佗、孙思邈等的继承整理和发扬充实，已经十分完备。《黄帝内经》中所说的“治未病”就是最早的养生思想，它主要包括三个方面：一是未病先防，二是已病防变，三是防止复发。而未病先防相较于已病防变和防止复发更加重要。

（一）概述

“未病”一词首见于《素问·四气调神论》篇，“是故圣人不治已病治未病，不治已乱治未乱，此之谓也。夫病已成而后药之，乱已成而后治之，譬犹渴而穿井，斗而铸锥，不亦晚乎”这段话从正反两方面强调治未病的重要性，已成为预防医学的座右铭。“不治已病治未病”是至今为止我国卫生界所遵守的“预防为主”战略的最早思想，它包括未病先防、已病防变、已变防渐等多个方面的内容，这就要求人们不但要治病，而且要防病，不但要防病，而且要注意阻挡病变发生的趋势、并在病变未产生之前就想好能够采用的救急方法，这样才能掌握疾病的主动权，达到“治病十全”的“上工之术”。故朱震亨在《格致余论》中说：“与其求疗于有病之后，不若摄养于无疾之先；盖疾成而后药者，徒劳而已、是故已病而不治，所以为医家之怯；未病而先治，所以明摄生之理。夫：口是，则思患而预防之者，何患之有哉？此圣人不治已病治未病之意也。”

其中《难经》有“经言上工治未病，中工治已病者，何谓也？然：所谓‘治未病’者，见肝之病，则知肝当传之于脾，故先实其脾气，无令得受肝之邪，故曰治未病焉。中工者，见肝之病，不晓相传，但一心治肝，故曰治已病也”。

仲景将治未病的脏腑作为既病防变的重要措施。如《金匮要略》说：“见肝之病，知肝传脾，当先实脾。”

元代著名医学家朱丹溪。对“治未病”有许多高明的认识，如在《丹溪心法·不治已病治未病》中说：“与其救疗于有疾之后，不若摄养于无疾之先。盖疾成而后药者，徒劳而已。是故已病而不治，所以为医家之法；未病而先治，所以明摄生之理。长如是则思患而预防之者，何患之有哉？此圣人不治已病治未病之意也。”

采取预防或治疗手段，防止疾病发生、发展的方法，是中医治则学说的基本法则，是中医药学的核心理念之一，也是中医预防保健的重要理论基础和准则。国家提出了从“治疗疾病”向“预防疾病”重点转变的“前移战略”，这种健康维护理念的变化与中医治未病的主导思想息息相关。继承发扬《内经》“治未病”理论与“摄生”法则，创新出现代的“中医预防（医学）”与“中医保健（医学）”，为人类健康事业再做贡献。

中医治未病主要有三层意思，具体内容如下。

1. “未病先防”，预防疾病发生

如《素问·四气调神大论》篇“是故圣人不治已病治未病”；《类经》注释“此承前篇而言圣人‘预防’之道”。《灵枢·逆顺》：“上工，刺其‘未生’者也……故曰上工治未病，不治已病。”

2. 对疾病的早发现、早诊断、早治疗

如《素问·刺热》篇：“肾热病者，顾先赤，病虽未发，见赤色者刺之，名曰治未病。”《黄帝内经素问集注》：“脏气热于内，必先见于色，病虽未发，见其色而即刺之，名曰治未病。”《八正神明论》：“上工救其‘萌芽’，必先见三部九候之气，尽调不败而救之，故曰上工。”《集注》：“萌芽，始发，见其洒淅动形而即治之，不使有伤三部九候之气。”

3. “既病防变”，防止疾病发展

《难经·七十七难》：“经言上工治未病，中工治已病者，见肝之病，不晓相传，但一心治肝，故曰治已病也。”相同语句又见《金匮要略·脏腑经络先后病脉证第一》篇首“见肝之病，知肝传脾，当先实脾”。根据五脏（五行）之间生理、病理相关原理，从整体出发，预测原发脏的病变发展趋势，采取非针对“现脏病”的“隔二、隔三脏”预防性治疗，防止继发脏病的产生，杜绝疾病发展和传变。

摄生防病方面。《黄帝内经》中“正气内存，邪不可干”的论述历代医家都极为重视，并通过他们的医学实践加以运用和发挥，使其成为别具特色的预防医学理论。只有强身才能防病，只有重视摄生才能强身。摄生是以调摄精神意志为宗旨，思想上要保持安闲清静，没有杂念。精与神守持于内，避免过度的情志变动，心胸开朗，乐观愉快，这样就能达到补养真气的目的。对于外界不正常的气候和有害的致病因素，要及时避开，顺从四时寒暑的变化，保持与外界环境的协调统一。要求人们饮食有节制，生活起居有规律，身体虽劳动但不使其过分疲倦，同时还要节欲保精。反对“以酒为浆，以妄为常，醉以入房，以欲竭其精，以耗散其真”。否则，就会导致疾病、早衰。此外，在长期实践的基础上，创造了许多行之有效的强身健体的方法，如五禽戏、气功、太极拳、八段锦、易筋经等。

既病防变方面。疾病发生后，必须认识疾病的原因和机理，掌握疾病由表入里，由浅入深，由简单到复杂的发展变化规律，争取治疗的主动权，以防止其传变。例如，治疗肝病结合运用健脾和胃的方法，这是因为肝病易传之于脾胃，健脾和胃的方法即是治未病。

《内经》中出现“治未病”一词的还有两篇。《素问·刺热》篇说：“病虽未发，见赤色者刺之，名曰治未病。”此处所谓“未发”，实际上是已经有先兆小疾存在，即疾病时期症状较少且又较轻的阶段，类似于唐代孙思邈所说的“欲病”，在这种情况下，及时发现，早期诊断治疗无疑起着决定性作用。《灵枢经·逆顺》篇中谓：“上工刺其未生者也；其次，刺其未盛者也……上工治未病，不治已病，此之谓也。”两篇均强调在疾病发作之先，把握时机，予以治疗，从而达到“治未病”的目的。

（二）渊源

张大宁教授认为中医学从《黄帝内经》开始就把养生防病作为主导思想，讲“上医治未病”。“养生”最早见于《庄子·内篇》，所谓“生”，生命、生存、生长之意；所谓“养”，保养、调养、补养、护养之意。“养生”的内涵，一是如何延长生命的时限，二是如何提高生活的质量。

马王堆出土的《养生图》中已经出现了吐纳、导引等养生方法。唐代名医孙思邈的《备急千金要方》中也讲了很多养生理论。讲中医养生文化，不能不讲老子和孔子，两者代表了两种养生思想：老子是“清静无为”，“保养精气、顺乎自然、气功修炼”。老庄是养生学的开创者。以孔子为代表的儒家养生思想是“天行健，君子以自强不息”。这两种思想形成了一个静动结合的思维方式，贯穿在中医养生学发展过程中。“仁者寿”、“智者寿”、“欲而不贪”是儒家在养生道德理念上的重要思想。

《黄帝内经》有一段话：“上古之人，其知道者，法于阴阳，和于术数，食饮有节，起居有常，不妄作劳，故能形与神俱，而尽终其天年，度百岁乃去。”主要指要掌握自然规律，根据天地阴阳法则调和各种方式，有节制、有规律地安排饮食和起居。其中的一个重要的观点是“形与神俱”。也就是一个人要做到形神统一，形神结合。有形的运动而无神的调和，不算完整。

汉代华佗的五禽戏，根据五种动物的形态动作创造，演变为后来太极拳一类的健身方法。魏晋南北朝时，养生家与医学家结合。许多人既是医生又将道家思想贯穿于医学之中。陶弘景在《养性延命录》中主张调神养形、“小炷留灯”。把人的生命看作一盏灯，生命的源泉是油。灯里的油是有限的，如果把灯点得很亮，油很快用完了。如果“小炷留灯”，则能燃烧很长时间。这是一种低代谢的思想。我们经常说要拼命、拼搏，事实上会影响你生命内一些积极的、良好的因素。因此，应改变原有的观念，让生命之火“小炷留灯”，燃烧得更长。

李时珍《本草纲目》在药物分类里，提出耐老、增年、轻身、益寿等概念，有些中药对延年益寿有着独特的功效。

唐代孙思邈是一位在治未病方面做出重大贡献的医家。他将疾病分为“未病”、“欲病”、“已病”三个层次，提出“上医医未病，中医医欲病之病，下医医已病之病”，认为医生和患者要“消未起之患，治未病之疾，医之无事之前”。他对治未病主要从养生保健和欲病早治的角度着眼，“喜养性者，治未病之病”，所著《备急千金要方》记载了大量养生延年的方法和措施，有很高的实用价值。

中医治未病理论成熟于明清时代，这个时期的医学家们在临床实践中灵活应用了治未病理论，大大丰富了治未病的方法和手段。明末清初的喻嘉言也是治未病思想的大力倡导者，并专门撰写了《医门法律》，如中风门中的人参补气汤便是御外入之风的绸缪之计；又如血痹虚劳篇中对于男子平人谆谆致戒，是望其有病早治，不要等虚劳病成，强调于虚劳将成未成之时，调荣卫，节嗜欲，积贮渐富，使虚劳难成。

清代叶天士对于治未病研究颇深，明确提出“逐邪务早，先证用药，先安防变”等临床用药原则，他根据温病的发展规律，热邪伤及胃阴，进一步发展可损及肾阴，主张在甘寒养胃的同时加入咸寒滋肾之品，以防肾阴被损；《温热论》中提出“务在先安未受邪之地”的防治原则，可谓是既病防变原则具体应用的典范。如邪入营分而见斑疹隐隐，必须“急急透斑为要”，故用清热凉血之剂，使营血热毒得解。又如对“平素心虚有痰者”，治总兼以养心化痰，主张用石菖蒲、郁金、牛黄、至宝丹等开其闭，以防其“昏厥为痉”。

吴鞠通在《温病条辨》中提出保津液和防伤阴治疗原则，提出要在温病治疗过程中注意步步顾护津液，与叶氏“务在先安未受邪之地”之意恰恰吻合，亦体现了治未病的思想。

《丹溪心法》载：“与其救疗于有疾之后，不若摄养于无疾之先。盖疾成而后药者，徒劳而已。是故已病而不治，所以为医家之法；未病而先治，所以明摄生之理。”

（三）养生实践

张大宁教授认为要健康长寿，关键是把养生知识贯彻到日常生活中，持之以恒。下面介绍一些张大宁教授常教导患者的一些简单易行的养生方法。

1. 坚持几个“少”

少盐多醋、少糖多果、少肉多菜、少药多食、少睡多行、少忧多眠。有一首诗中写道“一眠万事了，无喜亦无恼，何物是真物，身在即为宝”。

2. 坚持几个“常”

发常梳，面常搓，鼻常揉，肢常伸，目常运，齿常叩，腹常旋，耳常弹，肛常提。

3. 践行“八字”诀，终生不懈

童心、蚁食、龟欲、猴行。童心，要童心未泯。蚁食，要少吃。现在许多人的问题是吃得太多、太好，又不运动，食物堆积在身体里。龟欲，要心境淡泊。猴行，要多运动，锻炼身体。

4. 天天干洗面

先把手搓热，然后用手搓脸。每天早晨起床，反复做几十次。搓阳明经这个部位，气血运通。坚持干洗面，眼袋和皱纹慢慢都舒展了，比做美容还见效。

5. 学会吐纳法

陶弘景在《养性延命录》里提出：“纳气有一，吐气有六。纳气一者，谓吸也；吐气六者，谓吹、呼、唏、呵、嘘、呬，皆出气也。”吐气的时候，不能把嘴张得太大，要无声，长气，吐完为止。吐气的时候，根据每个字发音的不同，口型有轻微的变化，吐气的部位也不同，要把气出到最长。练到一定程度的时候可以达到胎吸。胎儿在母亲身体里，虽然没有呼吸，但也有生命，这就是胎吸。练气功之前，首先把心定下来，去除一切杂念，进入状态。按照方法做完气之后，会发现满口生津，古书称“上池之水”，然后把津液咽下去。津液是一种重要的生命物质，不能

随便吐掉，应做到“津常咽”。

6. “三通”

我们现代人一直在不断地补，现在公路上交通堵塞，我们体内也交通堵塞。血脂高、血糖高、血压高，都是堵塞的结果。所以要把“补”改正为“通”。血脉要通、气要通和、心气要通、胃肠要通，要达到吃得下，睡得着，拉得净，放得开。

7. 坚持勤动脑

不要以为养花、养草、养鱼，就是养生了，一点精神寄托都没有，衰老得反而快。马寅初 70 岁的时候开始学俄语，歌德 80 岁的时候写《浮士德》，陆游《渭南集》里很多气壮山河的诗词都是 60 岁以后写的。不要以为 60 岁就到晚年了。

（四）学习经典著作

张大宁教授常常说：“古代医书，尤其是经典著作是中医学各个方面一个巨大的宝库，内容浩如烟海，取之不尽，用之不竭，需要我们用一生去探求。”所以，张大宁教授孜孜不倦地研究着这个宝库中的内容，他认为唐代大医家孙思邈是位极重视治未病的医家，他比较科学地将疾病分为“未病”、“欲病”、“已病”三个层次，“上医医未病之病，中医医欲病之病，下医医已病之病”。他反复告诫人们要“消未起之患，治病之疾，医之于无事之前”。他论治未病主要从养生防病和欲病早治着眼，所著《备急千金要方》中载有一整套养生延年的方法和措施，很有实用价值。明末清初医家喻嘉言深谙仲景治未病思想的深义，他的著作《医门法律》就是以未病先防、已病早治的精神贯穿始终。如中风门中的人参补气汤便是御外入之风的绸缪之计；又如血痹虚劳篇中对于男子平人谆谆致戒，是望其有病早治，不要等虚劳病成，强调于虚劳将成未成之时，调荣卫，节嗜欲，积贮渐富，使虚劳难成。治未病思想的内涵实际上包括未病先防和既病防变两个方面。清代名医叶天士对于既病防变研究颇深，他在《温热论》中指出：“务在先安未受邪之地。”温病属热证，热偏盛而易出汗，极易伤津耗液，故保津护阴属未雨绸缪、防微杜渐之举，对于温病是控制其发展的积极措施。后来吴鞠通在《温病条辨》中提出保津液和防伤阴，其实与叶氏“务在先安未受邪之地”之意吻合，体现了治未病的思想。此外，东汉华佗创五禽戏健身法，晋代葛洪强调气功摄生等，注重强身健体以预防疾病的经验也是很可贵的。

张大宁教授认为中医养生讲究四时阴阳，春生、夏长、秋收、冬藏，这是自然界的规律，即合于四时，《类经》云：“春三月，此谓发陈，（发，启也。陈，故也。春阳上升，发育庶物，启故从新，故曰发陈。）天地俱生，万物以荣，（万象更新也。夜卧早起，广步于庭，广，大也。所以布发生之气也。）被发缓形，以使志生，（缓，和缓也。举动和缓以应春气，则神定而志生，是即所以使也。后彼此。）生而勿杀，予而勿夺，赏而勿罚，（皆所以养发生之德也。故君子于启蛰不杀，方长不折。予，与同。）此春气之应，养生之道也。（四时之令，春生夏长，秋收冬藏。凡此应春气者，正所以养生气也。）逆之则伤肝，夏为寒变，奉长者少。（逆，不顺也。奉，承也。肝属木，王于春。春失所养，故伤肝，肝伤则心火失其所生。故当夏令则火有不足，而寒水侮之，因为寒变。寒变者，变热为寒也。春生既逆，承生气而夏长者少矣。）夏三月，此谓蕃秀，（蕃，茂也。阳王已极，万物俱盛，故曰蕃秀。蕃音烦。）天地气交，万物华实，（岁气阴阳盛衰，其交在夏，故曰天地气交。斯时也，阳气生长于前，阴气收成于后，故万物华实。）夜卧早起，无厌于日，（起卧同于春时，不宜藏也。无厌于长日，气不宜惰也。）使志无怒，使华英成秀，（长夏火土用事，怒则肝气易逆，脾土易伤，故欲使志无怒，则华英成秀。华英，言神气也。）使气得泄，若所爱在外，（夏气欲其疏泄，泄则肤腠宣通，故若所爱在外。）此夏气之应，养长之道也。（凡此应夏气者，正所以养长气也。长，上声。）逆之则伤心，秋为疟，奉收者少，（心属火，王于夏。夏失所养，故伤心，心伤则暑气乘之，至秋而金气收敛，暑邪内郁，于是阴欲入而阳拒之，故为寒，火欲出而阴束之，故为热，金火相争，故寒热往来而为疟。夏长既逆，承长气而秋收者少矣。音皆。）冬至重病。（火病者畏水也。）秋三月，此谓容平，（阴升阳降，大火西行，秋容平定，故曰容平。）天气以急，地气以明，（风气劲疾曰急。物色清肃曰明。）早卧早起，与鸡俱兴，（早卧以避初寒，早起以从新爽。）使志安宁，以缓秋刑，（阳和日退，阴寒日生，故欲神志安宁，以避肃杀之气。）收敛神气，使秋气平，无外其志，使肺气清，（皆所以顺秋气，欲使肺金清净也。）此秋气之应，养收之道也。（凡此应秋气者，正所以养收气也。）逆之则伤肺，冬为飧泄，奉藏者少。（肺属金，王于秋。秋失所养，故伤肺，肺伤则肾水失其所生，故当冬令而为肾虚飧泄。飧泄者，水谷不分而为寒泄也。秋收既逆，承收气而冬藏者少矣。飧音孙。）冬三月，此谓闭藏，（阳气藏伏，闭塞成冬也。）水冰地坼，无扰乎阳，（坼，裂也。天地闭塞，故不可烦扰以泄阳气。坼音策。）早卧晚起，必待日光，（所以避寒也。）使志若伏若匿，若有私意，若已有得，（皆所以法冬令，欲其自重，无妄动也。）去寒就温，无泄皮肤，使气亟夺，（去寒就温。所以养阳，无使泄夺，所以养气。亟，数也。真氏曰：冬气闭藏不密，温暖无霜雪，则来年阳气无力，五谷不登；人身亦是如此，静时纷扰，则动时安能中节？故周子以主静为本，程子以主敬为本，其理一也。亟，棘、器二音。）此冬气之应，养藏之道也。（凡此应冬气者，正所以养脏气也。）逆之则伤肾，春为痿厥，奉生者少。（肾属水，王于冬。冬失所养，故伤肾，肾伤则肝木失其所生，肝主筋，故当春令而筋病为痿。阳欲藏，故冬不能藏，则阳虚为厥。冬藏既逆，承脏气而春生者少矣。）”。人应该顺应大自然的这种春生、夏长、秋成、冬藏规律，做到勿犯四时。若犯四时，就会像《类经》中所说的：“四时阴阳从之则生逆之则死（素问四气调神论，前篇四气调神，言四时相承之病，此言当时之病。）逆春气，则少阳不生，肝气内变。（一岁之气，春夏为阳，秋冬为阴；春夏主生长，秋冬主收藏。春令属木，肝胆应之。藏气法时论曰：肝主春，足厥阴少阳主治。故逆春气，则少阳之令不能生发，肝气被郁，内变为病。此不言胆而止言肝者，以脏气为主也。后彼此。）逆夏气，则太阳不长，心气内洞。（夏令属火，心与小肠应之。藏气法时论曰：心主夏，手少阴太阳主治。故逆夏气，则太阳之令不长，而心虚内洞，诸阳之病生矣。）逆秋气，则太阴不收，肺气焦满。（秋令属金，肺与大肠应之。藏气法时论曰：肺主秋，手太阴阳明主治。故逆秋气，则太阴之令不收、而肺热叶焦，为胀满也。）逆冬气，则少阴不藏，肾气独沉。（冬令属水，肾与膀胱应之。藏气法时论曰：肾主冬，足少阴太阳主治。故逆冬气，则少阴之令不藏，而肾气独沉。藏者藏于中，沉者沉于下。肾气不蓄藏，则注泄沉寒等病生矣。）夫四时阴阳者，万物之根本也，生成之所由也。所以圣人春夏养阳，秋冬养阴，以从其根，（夫阴根于阳，阳根于阴，阴以阳生，阳以阴长。所以圣人春夏则养阳，以为秋冬之地，秋冬则养阴，以为春夏之地，皆所以从其根也。今人有春夏不能养阳者，每因风凉生冷，伤此阳气，以致秋冬，多患疟泻，此阴胜之为病也。有秋冬不能养阴者，每因纵欲过热，伤此阴气，以致春夏，多患火证，此阳胜之为病也。善养生者，宜切佩之！）故与万物沉浮于生长之门，逆其根则伐其本，坏其真矣。（能顺阴阳之性，则能沉浮于生长之门矣。万物有所生，而独知守其根，百事有所出，而独知守其门，则圣人之能事也。）故阴阳四时者，万物之终始也，死生之本也，（阴阳之理，阳为始，阴为终。四时之序，春为始，冬为终。死生之道，分言之，则得其阳者生，得其阴者死；合言之，则阴阳和者生，阴阳离者死。故为万物之始终，死生之本也。）逆之则灾害生，从之则苛疾不起，是谓得道。（苛音呵，残虐也。）道者，圣人行之，愚者佩之。（圣人与道无违，故能行之；愚者信道不笃，故但佩服而已。夫既佩之，已匪无悟，而尚称为愚；今有并阴阳不知而曰医者，又何如其人哉?！老子曰：上士闻道，勤而行之；中士闻道，若存若亡；下士闻道大笑之，不笑不足以为道。正此谓也。）从阴阳则生，逆之则死，从之则治，逆之则乱。反顺为逆，是谓内格。（阴阳即道，道即阴阳，从道则生，何者不治？逆道则死，何者不乱？若反顺为逆，则阴阳内外，皆相格拒。内格者，逆天者也。世有逆天而能生者，吾未之见也）。”所以，一个懂得养生的人一定要做到顺应四时阴阳。

那么，怎样做才能做到养生呢？张大宁教授认为上古之人已经给出了答案。

《类经》：“上古之人春秋百岁今时之人半百而衰（素问上古天真论）昔在黄帝，生而神灵，弱而能言，幼而徇齐，长而敦敏，成而登天。（按史记：黄帝姓公孙，名轩辕，有熊国君少典之子，继神农氏而有天下，都轩辕之丘，以土德王，故号黄帝。神灵，聪明之至也，以质言。徇，顺也。齐，中正也。敦，浓大也。敏，感而遂通，不疾而速也。此节乃群臣纪圣德禀赋之异，发言之早。方其幼也，能顺而正；及其长也，既敦且敏。故其垂拱致治，教化大行。其于广制度以利天下，垂法象以教后世，自古帝王，无出其右者。成而登天，谓治功成，天年尽，在位百年，寿百十一岁而升遐也。凡人之死，魂归于天，今人云死为升天者，盖本诸此。世传黄帝后铸鼎于鼎湖之山，鼎成而白日升天者，似涉于诞。徇，徐俊切。长，上声。）乃问于天师曰：余闻上古之人，春秋皆度百岁，而动作不衰；今时之人，年半百而动作皆衰者，时世异耶？人将失之耶？（内经一书，乃黄帝与岐伯、鬼臾区、伯高、少师、少俞、雷公等六臣，平素讲求而成。六臣之中，唯岐伯之功独多，而爵位隆重，故尊称之为天师。）岐伯对曰：上古之人，其知道者，法于阴阳，和于术数，（上古，太古也。道，造化之名也，老子曰，有物混成，先天地生，寂兮寥兮，独立而不改，周行而不殆，可以为天下母，吾不知其名，字之曰道者是也。法，取法也。和，调也。术数，修身养性之法也。天以阴阳而化生万物，人以阴阳而荣养一身，阴阳之道，顺之则生，逆之则死，故知道者，必法则于天地，和调于术数也。）食饮有节，起居有常，不妄作劳，故能形与神俱，而尽终其天年，度百岁乃去。（节饮食以养内，慎起居以养外，不妄作劳以保其天真，则形神俱全，故得尽其天年。天年者，天畀之全。百岁者，天年之概。去者，五脏俱虚，神气皆去，形骸独居而终矣。）今时之人不然也，（不同于古也。）以酒为浆，（甘于酒也。）以妄为常，（肆乎行也。）醉以入房，（酒色并行也。）以欲竭其精，以耗散其真，（欲不可纵，纵则精竭。精不可竭，竭则真散。盖精能生气，气能生神，营卫一身，莫大乎此。故善养生者，必宝其精，精盈则气盛，气盛则神全，神全则身健，身健则病少，神气坚强，老而益壮，皆本乎精也。广成子曰：必静必清，无劳女形，无摇女精，乃可以长生。正此之谓。）不知持满，不时御神，（持，执持也。御，统御也。不知持满，满必倾复。不时御神，神必外驰。）务快其心，逆于生乐，起居无节，故半百而衰也。（快心事过，终必为殃，是逆于生乐也。起居无节，半百而衰，皆以斫丧精神，事事违道，故不能如上古之尽其天年也。老子曰：生之徒，十有三；死之徒，十有三；民之生动之死地，亦十有三。其今人之谓欤。乐音洛。）

上古圣人之教下（素问上古天真论）夫上古圣人之教下也，皆谓之虚邪贼风，避之有时，（此上古圣人之教民远害也。虚邪，谓风从冲后来者主杀主害。故圣人之畏虚邪，如避矢石然，此治外之道也。虚邪义详运气类三十五、六及疾病类四。夫音扶。）恬淡虚无，真气从之，精神内守，病安从来？（恬，安静也。淡 ，朴素也。虚，湛然无物也。无，然莫测也。恬淡者，泊然不愿乎其外；虚无者，漠然无所动于中也。所以真气无不从，精神无不守，又何病之足虑哉？此治内之道也。又无为恬 详义见阴阳类二。恬音甜。淡音淡。音杳。）是以志闲而少欲，心安而不惧，形劳而不倦，（志闲而无贪，何欲之有？心安而无虑，何惧之有？形劳而神逸，何倦之有？）气从以顺，各从其欲，皆得所愿。（气得所养，则必从顺。唯其少欲，乃能从欲，故无所往而不遂。）故美其食，（精粗皆甘也。）任其服，（美恶随便也。）乐其俗，（与天和者，乐天之时；与人和者，乐人之俗也。）高下不相慕，其民故曰朴。（高忘其贵，下安其分，两无相慕，皆归于朴，知止所以不殆也。）是以嗜欲不能劳其目，淫邪不能惑其心，（嗜欲，人欲也。目者，精神之所注也。心神既朴，则嗜欲不能劳其目；目视不妄，则淫邪焉能惑其心？）愚智贤不肖，不惧于物，故合于道。（无论愚智贤不肖，但有养于中，则无惧于物，故皆合养生之道矣。）所以能年皆度百岁而动作不衰者，以其德全不危也。（执道者德全，德全者形全，形全者圣人之道也，又何危焉？）

古有真人至人圣人贤人（素问上古天真论）黄帝曰：余闻上古有真人者，提挈天地，把握阴阳，（真，天真也。不假修为，故曰真人。心同太极，德契两仪，故能斡旋造化，燮理阴阳，是即提挈把握之谓。）呼吸精气，独立守神，肌肉若一，（呼接于天，故通乎气。吸接于地，故通乎精。有道独存，故能独立。神不外驰，故曰守神。神守于中，形全于外，身心皆合于道，故云肌肉若一。即首篇形与神俱之义。按此节所重者，在精气神三字，唯道家言之独详，今并先贤得理诸论，采附于左以助参悟。白乐天曰；王乔赤松，吸阴阳之气，食天地之精，呼而出故，吸而入新。方扬曰：凡亡于中者，未有不取足于外者也。故善养物者守根，善养生者守息，此言养气当从呼吸也。曹真人曰：神是性兮气是命，神不外驰气自定。张虚静曰：神若出，便收来，神返身中气自回。此言守神以养气也。淮南子曰：事其神者神去之，休其神者神居之。此言静可养神也。金丹大要曰：气聚则精盈，精盈则气盛。此言精气之互根也。契秘图曰：坎为水为月，在人为肾，肾藏精，精中有正阳之气，炎升于上；离为火为日，在人为心，心藏血，血中有真一之液，流降于下。此言坎离之交构也。吕纯阳曰：精养灵根气养神，此真之外更无真。此言修真之道，在于精气神也。胎息经曰：胎从伏气中结，气从有胎中息，气入身来为之生，神去离形为之死，知神气可以长生，固守虚无以养神气，神行即气行，神住即气住，若欲长生，神气须注，心不动念，无来无去，不出不入，自然常住，勤而行之，是真道路。胎息铭曰：三十六咽，一咽为先。吐唯细细，纳唯绵绵。坐卧亦尔，行立坦然。戒于喧杂，忌以腥膻。假名胎息，实曰内丹。非只治病，决定延年。久久行之，名列上仙。此言养生之道，在乎存神养气也。张紫阳曰：心能役神，神亦役心，眼者神游之宅，神游于眼而役于心，心欲求静，必先制眼，抑之于眼，使归于心，则心静而神亦静矣。此言存神在心，而静心在目也。又曰：神有元神，气有元气，精得无元精乎？盖精根据气生，精实而气融，元精失则元气不生，元阳不见，元神见则元气生，元气生则元精产。此言元精元气元神者，求精气神于化生之初也。李东垣省言箴曰：气乃神之祖，精乃气之子，气者精神之根蒂也，大矣哉！积气以成精，积精以全神，必清必静，御之以道，可以为天人矣，有道者能之。余何人哉，切宜省言而已。此言养身之道，以养气为本也。愚按诸论，无非精气神之理。夫生化之道，以气为本，天地万物莫不由之。故气在天地之外，则包罗天地，气在天地之内，则营运天地，日月星辰得以明，雷雨风云得以施，四时万物得以生长收藏，何非气之所为？人之有生，全赖此气。故天元纪大论曰：在天为气，在地为形，形气相感而化生万物矣。唯是气义有二：曰先天气，后天气。先天者，真一之气，气化于虚，因气化形，此气自虚无中来；后天者，血气之气，气化于谷，因形化气，此气自调摄中来。此一形字，即精字也。盖精为天一所生，有形之祖。龙虎经曰：水能生万物，圣人独知之。经脉篇曰：人始生，先成精，精成而脑髓生。阴阳应象大论曰：精化为气。故先天之气，气化为精，后天之气，精化为气，精之与气，本自互生，精气既足，神自王矣。虽神由精气而生，然所以统驭精气而为运用之主者，则又在吾心之神，三者合一，可言道矣。今之人，但知禁欲即为养生，殊不知心有妄动，气随心散，气散不聚，精逐气亡。释氏有戒欲者曰：断阴不如断心，心为功曹，若止功曹，从者都息，邪心不止，断阴何益？此言深得制欲之要，亦足为入门之一助也。又呼吸精气、存三守一详按，见运气类四十一。又气内为宝义，见论治类十八。膻，世连切。）故能寿敝天地，无有终时，此其道生。（敝，尽也。真人体合于道，故后天地而生，原天地之始，先天地而化，要天地之终，形去而心在，气散而神存，故能寿敝天地而与道俱生也。）中古之时，有至人者，淳德全道，（至，极也。淳，浓也。至极之人，其德浓，其道全也。）和于阴阳，调于四时，（和，合也，合阴阳之变化。调，顺也，顺时令之往来。）去世离俗，积精全神，（去世离俗，藏形隐迹也。积精全神，聚精会神也。）游行天地之间，视听八远之外，（至道之人，动以天行，故神游宇宙。明察无外，故闻见八荒。）此盖益其寿命而强者也，亦归于真人。（此虽同归于真人，然但能延寿而不衰，已异于寿敝天地者矣。故曰亦者，有间之辞也。）其次有圣人者，处天地之和，从八风之理，（次真人、至人者，谓之圣人。圣，大而化也。圣人之道，与天地合德，日月合明，四时合序，鬼神合吉凶。所以能处天地之和气，顺八风之正理，而邪弗能伤也。八风义见运气类三十五，有图。）适嗜欲于世俗之间，无恚嗔之心，（适，安便也。恚？怒也。嗔，恶也。欲虽同俗，自得其宜，随遇皆安，故无嗔怒。嗜音示。恚音畏。嗔，昌真切。）行不欲离于世，（和其光，同其尘也。）被服章，（五服五章，尊德之服。皋陶谟曰：天命有德。五服五章哉。）举不欲观于俗，（圣人之心，外化而内不化。外化所以同人，故行不欲离于世；内不化所以全道，故举不欲观于俗。观俗者，效尤之谓。）外不劳形于事，内无思想之患，以恬愉为务，以自得为功，形体不敝，精神不散，亦可以百数。（恬，静也。愉，悦也。敝，坏也。外不劳形则身安，故形体不敝；内无思想则心静，故精神无伤。内外俱有养，则恬愉自得而无耗损之患，故寿亦可以百数。恬音甜。愉音俞。）其次有贤人者，法则天地，（次圣人者，谓之贤人。贤，善也，才德之称。法，效也。则，式也。天地之道，天圆地方，天高地浓，天复地载，天动地静。干为天，干者健也；坤为地，坤者顺也。君子之自强不息，安时处顺，能复能载，能包能容，可方可圆，可动可静，是皆效法天地之道。）象似日月，（象，放也。似，肖也。日为阳精，月为阴精，月以夜见，日以昼明，日中则昃，月盈则亏，日去则死，日来则生，故贤人象似之。）辨列星辰，（辨，别也。列，分解也。二十八宿为星之经，金木水火土为星之纬，经有度数之常，纬有进退之变，日月所会谓之辰，辰有十二谓之次，会当朔晦之期，次定四方之位，故贤人辨列之。）逆从阴阳，（逆，反也。从，顺也。阳主生，阴主死，阳主长，阴主消，阳主升，阴主降，升者其数顺，降者其数逆，然阳中有阴，阴中有阳，盛衰不可不辨也，故贤人逆从之。）分别四时，（四时义见下章。）将从上古，协议于道，亦可使益寿，而有极时。（将，随也。极，尽也。贤人从道于上古，故亦可益寿，而但有穷尽耳。呜呼！人操必化之器，托不停之运，乌飞兔走，谁其免之？独怪夫贪得者忘殆，自弃者失时，时其有止也，若之何？盖不知时命耳，彼贤人者则不然也）。”

子午流注是我国古代中医圣贤精透人体而揭示出来的一种规律，因为太阳与地球位置的变化，其引力使人体的12条经脉在12个不同的时辰有兴有衰，根据子午流注调节人体作息规律，亦为养生之道。

1. 子时（23～1点）胆经最旺

中医理论认为：“肝之余气，泄于阳，聚而成精，胆为中正之官，五脏六腑取决于胆，气以壮胆，邪不能侵，胆气虚则怯，气短，谋虑而不能决断，由此可见胆的重要性。胆有多清，脑有多清。”凡在子时前1～2个小时入睡者，晨醒后头脑清晰，气色红润，反之，经常子时前不入睡者则气色青白，特别是胆汁无法正常新陈代谢而变浓结晶，犹如海水中水分蒸发后盐分浓而晒成盐一般，形成结石一类病症。

2. 丑时（1～3点）肝经最旺

“肝藏血”，人的思维和行动要靠肝血的支持，废旧的血液需要淘汰，新鲜血液需要产生，这种代谢通常在肝经最旺的丑时完成，中医理论认为：人卧则血归于肝，如果丑时不入睡，肝还在输出能量支持人的思维和行动，就无法完成新陈代谢，所以丑时前未入睡者，面色青灰，情志倦怠而燥，易生肝病。

3. 寅时（3～5点）肺经最旺

“肺朝百脉”，肝在丑时把血液推陈出新之后，将新鲜血液提供给肺，通过肺送往全身，所以，人在清晨面色红润，精力充沛，寅时，有肺病的人反映尤为强烈，如剧咳和哮喘而醒。

4. 卯时（5～7点）大肠经最旺

“肺与大肠相表里”，肺将充足的新鲜血液面满全身，紧接着促进大肠经进入粉奋状态，完成吸收食物中水分与营养，排除渣滓的过程。

5. 辰时（7～9点）胃经最旺

人在7点吃早饭最容易消化，如果胃火过盛，嘴唇干，重则唇裂或生疮。

6. 巳时（9～11点）脾经最旺

“脾主运化，脾统血”，脾是消化、吸收、排泄的总调度，又是人体血液的统领。“脾开窍于口，其华在唇”脾功能好，消化吸收好，血的质量好，所以嘴唇红润，唇白标志血气不足，唇暗、唇紫标志寒气入脾经。

7. 午时（11～13点）心经最旺

“心主神明，开窍于舌，其华在面”，心气推动血液运行，养神，养筋，故午时能睡片刻，对于养心大有好处，可下午乃至晚上精力充沛。

8. 未时（13～15点）小肠经最旺

小肠分清浊，把水液归于膀胱糟粕送入大肠，精华上输送于脾，小肠经在未时对人一天的营养进行调整，如小肠有热，人会咳而排屁。

9. 申时（15～17点）膀胱经最旺

膀胱是贮藏水液和浸液排出体外，津液循环在体内，若膀胱有热可致膀胱咳，且咳而遗尿，申时人体温较热，阴虚的人尤为突出。

10. 酉时（17～19点）肾经最旺

“肾藏生殖之精华和五脏六腑之精，肾为先天之根”，人体经过申时泻火排毒，肾在酉时进入贮藏精华的阶段，此时补肾最有效。

11. 戌时（19～21点）心包经最旺

“心包为心之外膜，附有脉络，气血通行之道，邪不能容，容之心伤”心包是心的保护组织，又是气血通道，心包经戌时兴旺可清除心脏周围外邪，使心脏处于完好状态。

12. 亥时（21～23点）三焦经最旺

三焦经是六腑中最大的腑，具有主持诸气、疏通水道的作用，亥时三焦通百脉，人如果在亥时睡眠，百脉可休养生息，对身体十分有益。

通过上面讲解每日12个时辰与人体12条经脉的关系，可以看出，人的生活习惯应该符合自然规律，亦符合天人合一的养生道理。

总之，中医养生包括形神共养、协调阴阳、顺应自然、饮食调养、谨慎起居、和调脏腑、通畅经络、节欲保精、益气调息、动静适宜等一系列养生原则，其最核心的思想是“治未病”思想，也就是达到内经中所说的“阴平阳秘，精神乃治”的境界，其做法是“虚邪贼风，避之有时，恬淡虚无，真气从之，精神内守”。也只有如此，才能使生命质量达到最高。

第三章　日常人们谈“肾脏”的八大误区

日常生活中，人们经常谈到“肾脏”，不仅医生谈，患者谈，没病的人也谈。但在这种闲聊漫谈中，明显地看到有以下八个误区。

误区 1. 没有区分中医学的“肾”与西医学的“肾”

有时听患者说：“我在中医那看病时，大夫说我肾有问题，但到西医那儿看，大夫说我肾没问题，到底我有没有问题呢?”，还有一次，一位患者问我：“中医说肾很重要，可我得了肾结核，摘掉一个肾，怎么还活得好好呢?”这些都是由于中西医对“肾脏”概念的不同所引起的，中医学“肾”的功能“很广泛、很重要”，称之为“人体生命之本”，而西医所说的“肾脏”，即指解剖学中泌尿系统的肾脏，其功能主要是指排泄代谢废物，调节水、电解质、酸碱平衡，以及分泌某些激素等。一般说，中医学肾的概念较大，西医学肾的概念较小，所以人们习惯将前者称为“广义的肾”，后者称为“狭义的肾”。

误区 2. 把“肾”与男人“性功能”等同

认为一说到“肾亏”，就是男人“性无能”，就是阳痿、早泄等，甚至不少人经常以此开玩笑，而由此不少男人很怕别人说他“肾亏”，说他“肾”有问题，这些实际上把“肾”的功能局限在“性功能”上，无形中大大地缩小了中医学“肾脏”的功能。

误区 3. 认为“肾虚”只是男人的事，女人谈不上“肾虚”

实际上“肾是人体生命之本”，这个“人体”，既包括男人，也包括女人，换言之，男人有“肾虚”，女人也有“肾虚”。

误区 4. “补肾”即“壮阳”，“壮阳就容易上火”

岂不知“肾虚有阴虚、阳虚、阴阳两虚”之分，而“补肾”自然有“补肾阴、补肾阳、阴阳并补”之别，所以“补肾”绝对不仅仅是“补阳、壮阳”，自然也谈不上“补肾就上火”了。

误区 5. “虚不受补说”

临床上我们经常遇到一些患者说：“我身体很弱，但‘虚不受补’，一用补药就上火，所以虽然我很弱，但千万别给我补啊。”这其实也是一个误区。中医学的治疗八法中，明确指出“虚者补之”，这是医之大理，绝不存在“人体虚弱而不能补之”的道理，而临床上确实存在着“虚弱的人，用了补药反而出现不良反应”的情况，其道理何在呢？我们说这叫“补不得当”所造成的。概括起来有两种：一是补的对象不准，二是补的时机不对。所谓“补的对象不准”，指的是人体虚弱有五脏六腑的不同，且同一脏器，如肾脏又有“肾阴虚、阳虚”之别，如果辨证不清，心虚反补肾，阴虚反补阳，自然会出现不良反应，那绝不是“虚不受补”，而只是补的对象、部位不对罢了。

另外，补的时机要对，人体虚弱，但恰逢外感，邪气外侵，“急则治标”，当先以“祛邪”为主，待邪气去后，再行补法，若不论“急缓”，“外邪壅滞”亦用补法，自然会加重病情，伤及身躯，病情反而加重了，但那绝不是“虚不受补”，只是“补不得当”罢了。

误区 6. 肾炎患者需要禁水

不少肾炎患者不愿意多饮水，害怕饮水后尿量增多会加重肾脏负担。实际上恰恰相反，人体内每天的代谢废物都需依赖于尿液带出体外。若喝水很少，尿量不足，反会造成体内的废物蓄积，加重肾脏的负担。只有在浮肿明显的患者才需要限制饮水量。

误区 7. 吃肾补肾

有人认为吃动物肾脏可以滋补自体的肾脏，其实这是一个误解。动物肾脏蛋白质含量较高，除胆固醇外，嘌呤成分含量也很高。常吃这类食物，不仅起不到营养作用，反而会加重肾脏的负担，引起不良后果。

误区 8. 出现腰酸腰痛就是肾病

腰酸腰痛大多不是肾病引起的。除非肾脏有感染、结石或水肿等情况，腰酸更可能是骨骼肌肉的病变，此外，胰腺炎等疾病也会导致腰背疼痛。

第四章　中医学“肾”的功能

中医学也是有解剖的，只不过后来由于孔子学说“剖尸不仁”的理论，限制了古代解剖学的发展，但这也使中医学从另外一条道路——临床经验医学发展，并且用阴阳五行的古代哲学学说，分析、归纳、推断出一整套完全不同于现代医学的理论体系。也就是说，就“肾脏”的解剖学而言，中医学也认为是指实质上的肾脏，即“位于腰部、脊柱两侧，左右各一，形如蚕豆”，正如《素问·脉要精微论》上所说“腰者，肾之府”，之后《难经·四十二难》亦有“肾有二枚，左右各一”的记载。

中医学所讲的“肾”，其功能很多，几乎涉及人体生命活动的各个内容，与五脏六腑、四肢百骸都有着直接或间接的关系，为脏腑阴阳之本，生命之源、生命之本，故有“肾为先天之本”、“肾为生命之根”的说法。肾藏精，精化气，肾的一切功能是靠肾中精气来完成的，肾精属阴，肾气属阳，从一定意义上讲，肾精与肾阴，肾气与肾阳是一致的。《素问·六节脉象论》上说：“肾者主蜇，封藏之本，精之处也。”肾脏所藏之精，包括先天之精和后天之精，先天之精禀受于父母，是形成生命的原始物质，与生俱来，《灵枢·决气》“两神相搏，合而成形，常先身生，是谓精”，以及《灵枢·本神》“生之来，谓之精”等，皆指先天之精，正是由于这种精禀受于先天，故称“先天之精”。“后天之精”是指出生之后，来源于摄入的饮食物，通过脾胃运化功能而生成的水谷之精，以及脏腑生理活动中化生的精，通过代谢后的剩余部分，所以《内经》上有“肾受五脏六腑之精而藏之”的记载。

先天之精、后天之精来源虽异，但均藏之于肾，两者相互依存，相互为用，“先天之精”有赖于“后天之精”的不断补充，“后天之精”又依赖于“先天之精”的活力资助，两者相辅相成，在肾中有机结合，成为人体生命活动的基础。

为了系统说明中医学肾的功能，我们将肾的生理功能概括为以下八个方面。

一、肾与人体生长发育有关

中医学认为，人体的生长发育衰老过程，就是由于肾中精气盛衰所造成，《黄帝内经》中对此有较详细论述。

《素问·上古天真论》：“女子七岁肾气盛，齿更发长；二七而天癸至，任脉通，太冲脉盛，月事以时下，故有子；三七肾气平均，故真牙生而长极；四七，筋骨坚，发长极，身体盛壮；五七，阳明脉衰，面始焦，发始堕；六七，三阳脉衰于上，面皆焦，发始白；七七任脉虚，太冲脉衰少，天癸竭，地道不通，故形坏而无子也。丈夫八岁，肾气实，发长齿更；二八，肾气盛，天癸至，精气溢泻，阴阳和，故能有子；三八，肾气平均，筋骨劲强，故真牙生而长极；四八，筋骨隆盛，肌肉满壮；五八，肾气衰，发堕齿槁；六八，阳气衰竭于上，面焦，发鬓颁白；七八，肝气衰，筋不能动；天癸竭，精少，肾藏衰，形体皆极；八八，则齿发去。”

《灵枢·天年篇》：“人生十岁，五藏始定，血气已通，其气在下，故好走；二十岁，血气始盛，肌肉方长，故好趋；三十岁，五藏大定，肌肉坚固，血脉盛满，故好步；四十岁五脏六腑十二经脉，皆大盛以平安，腠理始疏，荣华颓落，发颇斑白，平盛不摇，故好坐；五十岁，肝气始衰，肝叶始薄，胆汁始灭，目始不明；六十岁，心气始衰，苦忧悲，血气懈惰，故好卧；七十岁，脾气虚，皮肤枯；八十岁，肺气衰，魄离，故言善误；九十岁，肾气焦，四藏经脉空虚；百岁，五藏皆虚，神气皆去，形骸独居而终矣。”

以上两部经文明确指出了人体生、长、壮、老、已的自然规律，以及与肾中精气盛衰的密切关系。人在出生之后，由于“先天之精”不断得到“后天之精”的培养，肾中精气逐渐充盛，出现幼年时期“齿更发长”等现象，以后发现到一定阶段，产生一种促进“性”发育成熟的，称之为“天癸”的物质，于是男子出现梦遗，女子出现月经，性的发育渐进成熟，人具备了生殖能力，进入青春期，再至壮年，人一生中的旺盛阶段，而后便逐渐衰弱，人进入老年期，这种以齿、骨、发、性等的生长状况，作为观察肾中精气盛衰的标志，进而作为判断人体生长和衰老的基础，至今仍有着极高的科学价值。

基于这个理论，我们曾对632例随机抽样人群按年龄组进行中医辨证分析，发现年龄与“肾”的盛衰确有一定的关系（表4-1）。此外，临床上对一些未老先衰的患者，使用补肾治法，往往获效。我们曾对68例有“脱发，面形憔悴，健忘，体弱乏力”表现的未老先衰患者服用我们研制的补肾方剂，半年后，98%的患者有了不同程度的改善，其中一半患者疗效非常显著。

表4-1　632例随机抽样不同年龄组中医辨证分析

年龄组		辨证标准（以具有下述症状中任意三项者为阳性表现）	阳性百分率
男	女		
7~9岁（50例）	6~8岁（40例）	遗尿或尿频、更齿、发盛	86.6%（78例）
15~17岁（40例）	13~15岁（45例）	男子梦遗或女子月经来潮，第二性征出现（男子胡须、女子乳房），肌肉开始丰盛	96.4%（82例）
24~34岁（80例）	21~30岁（75例）	性成熟，体强，智力旺，夜尿少，腰不疼痛，两尺脉正常	85.1%（132例）
40~56岁（60例）	35~50岁（60例）	性功能减退（阳痿、梦遗、早泄或性欲减）、脱发、健忘、夜尿多、腰背酸痛、身无力、舌边齿痕、两尺脉弱	91.7%（110例）
70岁以上（80例）	70岁以上（102例）	脱发、遗尿或不禁、便溏、腰酸痛、健忘、行走无力、舌边齿痕、两尺脉弱	99%（181例）

二、肾与呼吸功能有关

中医认为，人体的呼吸要靠肺肾两脏来完成，呼吸固然靠肺，但空气的吸入则与肾脏关系密切，中医称为肾主纳气。若人体肾虚不能纳气时，则会出现呼多吸少的症状。肺气肿、肺源性心脏病的患者，出现这类症状时，可用补肾纳气的治法。近年来，全国许多地区在防治慢性气管炎的研究中，都证实了人体年龄与慢性支气管炎发病率的关系，大多数肾虚患者呼吸功能不全。

我们曾对90例60岁以上西医诊断无呼吸系统疾病，而中医诊断为肾虚的老年人做过屏气实验及肺脏残气量测定，结果表明，90例老年人有程度不同的呼吸功能不全，显示“肾”与呼吸功能的关系。

此外，我们还随机抽样了150例60岁以上老年人和150例35~40岁壮年人，发现慢性气管炎的发病率有明显差异，虽然该病发病原因是多方面的，但无疑肾虚因素是一个不容忽视的重要原因（表4-2）。

表 4-2　人体年龄与慢性支气管炎发病率的关系

年龄组	总例数	慢性气管炎人数	发病率
60 岁以上组	150 例	52	34.7%
35 ~ 40 岁	150 例	10	6.7%

临床上，我们在治疗慢性气管炎、肺气肿、肺源性心脏病时，常以中药五味子、蛤蚧、冬虫夏草等药，方剂如麦味地黄丸、蛤蚧定喘丸等，均是取其“补肾纳气”的原理。

三、肾与人体消化的功能有关

人体的消化主要靠脾胃，但亦与肾有关。肾阳可以温煦脾胃，促进水谷的消化，类似是要煮熟一锅稀粥一样，既要有锅（胃主收纳），又要有勺（脾主运化），还要有火（肾阳的温煦），三者缺一不可，命门火衰时，水谷得不到很好的消化，可出现脾肾阳虚而致的慢性腹泻。

我们曾对 240 例不同年龄组的随机抽样人群进行慢性腹泻（包括五更泻、饭后泻，及其他慢性腹泻，或不自觉便等，但排除肠结核、直肠息肉、癌瘤等）的统计，发现随着年龄的变化，慢性腹泻的出现亦呈规律性变化（表 4-3）。

表 4-3　人体年龄与慢性腹泻发病率的关系

病症	年龄组	总例数	阳性例数	百分率
慢性腹泻	20 ~ 30 岁	80 例	5	6.25%
	40 ~ 60 岁	80 例	14	17.5%
	70 岁以上	80 例	24	30%

上述 43 例慢性腹泻患者，经强肾健脾治疗后，有 35 例患者呈现不同程度的好转，其中近 20 例完全治愈。20 世纪 70 年代初，我在我的第一本处女作《常用中成药》和其他一些相关文章中，都谈到治疗慢性腹泻的“三联法”，即：早晨一丸人参健脾丸，中午一丸补中益气丸，晚上一丸四神丸，一个月 1 个疗程，连续 3 个疗程，每个疗程中间间隔 5 ~ 7 天。在这以后的二三年中，我几乎收到几百封来自全国各地的信，普遍反映这种三联法疗效甚好，在很大程度上弥补了西医的不足，因为西医对这种慢性腹泻是没有很好的治疗方法的。当然，如果“大便黏腻不爽”，则疗效不是太好，因为那就存在“湿邪”，不是单单“健脾补肾，升提中气”所能完全完成的。

四、肾与人体生殖功能有关

中医学的理论中没有“生殖系统”一词，大凡人体的生殖功能都在“肾”的范畴之内。

临床上，无论男子性功能减退，如性欲减退、阳痿、遗精、早泄或女子性淡漠，以及各种不孕不育等，都属于“肾虚”的范畴，所以自古以来，中医治疗性功能减退及不孕不育的药物方剂，大都是与“肾”有关的药物或方剂。

这里我还要介绍这样一件与此有关的事。20 世纪 80 年代初，我在系统认真地研究了中医药治疗男子阳痿的理论、临床和药物方剂之后，大胆提出一个治疗男子阳痿的新理论，即“以肾为主，肝肾并治，活血化瘀，辛温走窜”，意思是说，在中医“治肾”的基础上，注意到“肝”，注意到“活血化瘀”，而在“活血化瘀”中，注意使用“辛温走窜”的中药，这里我特别推荐使用了“川芎”这味药，川芎一药，最早出自《神农本草经》，至今已两千余年，中医认为是辛温走窜之品，功效为活血行气，李时珍在《本草纲目》中曾称其“血中气药也，辛以散之，故气郁者宜之，药中加芎为佐，气行血调，其病立止”，男子阳痿一症，固然肾虚为基础，但不少患者亦因大恐、抑郁等“五志伤肾”所致，气滞血瘀，而“肝主筋，为罢极之本”，血气瘀滞，筋脉不通，自然“阳器不举”，所以我自行研制了“起阳胶囊”，为我院院内制剂，临床疗效甚佳，深受患者欢迎，至今畅销不已。20世纪90年代，美国辉瑞药厂研制成功治疗男子阳痿的“伟哥”，一时轰动全球，世界哗然，据说开始想用来治疗冠心病，实际也是取其活血化瘀之用，然后发现男子用之多迅速起阳，于是反而用来治疗阳痿，销量甚高，这使我不由联想起我治疗阳痿的理论与用药。“活血化瘀，辛温走窜”，以川芎为主，岂不有异曲同工之妙吗？1996年我第三次访台时，正值“伟哥”进入中国台湾，到达台北机场的第一次记者招待会上，竟然记者们普遍提的问题是有关“威而钢（即伟哥）”，于是我讲了关于我研究的成果，没想一周之内，整个台湾地区“川芎”畅销，并一时脱销，至今在中医界仍然使用我的这个理论与方药。

五、肾与人体水液代谢有关

中医学将肾与人体水液代谢的关系称为“肾主水”，即肾具有主持全身水液代谢以维持平衡的作用，《素问·逆调论》说：“肾者水脏，主津液。”

肾主水液代谢的作用，主要靠肾阳的作用完成的，具体地说，有三方面的功能。一是肾阳对于肺脾的蒸腾温煦作用。人体的水液代谢，首先是要经过水谷入胃，即胃的收纳，后脾的运化、转输，以及肺的宣降来完成的。而肾对于肺脾的这两种作用，均起着重要的蒸腾、温煦作用，如肾脏虚弱，温煦无力，则“升清”作用减弱，以致水液滞留，可形成水肿或腹水。二是肾对于“清中之浊”的再次分利。人体内被脏腑组织利用后的水液，即清中之浊部分，从三焦下行归于肾之后，肾以其气化作用，再次分利，清者通过三焦上升，归于肺而再布于周身，浊者化为尿液，下输膀胱。三是肾司“尿之开阖”。虽然膀胱是一个贮尿排尿的器官，但真正主司“尿之开阖”的在于肾。《素问·灵兰秘典论》上说：“膀胱者，州都之官，津液藏焉，气化则能出焉。”这里的“气化”，主要是指肾对于膀胱的气化作用。所以临床上一些尿少、尿多、遗尿、无尿、尿余沥等病症，以及水肿、腹水等，多从肾论治，著名的金匮肾气丸、真武汤等均属此列。

我是从事肾病研究的，如慢性肾炎、肾病综合征、糖尿病肾病、慢性肾衰竭等，水肿、腹水、蛋白尿、氮质血症等自然是我经常见到的病症，几十年的实践中，我深深感到肾在其中的重要作用，我认为肾虚则水液代谢失调，水湿泛滥而为水肿、腹水；另外肾虚则不能“升清降浊”，致使“清降”、“浊升”，大量尿白从尿液漏出，而“浊”——体内代谢废物不能“降”（即从尿内排出），反而“升”，则口中氨味、面色黧黑，恶心呕吐等，所以对于蛋白尿，我们探取“升清固涩”之法，而氮质血症则采取“降浊排毒”之法，取得良好的效果。

六、肾与脑有关

中医认为，肾生精，精生髓，髓聚于骨为骨髓，髓聚于脑为脑髓，故有“脑为髓之海”之说。肾精充盛，则髓海充盛，人体聪慧；反之，肾精虚弱，髓海不足，则健忘失眠、智力低下。

本来中医认为“心为君主之官，主神明”，意思是心为一身之主，思维意识的中心，但它与肾又是什么关系呢？简单地讲，“人的思维正常与否，主要是心，人的聪慧程度好坏，则主要靠肾”，俗语讲“疯子治在心，傻子治在肾”，所以古来“益智健脑”的方药，多从补肾论治，补肾中药“益智仁”的来历即源于此。

此外，我们曾对25名50～70岁男性中医辨证无明显肾虚表现的健康人和30名同年龄、同性别的肾阳虚者进行了脑血流图描记，结果发现肾阳虚者多呈现正弦波及三角波，且波幅较低（表明其血管弹性明显减弱、供血差），而检查辨证为无明显肾虚症的健康人，脑血流图表现基本属于正常范围。这不但说明了两者的区别，也提示了肾与脑的关系，更说明了老年肾虚证在中风发病上的重要作用（表 4-4）。

表 4-4　30 名肾虚患者的脑学流图表现

图形 \ 年龄（岁）	50～60（12 例）	61～70（18 例）
正弦	2	13
三角	9	5
平顶	1	

七、肾与人体骨、齿、腰有关

肾主骨，精生髓，肾与人体骨的健壮与否有着直接的关系。肾精充足，骨髓得健，则人体骨髓发育正常，骨坚有力，反之肾精虚弱，则骨骼发育失常，骨质疏松，易发骨折，或发病佝偻。所以临床上对于肾虚患者，尤其老年人多采取补肾健骨之法。西医常说，老年人单单使用外源性钙片口服，实际上不易吸收，而我曾以古代补肾优方六味地黄丸加龙骨、牡蛎，命名龙牡地黄丸给老年人服用，效果很好。

1976 年唐山大地震，天津亦受连及，那时我被抽调在和平区抗震指挥部，与几名西医骨科、内科、外科大夫共同负责抢救及伤员医疗工作，我将龙牡地黄丸制成糖浆给骨折患者服用，大大加速了骨折的愈合，受到患者的好评。

中医认为“齿为骨之余”，换言之，牙齿是骨质的延伸，肾精充实，骨充齿健，反之则牙齿浮动、脱齿无牙等，所以观察牙齿健否，是诊察肾强壮与否的重要指标。

此外，“腰为肾之腑”，肾与腰的关系至为密切，大凡腰酸、腰痛、腰冷诸症，多与肾有关，人老或肾虚患者，腰膝酸软无力，动则腰痛等，均可以补肾壮腰之法，如中药杜仲、桑寄生、川续断等药，均属此类。

八、肾与头发、耳、二阴及唾液有关

人体毛发的生长与脱落、润泽与枯槁，与肾中精气的盛衰有着密切的关系。肾藏精，肝藏血，精生血，血化精，精血可以互生互化，中医称之为“肝肾同源，乙癸同源”。而毛发的营养滋润，要靠精血的滋养，所谓“发为血之余”，中药“血余炭”即是以人体头发煅烧炮炙而成。所以中医治疗白发脱发等，多从肾论治，临床上常用的以何首乌为主药的七宝美髯丹，就是治疗白发脱发的优秀方剂。

耳是听觉器官，人体听觉功能的正常与否，与肾中精气的盈亏有着密切的关系，《灵枢·脉度》上说：“肾气通于耳，肾和则耳所闻五音矣。”若肾中精气不足，耳失所养，则可出现耳鸣、听力减退，甚至耳聋等症，老年人肾精虚衰，故多见听力减退失聪，临床上常用的《重订广温热论》中的耳聋左慈丸即是以熟地、山萸肉、五味子、磁石等补肾药物组成。

二阴指前阴和后阴，两者负责人体的排尿、生殖和排便的功能。尿液的排泄是在膀胱，但须依赖肾阳的气化功能，肾气充足，膀胱开合正常，贮尿排尿及生殖机能才能正常。如果肾气虚衰，封藏不固，则除出现遗精早泄等症之外，还可因膀胱开合失度而致尿频、遗尿或尿少、尿闭等症，甚至影响人体整体的水液代谢。张仲景《伤寒论》中五苓散是著名的经方，是利水渗湿、温阳化气的代表方剂，两千年来一直为医家所推崇，至今不衰，为临床常用方剂，由猪苓、泽泻、白术、茯苓、桂枝五味药物构成，是治疗水肿、小便不利的有效方剂，泽泻、茯苓、猪苓利水渗湿，白术健脾补气以增强运化、传输之力，而桂枝一味，则取其温肾助阳化气，以得《内经》所云“气化则能出焉”之效。

大便的排泄，虽然通过后阴肛门，但也要受到肾的气化作用所支配，且肾阴为一身阴液之本，肾阴不足，津液亏乏，亦可致大便秘结，称之为“水乏舟停”，治疗当以“增水行舟”，如老年人大便秘结多为此类，临床上注意切不可以苦寒通便、攻下通便的大黄等药，我临床上常以“肉苁蓉、当归”二味，填精补血、润肠通便，收到良好效果。此外，肾阳不足，脾失温熙，运化无力，水湿不运，而致大便溏泄，如五更泄泻、饭后泄泻等，临床常以健脾补肾、温补命门之法而收到意外之功，前所谈及的《常用中成药》中曾有过这样一段论述：“慢性泄泻，如五更泻、饭后泻，若检查不属于肠结核、息肉、癌症，且无脓血时，可以每日服补中益气丸、四神丸各一付，以一个月为一疗程，连续三个疗程，每疗程中间停服 3 天。”书出版后，我收到几百封读者来信，其中有医生、有患者，他们一致反映，这个方法疗效很好，简单的方法解决了多年解决不了的问题，我至今还在使用，我的学生们也在效仿使用，收效均很好，而这种慢性腹泻至今西医是没什么药物可用的。另外，肾气不固，亦可致脱肛等，也须用升提中气、温肾补气之法。由此可见，二阴的排尿、排便功能皆与肾有关，故张景岳在《景岳全书·泄泻篇》中说：“肾为胃关，开窍于二阴，所以二便之开闭，皆肾脏之所主。”

此外，肾亦与人体“唾液”有关。唾液包括唾和液，其中稠者为唾，稀者为液。前者为肾所主，后者为脾所司；唾为肾精所化，常唾久唾，均可耗损肾中精气，故古人有“保唾养精”之说，气功家常以吞咽唾液以养肾，正是这个道理。

总之，中医学“肾”的功能非常之多，意义之广，是现代医学“肾脏”功能所不能比拟的，《内经》中曾以“作强之官，伎巧出焉”来形容，“作强”指一个人“强于工作的程度”，用今天的话讲就是“体力”；“伎巧”即“技巧”，为古代用词，指一个人“聪慧的程度，即智慧”，用今天的话讲就是“智力”，意思是说，肾负责着人体的“体力”和“智力”，肾中精气旺盛，则“体力强，智力聪”，反之，则“体力弱，智力差”，再加上人的生长发育、寿命长短与肾有着直接的关系，所以如果一个人“体力又好，智力又强，寿命又长”，那岂不是“完人”了吗，由此称“肾为人体生命之本”，实在是最恰当不过了。

通过上述有关中医“肾”的生理功能的论述明显看出，中医学“肾”的功能，远远大于现代医学中“肾脏”的功能，近几十年的研究证实，中医学“肾”的实质，可能包括现代医学的内分泌系统，尤其是下视丘-垂体-肾上腺皮质系统、下视丘-垂体-性腺系统、下视丘-垂体-甲状腺系统，以及部分大脑皮质、自主神经系统、免疫系统的功能，当然，现代医学泌尿系统肾脏的功能也在其列。

第五章　现代医学的肾脏

现代医学的肾脏，也就是西医所说的肾脏，是泌尿系统中的重要组成部分，可以说是泌尿系统的“核心”部位，其主要生理功能是通过排出尿液，起到排泄人体的代谢产物，维持水、电解质和酸碱平衡的作用。同时，肾脏还是重要的内分泌器官，可分泌多种包括促红细胞生成素、肾素、前列腺素在内的多种激素和生物活性物质。

一、肾脏的解剖和生理结构

肾脏俗称“腰子”，一般人有两个肾脏，左右各一，形如蚕豆，呈红褐色。肾脏位于脊柱两侧，介于第12胸椎下缘和第三腰椎上缘之间，其长度大体相当于三个半锥体。肾脏以长×宽×厚表示，大小约11cm×6cm×3cm，左肾略大于右肾，女性肾脏体积和重量约小于同龄男性，男性平均重量150g，女性135g。

肾脏分上下两端，内外两缘和前后两面；上端宽而薄，下段窄而厚；前面较凸，朝向前外侧，后面较平，紧贴后腹壁；外缘隆起，内缘中间成凹陷状，是肾脏血管、输尿管、神经及淋巴管出入的部位，称为肾门，其排列顺序为，肾静脉在前，肾动脉居中，输尿管在后，这些出入肾门的结构总称为肾蒂。肾门向肾内延续为由肾实质围成的肾窦，窦内含有肾动脉、肾静脉的主要分支和属支、肾小盏、肾大盏、肾盂和脂肪组织等。组成肾脏结构和功能的基本单位——肾单位，人的每个肾脏由23万～180万个肾单位组成，肾单位包括肾小体和与之相连的肾小管。

二、肾脏的主要生理功能

（一）分泌尿液，排出人体代谢废物

人体肾脏分泌尿液，将代谢的废物排出体外。一般说，肾脏的血流量占全身血流量的1/5～1/4，本来肾小球滤液每分钟约生成120ml，24小时总滤液量170～180L，滤液经肾小管时，99%被回吸收，故正常尿量为1500～2000ml。葡萄糖、氨基酸、维生素、多肽类物质和少量蛋白质在近曲小管几乎全部被回收，而肌酐、尿素、尿酸及其他代谢产物，经过选择，或部分吸收，或完全排出。肾小管尚可分泌排出药物及毒物，如酚红、对氨马尿酸、青霉素类、头孢霉素类，药物若与蛋白质结合，则可通过肾小球滤过而排出。

（二）调节体内水和渗透压

肾脏调节人体水和渗透压平衡的主要部位在肾小管。近曲小管为等渗性再吸收，为吸收Na^+及分泌H^+的重要场所。在近曲小管中，葡萄糖及氨基酸被完全回收，碳酸氢根回收70%～80%，水与钠的回收为65%～70%，滤液进入髓袢后进一步被浓缩，约25%氯化钠和15%水被回吸收。远曲及集合小管不透水，但能吸收部分钠盐，因而液体维持在低渗状态。

（三）调节电解质浓度

肾小球滤液中含有多种电解质，当进入肾小管后，钠、钾、钙、镁、HCO_3^-、氯及 SO_4^{2-} 等大部分被回吸收，按人体需要，由神经-内分泌及体液因素调节其吸收量。

（四）调节酸碱平衡

人体肾脏对酸碱平衡的调节，一是排泄 H^+，重新合成 HCO_3^-，由远端肾单位完成；二是排出酸性阴离子，如 SO_4^{2-}，PO_4^{3-}等；三是重吸收滤过的 HCO_3^-。

（五）内分泌功能

分泌一些激素，如促红细胞生成素、肾素、前列腺素等。

总之，现代医学的肾脏，是通过上述功能来维持体内环境的稳定，保证人体新陈代谢的正常进行。

第六章　导致肾虚的病因

“导致肾虚的病因”，指的是导致中医所讲的“肾虚”辨证的原因，而不是导致所有中西医所列的“肾脏疾病”的病因。概括起来，导致肾虚的病因主要有六条。

一、先天不足

中医认为“肾为先天之天”，这个“先天”有两个含义：一是“你的先天在于你父母的肾”，即你父母“肾的强弱”影响你的体质；二是“你的肾是你子女的先天”，即你“肾的强弱”影响你子女的体质，所以先天不足是导致肾虚，尤其是儿科病症中肾虚的重要原因。

“人之生，先生精”，父母肾精不足，可致子女肾虚。明代著名补虚专家绮石在其代表著《理虚元鉴》中说：“因先天者，受气之初，父母或年已衰老，或乘劳入房……精血不旺，致命所生之子夭弱。”临床上对于小儿遗尿、鸡胸、龟背等症，多采用补肾的治疗方法。此外，对一些成人的肾虚，有时也考虑到先天不足的影响。

我们曾对82例有肾虚表现的儿童和100例健康儿童做对照，证实了上述论述。

为了进一步研究“先天”对下一代“肾”强弱的作用，我们对50例新生儿进行了玫瑰花环试验，并同时对其母亲给予中医辨证分析，发现在21例玫瑰花环实验结果较低的新生儿中其母亲有19例为肾虚（多为肾阳虚）患者，而其余29例测定正常的新生儿，其母肾虚者仅为7例，差异较为显著，显示了“先天”对下一代“肾”强弱的重要作用（表6-1）。

表6-1　82例肾虚儿童病因学分析及100例健康儿童对照（6～9岁）

病因	肾虚者①82例	健康者100例
父母一方年老者②	4	16
怀孕前半年内父母双方有一方有慢性病者③	30	
怀孕期间母亲有病者④	20	10
生育过密者⑤	12	8
无以上情况者	16（19.5%）	66（66%）

①指有以下症状中任意一症者：遗尿、鸡胸、龟背、软骨、智力显著低于正常儿童；②指父大于50岁或母大于40岁；③指以下各病中任意一种：喘息型慢性气管炎、支气管哮喘、高血压、冠心病、神经衰弱、慢性肾炎、肺结核、慢性肝炎、慢性腹泻；④除包括③所列疾病外，还包括妊娠高血压综合征；⑤指和上一胎间隔不超过两年者

二、寒邪侵袭

寒邪是六淫之一，六淫即风、寒、暑、湿、燥、火六种外感病邪的总称。风、寒、暑、湿、燥、火，本是自然界的六种不同季节的气候变化，正常的变化、出现称之为“六气”，六气是万物生长变化的自然条件，也是人类赖以生存的自然条件，不会使人致病。而当气候变化异常，即所谓“过与不及”，或“非其时而有其气”时，则可成为致病因素，导致人体发病。这种使人致

病的“六气”，中医称为“六淫”。

六淫中的寒邪是临床常见外邪之一，在五行学说中属“水”，对应五脏中的“肾”。寒本为冬季主气，冬季气候寒冷，若不注意防寒保温，最易感受寒邪。雨淋涉水，汗出当风，或其他季节气温骤降，亦可感受寒邪。此外，现代生活中，空调冷气直吹，或睡眠时仍开冷气，或冬泳太过等，均可致病。寒邪致病，因其所伤部位不同，有伤寒、中寒之别，伤于肌表者为伤寒，直中于内者为中寒，而直中于“肾”或“少阴肾经”者，临床居多，张仲景《伤寒论》中称为“少阴寒化症”。常见症状如恶寒蜷卧、手足厥冷、下利清谷，小便清长、精神委靡、脉微细等。20 世纪 60 年代，我曾在农村医疗队见过一位六十多岁的老太太，头痛及四肢关节酸痛难忍，尤以头痛怕风，一年四季，头上戴着帽子，夏天是最热的时候也是单帽子，稍一见风，便疼痛难忍，冬季时带着厚厚的棉帽子，周围村里都知道有这么个老太太。我接诊时，见症手足厥冷、下利清谷、精神委靡、脉微细等，诊其年老肾虚，感受大寒所致，以张仲景经方麻黄附子细辛汤，补肾助阳，散寒温经，收效甚为奇特，仅仅二十余天，多年恙疾即散病愈。

三、房事过度

首先要说明的是，这里说的叫“房事过度”，要点在于“过度”，不是说“有房事即伤肾”。孔子言“食色性也”，一个人到了一定年龄，自然对异性感性趣，需要有一定的性生活，这是自然的，是人的天性，也是必须的，《内经》在讲到“男子二八”十六岁时，指出“肾气足，精气溢泻”，意思是说 16 岁的男孩子，由于肾中精气旺盛，会出现“满则溢”的现象，即“遗精”，这是正常的生理现象，不会对人体造成伤害。但如果房事过度，性生活过于频繁，早婚或手淫过度等，致使肾精流失过多，肾阴、肾阳因之乏损而致肾虚。如果按照我们前面对中医肾实质包括人体内分泌系统中下视丘-垂体-肾上腺皮轴系统和下视丘-垂体-性腺系统的观点，国外曾有人对反复性交后的兔的脑垂体前叶进行了细胞学研究，发现其嗜碱粒细胞和嗜酸粒细胞的染色体均有所改变，显示其垂体前叶的功能有明显减退。

我们曾对 125 例随机抽样人群进行过肾虚辨证与性生活关系的分析，尽管精确性不够，但也看出一定关系，即房事较频繁的人，其肾虚证的出现，远较他人为高。此外，我们还对 50 例已婚男性和 50 例未婚男性相同年龄组（30 ~ 50 岁）进行了肾虚证统计，其阳性率分别为 80.4% 和 30%，也在一定程度上说明了这个问题。

四、精神因素

精神因素，中医称之为“七情”，即喜、怒、忧、思、悲、恐、惊七种情志变化，本来七情是伴随着人的需要而产生的对客观事物的反映，是人体生理的本能，但如果七情太过，则可使人致病。

精神因素伤肾，主要有三个方面，一是大恐伤肾，大惊伤肾。恐与惊相似，同属肾志，但惊为不自知，事出突然而受惊；恐为自知，自知而胆怯，但无论大恐，还是大惊，均可使气下、气乱、气虚。二是指人之情欲太过，致使邪火妄动，损耗肾阴，虽无房事，亦可致肾虚，正如朱丹溪所说：“心动则相火亦动，动则精自走，相火翕然而起，虽不交会，亦暗流而疏泄矣。”三是指各种神志活动太过，久之都可导致肾虚，即所谓“先伤其气者，气伤必及于精”，这也是“七情太过，均可伤肾”的道理。

五、年事已老

前面我们在论述中医肾的功能时，曾谈到“肾与人体生长发育有关”，意思是说，人的生、长、壮、老、已的过程，就是肾中精气由弱而强，由强而弱的过程，所以老年人年事已老，自然肾中精气虚弱，临床上，凡治老年人疾病时，无论何种病症，均应考虑到肾虚的因素。我们曾对青少年、壮年、老年人（健康者）的尿17-羟皮质类固醇含量进行测定，发现青年组>壮年组>老年组，说明垂体-肾上腺皮质系统和垂体-性腺系统的功能随年龄变化而变化。有人在研究老年慢性气管炎的病因时，经对老年大白鼠和摘除睾丸或肾上腺的青壮年大白鼠的呼吸道对细菌清除能力进行比较，发现两组均明显减弱，且两组之间无明显差异，说明老年人性腺、肾上腺功能均减退，对外界刺激的防御能力亦降低。国外也有人重视老年人内分泌腺体的研究，日本有人发现睾丸中褐色色素颗粒的出现（提示睾丸功能的减低）与年龄有关，大多在60岁以后出现。

六、久病及肾

各种慢性疾病随着病程的延长，正气逐渐衰弱，所谓“久病及肾”，肾虚证的出现也就日益增多。20世纪90年代，我们曾合作全国十几个地区二十余所医院，对慢性气管炎、消化性溃疡、冠心病、高血压、糖尿病、慢性肾炎，以及慢性妇科病、眼科病等二十余种慢性疾病进行大样本的中医辨证统计分析，发现病程在五年以内者，肾虚证占48.3%，6～10年者占60.2%，10年以上者占80.6%，20年以上者占95.2%，在经过辨证后的补肾治疗后，有85%的患者均获不同程度的好转，从而也说明了“久病及肾”的道理。

第七章　关于肾虚的辨证

中医认为，五脏之病皆有虚实，而唯独肾只虚不实，换言之，肾只有虚证，没有实证。本来，人体元阴元阳之本均在于肾，肾阴为一身阴液之本，肾阳为一身阳气之本，所以就肾虚而言，无外乎偏阴虚、偏阳虚和阴阳两虚三种，若合并其他脏器，则属于兼证范围，以下谨将临床常见的肾虚本证、兼证归纳为十一种。

一、肾阴虚证

临床表现：形体消瘦、腰膝酸痛、眩晕耳鸣、失眠多梦、男子阳强易举、遗精、妇女经少经闭、五心烦热、潮热盗汗、口舌咽干、小便黄赤、大便秘结、舌红少津、脉沉细数等。

辨证要点：以腰膝酸痛、眩晕耳鸣、男子梦遗、女子月经不调和阴虚证并见为要点。

二、肾阳虚证

临床表现：面色㿠白或黧黑，腰膝疲软、精神委靡、形寒肢冷、男子阳痿、妇女宫寒不孕、大便久泻不止、五更泄泻或饭后泄泻，浮肿腰以下为甚，按之凹陷不起，舌质胖淡苔白、脉象沉弱等。

辨证要点：以腰膝疲软，全身功能低下伴见阳虚证为要点。

三、肾精不足证

临床表现：小儿发育迟缓、囟门迟闭、身材矮小、智力低下、动作迟缓、骨骼痿软，男子精少不育、女子经闭不孕、性功能减退、成人早衰、发脱齿摇、耳鸣耳聋、健忘恍惚、老年痴呆、骨软无力、精神呆滞、舌淡、脉弱等。

辨证要点：以生长发育迟缓，生殖功能减退，以及成人早衰表现，并无明显寒热象为辨证要点。

四、肾气不固证

临床表现：腰膝疲软、面白神疲、小便频数而清、尿后余沥不尽、甚或遗尿、尿失禁、夜尿频多、男子滑精早泄、女子带下清稀、或胎动易滑、或女子崩漏、或大便泄泻不止、舌胖色淡、脉沉弱等。

辨证要点：以小便频数清长、滑精早泄、经带清稀、胎元不固为辨证要点。

五、肾阴阳两虚证

临床表现：上述肾阴虚证，肾阳虚证，以及肾精不足证、肾气不固证兼杂并见者。

辨证要点：上述四证兼见者。

六、心肾不交证

临床表现：心烦少寐、惊悸多梦、多梦遗精、头晕耳鸣、腰膝疲软、五心烦热、潮热盗汗、舌红少苔、脉沉细数等。

辨证要点：以腰膝疲软、惊悸失眠、多梦遗精及伴阴虚内热为依据。

七、肺肾阴虚证

临床表现：干咳无痰，或咳嗽痰少，痰中带血，口燥咽干、声音嘶哑、腰膝疲软，骨蒸劳热，盗汗颧红，形体消瘦，男子梦遗、女子月经不调、舌红少苔，脉沉细数等。

辨证要点：以干咳或咳而少痰，腰膝疲软，梦遗，并伴虚热之象为要点。

八、肺肾气虚证

临床表现：哮喘日久，喘促无力、呼多吸少、动则气喘、腰膝疲软、言语无力、乏力少气、舌质淡，脉沉细等。

辨证要点：以咳喘日久，动则气喘，言语无力等肺气虚兼肾不纳气为要点。

九、肝肾阴虚证

临床表现：头晕目眩，耳鸣耳聋，腰膝疲软，失眠多梦，面色㿠白、盗汗梦遗、月经量少、舌红少苔、脉沉细数等。

辨证要点：以腰膝疲软，女子月经量少，面色㿠白等为要点。

十、脾肾阳虚证

临床表现：面色㿠白、形寒肢冷，腰膝疲软，下腹冷痛，久泄久痢，五更泄泻，饭后泄泻，便不成形，肢体浮肿，小便不利，或有腹水，舌质胖淡、边有齿痕，脉沉迟无力等。

辨证要点：以腰膝疲软，久泄久痢，肢体浮肿，并伴有寒证为重点。

十一、心肾阳虚证

临床表现：心悸怔忡，形寒肢冷，小便不利，神疲乏力，甚则唇甲青紫，舌质淡苔白滑，脉沉细等。

辨证要点：以心悸怔忡，肢体浮肿，并伴见虚寒之象为重点。

第八章 谈谈肾保健中应注意的问题

前已论及，肾是人体生命之本，在整个人体生命活动中，起着非常重要的作用，一般地讲，人到中年之后，肾中精气开始虚弱，人体整体素质亦随之衰退，古人有“人过四十，阴气自半”的说法，尽管“40之后”尚不至于“（肾）阴气自半”，但肾中精气不断衰退，则是必然的。

现代医学研究证实，人类在40岁以后肾脏的各项功能渐进性下降，自50～60岁后肾脏功能日趋衰退，甚至于表现出肾脏的形态学变化。

本来，人类出生时肾脏重约50g，随着生长发育逐渐增重，至30～40岁时重量可达250～270g，40岁以后，肾脏逐渐萎缩，重量减轻，至80～90岁时可降至185～200g，减少20%～30%，肾脏体积缩小。北京大学曾采用B型超声法对120例健康人肾脏测量的结果表明，肾脏总体积随年龄增长而减小，70岁以后体积明显下降，80岁时较20岁下降约62cm^3（18.1%）。一般认为，40岁以后大约每10年自然缩小并减重10%，这一倾向在男性较女性更为明显，这样计算，人从40岁开始，肾脏功能一年递减为1%，当然，人有50%也就是一半的肾脏功能就可以基本完成整个肾的生理功能，所以并不会表现出“肾功能减退”。但老年之后肾组织的衰减，即表现为肾皮质的变薄及功能性肾单位数目的减少，则是不可避免的。

总之，中老年之后，无论从中医角度，还是西医角度，其肾的保健是至关重要的。以下从十个方面谈谈中老年肾保健中应注意的问题。

一、注意寒邪的侵袭

前面谈到导致肾虚的原因时，曾简单地讲过寒邪、过六气与六淫。本来，风、寒、暑、湿、燥、火是自然界六种不同的气候变化，分别对应于不同的季节，如春季多风、夏季多暑、长夏（即农历六月）季节多湿，秋季多燥、冬季多寒，这种季节气候的变化，是自然界中万物生长的必要条件，被称为“六气”，《内经》中又叫六元，对人体是有益而无害的。我由于工作的原因，多年来经常去广东，广东人几乎家家注重食补，用药膳、中药，但总的说体质不如北方人，原因很多，我认为其中有一条很重要的原因是广东几乎没有四季气候的变化，用当地人的话讲，叫“长夏无冬，春秋相连”，一年之中只有“两季”，一是气候炎热湿气很盛，一是凉快一点，潮气不重，但根本没有四季的变化。而北方气候，一年之中，热是热、寒是寒，季节分明，尽管不太重视食补药膳，但“人高马大”，面色有红似白，反而体质更强壮一点，我想其中气候的变化可能是一个因素。

六气是正常的，而六淫是非正常的。淫字，从字的本意上讲，为过度、过甚之谓，古称洪水为淫水即为本意。有人说“过与不及均为淫”，“非其时而有其气，有其气而非其时”等，都是这个意思。确切地说，六淫就是使人致病的风、寒、暑、湿、燥、火六种病邪的总称。《金匮要略·脏腑经络先后病脉证第一》上说：“夫人禀五常，因风气而生长，风气虽能生万物，亦能害万物，如水能浮舟，亦能覆舟。若五脏元真通畅，人即安和。寒气邪风，中人多死。”说明自然界的气候变化，虽是生长发育的条件，但又是产生疾病的因素，而人体能否发病，另外一个重要因素还在于人体正气的强弱，正气强盛，则邪不能害，反之则易感六淫而致病。

寒为冬季的主气，寒气太过，伤及人体，使人发病，即为寒邪。寒以冬季最多，但其他季节亦可见到。淋雨涉水，或汗出当风，过用冷气等，亦可使人感受寒邪而致病。

在这里我想起世界卫生组织（WHO）关于医学模式的转变问题，三十多年前，WHO 提出医学模式应由单纯的生物医学模式，过渡到生物-心理-社会三者合一的综合医学模式。换言之，即人的生理、病理、疾病及诊断、治疗、预防、保健等。除了应当考虑其生物因素外，还应考虑到“心理及社会”的综合因素，显然这是现代医学的一大进步。当时，看到现代医学模式的这种变化，我想起中医学“天人合一”的理论。《黄帝内经》上曾以“人与天地相参也，与日月相应也”来表述，中医学简化为“天人合一”或“天人相应”，最简单地说，中医学病因学说中的“外邪六淫、伤人致病”不就是这个道理吗，于是我在天津市中医学会组织的一次学术报告会上，大胆提出了医学模式应当为“生物-心理-社会-自然”的四者统一的综合医学模式，受到与会者的一致赞成，有关报纸还做了报道。后来不久，WHO 再次修改医学模式，定为“生物-心理-社会-环境”的综合医学模式。添加进去一个“环境”，实际上是把我提出的“自然”改为“环境”。我觉得更准确，更加科学化了。但不管怎样，可以说从一个侧面，反映了中医病因学说中“六淫伤人”的科学性。

中医认为，寒为阴邪，易伤阳气，其伤人途径有两个：一是外寒侵袭肌表，损伤卫阳，称为“伤寒”。二是外寒直中脏腑，损伤脏腑之阳，称为“中寒”，后者尤为严重。而中医学的另外一个重要学术观点是“正气存内，邪不可干”，“邪之所凑，其气必虚”，人体正气充足，外寒之邪虽然存在，但不易伤人，若正气虚弱，则很容易感受外邪而发病。人至中老年之后，肾中精气亏乏，所以极其感受寒邪，轻则伤寒感冒，重则直中肾脏，前面谈及的《伤寒论》中的“少阴寒化症”就是直中脏腑的一个例子。我还见过一个 40 多岁的外国男人，每天晚上都开着冷气做爱，每次一个多小时，半个月过来，他得了一种自我感觉“浑身上下骨头关节都疼痛难忍”的病症，去了多家北京、香港、日本的大医院，用了各种药物理疗方法，均无效果。经有关方面介绍到我处就医，诊断为寒邪直中脏腑的“少阴寒化症”，以张仲景《伤寒论》中麻黄附子细辛汤加减，一个多月即告痊愈。

总之，肾保健的第一条就是注意寒邪的侵袭。具体讲，中老年之后，注意保暖，人体的“卫气（即卫外之气）”是以肾气为根本的。肾气足则卫气足，卫气足则不易感受寒邪。另外，睡眠的时候，“卫气行于里”，人体卫外功能最差，所以一旦睡着，即须多加被服，以免感受寒邪。

此外，中老年之后，空调冷气的使用要特别注意，严格地讲，现代使用的“冷气”，还不能完全等同于自然界的“寒邪”，应当属于“虚邪贼风”之列，伤人最重，所以中老年使用空调时，一则不能“直吹”；二则无论多炎热的天气，睡眠时都应将“冷气”关上，以免伤及人体；第三，性生活时，不仅冷气不可直吹，而且温度不宜太低。

二、注意饮食调养

饮食是肾保健的重要内容，它指人体正确地调节饮食结构，以便合理地摄取营养，以补养肾中精气，增进健康、强壮身体、预防疾病，达到延年益寿的目的。唐代著名医家孙思邈曾在其代表著《备急千金药方·食治》中说过：“安身之本，必资于食”，“不知食宜者，不足以存生也”，“是故食能排邪而安脏腑，悦神爽志，以资血气”。

一般地说，饮食所伤多先伤及脾胃，然伤久亦可伤肾，且不少饮食所伤可直接伤肾，所以饮食调养也是肾保健中应注意的一个大问题。

日常生活中，我们常说的注意饮食调养主要指五个方面，即注意饮食不洁，注意饥饱无常，注意饮食偏嗜，注意过寒过热，注意过度烟酒等。近些年来，随着社会的进步，物质生活的丰富，以及生活方式、饮食结构的改变，营养缺乏的情况已经大为减少，营养过度的问题显得突出。肥胖人群日渐增多，糖尿病、高血压、高血脂症、高尿酸血症等发病率大幅度增高，这些都直接或间接地影响到肾脏，出现肾脏疾病。

一是注意控制脂肪和胆固醇的摄入量。胆固醇是动物脂肪中一类脂肪物质，在体内可转化成各种类固醇物质，如胆汁、类固醇激素和维生素 D_3，它与磷脂和蛋白结合，构成细胞的膜结构存在于细胞表面和内部，如细胞膜、核膜和线粒体膜等。胆固醇还是神经髓鞘的重要组成部分，可见胆固醇的生理功能是十分重要的。

但是过量地摄入脂肪、胆固醇，如肥肉、蛋黄等，可促使血管粥样硬化，不仅可造成高血压、冠心病、脑血管病等，间接影响肾脏，而且还可使肾动脉硬化，直接损及肾脏。一般地说，老年人饮食中的脂肪供给，不宜超过进食总量的20%，如以体重60kg 的人计算，每天进食脂肪类食物总量应维持在 50 ~ 60g。进食的脂肪类食物应以不饱和脂肪酸，如鱼类为最佳选择。

二是注意摄入充足但要适量的蛋白质。蛋白质是生命的基础，生命活动在一定程度上，可以说是蛋白质功能的表现。蛋白质是人体内极为重要的营养物质，是作为体内生物合成的主要原材料。在体内，摄入的糖类可以转化为脂肪，脂肪的水解物甘油也可转化为糖。而构成蛋白质的20种氨基酸中称为必需氨基酸的 8 种，则不能由糖或甘油转化生成，只能从食物中获得。蛋白质是人体内唯一的氮的来源，消化吸收的氮量与排出的氮量相等时称为氮总平衡，营养正常的成年人都表现为氮总平衡，若摄取量少于排量则称为负氮平衡，我们常说的“营养不良”，主要指蛋白的缺乏，这种“营养不良”及消耗性疾病等都是一种“负氮平衡”。因此，食物中的蛋白质对人体正常代谢具有十分重要的意义。这里还要指出一点，有些疾病，如慢性肾衰竭时，应限制蛋白的摄入，并根据患者情况定出每天摄入蛋白的总量，但有的患者以为索性一点蛋白也不摄入，是不是对肾脏有好处，实际是非常错误的，结果是“负氮平衡”，营养不良，体质极度虚弱，不利于病情的恢复。

人至中年之后，血清中的各种氨基酸的比值都低于青年人，这就需要补充充足的优质蛋白质，否则会引起中老年的营养不良和贫血。这里要特别提到的是，若干年前人们经常提到的“高蛋白、低脂肪”饮食，需要给予新的诠释，人们现在普遍地生活水平提高，优质蛋白的摄入量大大提高，各种鱼肉、蛋奶丰富充足，这种过多地摄入蛋白，势必加重肾脏的负担，也会影响肾的健康。所以，我们叫“注意摄入充足但要适量的蛋白质”，而不是一味地加大蛋白的摄入量。这里还要提到的是，为了防止大量动物蛋白摄入而导致糖尿病等富贵病，所以也要多吃一些豆类蛋白，豆类素有“素肉”之美称，蛋白质质量与动物蛋白并不相差很远，却不含有动物性食物普遍存在的胆固醇，所以也是中老年比较理想的蛋白来源。同时，注意调节食物的酸碱性。老年人在生活中要有意识的多食用一些偏碱性的食物，如牛奶、豆制品、魔芋、萝卜、土豆、莴苣、南瓜、香蕉、苹果等。多吃含水分较多的食物，如水果、蔬菜，对防治泌尿系统感染具有重要作用。

三是注意高嘌呤食物的摄入。我们知道，血清尿酸含量与食物内嘌呤含量成正比，高嘌呤食物对体内尿酸浓度有显著影响，而高尿酸血症则是导致痛风及肾病的重要原因，所以注意控制高嘌呤饮食的摄入是肾脏保健的重要内容。

一般地说，动物内脏、海鲜、肉汤（长时间炖肉使大部分嘌呤进入汤中）、啤酒等嘌呤含量最高，其次包括大部分鱼类、贝类、肉食及禽类。蔬菜中以芦笋、菜花、四季豆、菜豆、菠菜、蘑菇、花生等含量较多。而奶、蛋、米及面制品和其他大部分蔬菜则嘌呤含量较低。一般蔬菜水果多属碱性食物，可以增加体内碱储量，使体液 pH 升高。尿液 pH 升高可防止尿酸结晶形成和促使其溶解，增加尿酸的排出量，防止形成结石或已形成的结石溶解。不少蔬菜水果中含有少量的钾元素，钾也可以促进肾脏排出尿酸，减少尿盐沉积。另外要多饮水，促进尿酸排泄。此外，血尿酸与体重指数呈正相关，因此应节制每天的进食量，控制每天饮食中的总热量，减轻体重。高尿酸者以饮食控制在正常人的80%为妥，严禁暴饮暴食。

四是注意盐的摄入。钠的代谢是人体代谢中的重要内容，但饮食过咸，会使钠离子在人体内积累过剩，引起血管收缩，致使血压升高，造成脑血管障碍。中老年人食欲减低，往往将食物调咸以增加食欲，这是不恰当的。世界卫生组织建议每人每天食盐用量一般不应超过6g为宜，但我国华北地区盐的摄入量每日可达15g，东北地区甚至可达20g之多，大大超过正常的食盐摄入量，很易出现高血压和肾脏疾病。有人统计心脑血管的病死率，北方高于南方，可能和北方人摄盐量过高有关。

五是注意多饮水。水是取之不尽、用之不竭的物质，也就是我们常说的“饮食”中的“饮”的主要部分。水是人体原生质重要组成部分，水占人体总量的大部分，大体约人体重的60%是体液。当水分减少时，原生质即由溶胶状态转为凝胶状态，致使活力减弱。人体新陈代谢中绝大部分生化反应是以水为媒介的，许多营养是水溶性的，只有溶解在水中才能发挥其生理功能。水还参与重要的生化反应，如水化反应、水解反应等。水又是代谢作用的产物之一，水有利于人体热量散发与保持体温，使人体能够适应寒冷的气候和酷热的天气，能够从事大运动量的活动。水还是人体各器官组织之间的润滑剂，可减少运动时摩擦对身体造成的伤害。由此可见，水对人体的生理作用是极其重要的，是人体重要的不可缺少的物质。

一个正常的人，要注意多饮水，多排尿，以促进人体新陈代谢，促进人体代谢的废物，起到保护肾脏乃至人体的作用。一般讲，一天一个人至少要饮2000～3000ml水，当然，肾脏出现病症时其饮水量如何掌握，则需要视情况而定了。

三、注意适当的运动

“生命在于运动”，“运动有利健康”是人们经常说的两句话，但如果说到“肾的保健”，则应当是“适当的运动”。

早在产生于战国末期吕不韦的名著《吕氏春秋》上即有“流水不腐，户枢不蠹，动也，形气亦然，行不动则精不流，精不流则气郁”的论述，而后，唐代著名医家孙思邈更在其代表著《千金翼方·养性》中，介绍了一些具体的“动静结合”的中老年运动方法，他说：“四时气候和畅之日，量其时节寒温，出门行三里二里，及三百二百步为佳”，“故养性者，不但饵药、餐霞，其在于兼百行。百行周备，虽绝药耳，足以遐年”。史书《三国志·魏书·方技传》中，曾有一个有趣的故事，说的是名医华佗的两个学生吴普和樊阿，向老师请教养生长寿的方法，华佗传给樊阿的是一种“漆叶青黏散”的长寿秘方，使樊阿活了100多岁，而传给吴普的则是流传千古至今的名誉国内外的“五禽戏”，并且告知学生“人体欲得劳动，但不当使极尔。动摇则谷气得消，血脉流通，病不得生，譬犹户枢不朽是也”，吴普以此运动锻炼，结果活到90多岁还“耳目聪明，齿牙完坚”。

现代研究证实，人至中老年之后，适当的运动可减缓人体内分泌衰退过程，增强垂体-肾上腺皮质轴的功能，有利于蛋白质、脂肪、糖类、无机盐等的代谢，增强甲状腺功能，提高细胞的新陈代谢，从而使生命力更旺盛。有人对51名60～90岁（平均69岁）练太极拳平均30年以上的老人与47名不运动的老人做比较研究，结果表明，练太极拳组的老人甲状腺素和血清睾酮浓度及垂体分泌的促激素浓度，都不同程度地高于不运动的老年人。此外，适当运动可以提高人体免疫力也已经是不争的事实。

多年来，我们曾对中老年适当运动与泌尿系统肾脏的关系，进行了系统研究，结果表明适当运动可改善肾脏的血液供应，提高肾脏排泄代谢废物的能力，还能加强肾脏对水和其他对身体有益物质的重吸收，有利于保持人体内环境的恒定，维持水与电解质的平衡，维持泌尿系统的正常功能，从而起到推迟泌尿系统乃至整个机体老化的进程。

另外，适当运动对人体呼吸系统、消化系统、运动系统、神经系统等都有着有益的作用。

当然，中老年的运动我们叫“适当”，也就是说要“恰当”，不可“太过与不及”，不运动不行、过量也不行，每个人要根据自己的身体条件、环境条件、生活条件等，采取适合自己的运动方式。“运动不足”时，会导致体内的代谢，尤其是脂类代谢发生紊乱，引起一系列诸如肥胖病、高脂血症、脂肪肝、糖尿病、冠心病、高血压等病症。而“运动太过”，超过自身的适应量时，也许影响人体的脏腑功能。如持续强烈运动会使尿量明显减少，甚至会出现“运动动性蛋白尿”，这是由于过量运动时，肾小球的通透性增强，或血中乳酸增多使蛋白质体积变小。肾小管上皮细胞肿胀而出现蛋白尿。这是由于不适当的运动而使肾脏功能受到损害所致。

此外，老人突然由过去多年不运动而马上开始剧烈运动如打网球等，致使发生急性心肌梗死或脑出血者，屡见不鲜，亦应特别注意。

四、注意精神调养

精神调养是养肾益肾的重要环节。中医经常将人的精神、情绪变化概括为“七情”，即指人体喜、怒、忧、思、悲、恐、惊七种情志变化，是人对客观事物的本能反应和表现，一般属于正常的生理反应，《礼·礼运》：“喜、怒、哀、惧、爱、恶、欲，七者勿学而能。”《黄帝内经》据此提出了喜、怒、忧、思、悲、恐、惊、畏八种情绪，后世认为“恐与畏同类”，故成为今日“七情”之说，这个七情大致概括了人类所表现出的基本情绪，其中“思”有思维、思考、思虑之意，但在七情中，似乎主要指“思虑”。

中医学认为，人体的情志活动，是以脏腑中的气血阴阳精气为物质基础的，具体地说，七情与五脏有着直接的、密切的关系，《素问·天元纪大论》中说：“人有五脏化五气，以生喜怒思忧恐”，具体地说：“肝在志为怒，心在志为喜，脾在志为思，肺在志为忧，肾在志为恐”。本来，正常的七情，并不致病，但突然的、强烈的，或长期持久的情志刺激，则会超出一个人能适应的能力或耐受程度，则会导致脏腑经络的功能紊乱，气血运行失常，从而使人体阴阳失去平衡协调。这样，七情就成为致病因素，中医称为“内伤七情”，属于致病因素中的“内因”，正如宋代陈无择在其代表著《三因极一病证方论·三因论》中所说：“七情，人之常性，动之则先自脏腑郁发，外形于肢体，为内所因。”

尽管中医学有“怒伤肝，喜伤心，思伤脾，忧伤肺，恐伤肾”的“五志伤五脏”的说法，但历代医家大都认为“五志过度皆可伤肾”，也就是说，无论哪一种情志的太过，均可影响人体体内气机升降、血运畅通和肾中精气的旺盛，从而使肾脏致病，所以保持情绪的平和，注意精神的调养，是肾的保健、养生防病，乃是长寿的重要一环。

20 世纪 80 年代末，世界卫生组织曾作过一次关于人类平均寿命的大型样本的流调，得出三个结论：一是人的平均寿命和运动没有直接的关系，即长期运动的人不一定长寿，长期不运动的人不一定不长寿；二是运动的人生活质量高，也就是说，经常运动的人到一定年龄还能参加各种社会活动，如旅游、登山、游泳等，所以生活质量比别人高；三是遗传因素是人类平均寿命的重要因素，父母长寿，子女自然“加分”，好比一个钢筋水泥的住房，和一间草屋，这个水泥住房再不保养，也胜过那间草屋，这就是先天遗传的原因。当然，世界卫生组织特别强调，遗传因素影响寿命只“表现在差异显著的人群当中”，也就是说，你的父母八九十岁，他的父母五六十岁，那你们俩平均寿命则差异很大，如果父母都在七八十岁，则子女的平均寿命就不会有很大差异了，如果用统计学的术语来说，P 小于 0.05 时，差异就显著了，小于 0.01 时，差异就非常显著了；四是精神因素对人的平均寿命的影响。世界卫生组织经过大量、长期的流调显示，最根本影响人的平均寿命的是精神因素，就是说，精神平和、情绪和缓的人平均寿命较长；反之，情绪波动很大，忽高忽低或长期抑郁、长期郁闷的人则心、脑血管病症的发病率较高，而影响人的寿命。此外，国内外大量研究证实，长期精神抑郁的人，癌症发病率，尤其是消化系统癌症的发病率大幅度上升。我在临床上见过不少患乳房良性肿瘤的妇女，情绪开朗，心情舒畅，几十年过来，仍然没有变化，而有的妇女长期精神抑郁、闷闷不乐，五六年过来，良性肿瘤就癌变了。我也留意过一些食管癌的患者，往往在患病前有一段长期郁闷的历史。《内经》所谓“三阳结，谓之膈”，“膈塞闭绝，上下不通，则暴忧之病也”，异常的情志活动是通过神经-内分泌功能的紊乱和机体免疫功能的降低而促进癌症的发生或恶化的；反之，积极开朗的情志活动则能预防癌症的发生或延长癌症患者的生命。

所以，良好的情绪、健康的心理状态是有助养肾保健、有助人体健康的重要因素。《素问·阴阳应象大论》上说：“圣人为无为之事，乐恬淡之能，从欲快志于虚无之守，故寿命无穷，与天地终，此圣人之治身也。”《医学心悟·保生四要》亦有“人之有生，唯精与神，精神不敝，四体长春”的论述。一个人如果能始终保持安定清静的状态，心情舒畅，心境坦然，不贪欲妄想，多做些诸如绘画、书法、音乐、下棋、旅游等有趣味、有意义的活动，陶冶情操，修性怡神，则可达到养肾护肾、防病长寿的目的。

20 世纪 80 年代初，我曾搞过一次天津市长寿老人健康、心理、社会的综合情况调查，当时全市 90 岁以上老年人共 2060 人，100 岁以上长寿老人 6 人。在 2000 多 90 岁以上的老人中，我们见到了 300 多人，100 岁以上的 6 个人，我们不仅全见到了，而且对其中 3 个人全程观察投药至去世。这 6 位百岁老人全是女性，下面，我举两位百岁老人的例子，说明精神情绪对长寿的影响。

一位王氏老太太 101 岁，当我第一次费了很大周折找到她家时，见到一位 70 多岁的老者，他说王老太太是他母亲，不住在这儿，住在宝坻县，我想进一步问问家庭情况，这位老者很不愿意回答，我只好走了。过了两个多月，我再次来访，老者仍然说没在，以后又去了几次，结果均没在。到第五次去时，又碰了钉子，我刚要走出他家，坐在他家门口附近有几位妇女，其中一位对我说：“这位大夫，他家 100 多岁的老太太就住在家里，没在外边儿。”听到此话，也没顾及问在哪，急急忙忙又返回去，找到那位老者，我很诚恳、详细地说明了我们是搞老年人健康状态研究的，当时我在天津中医药大学研究生教研室任副主任，专门从事肾的研究，对百岁老人进行全面查体，并根据情况投药，这一切都不收取任何费用。也许被我多次来这儿感动，也许被我这一席话感动，他说了一句：“就在对过儿。”本来这是一排排新中国成立后盖的“工人新村”，每间 10 平米，一米多的夹道对面，每家一间小厨房，厨房的门窗敞着，看不到有人，我问：“在哪儿了？”老者说：“旁边儿。”原来在两家两个小厨房中间，小小的一块地上搭起一个三角形的小屋，我原以为是放煤的，所以没留意，仔细一看，有一个狭窄的小木门，打开木门，里面一股污气冲鼻，昏暗的灯光下，在用砖砌起的一个窄窄的小炕上，躺着一位老太太，这就是 101 岁的王氏老太太。开始她很不配合，不检查，也不大理我，但她脑子非常清楚，说话条理很清楚，我慢慢地、不厌其烦地、仔细地、很真诚地对她讲我们是干什么的，查体有什么好处，应当服什么药等，而且给她房子做卫生，送去蛋糕，给他儿子，也就是那位 70 多岁的老者送去精美的挂历（当时挂历是很稀缺的礼品），我还从自己工资中拿出十块钱给了这位百岁老人和她的儿子（当时我的工资每月只有 60 多元），一来二去终于感动了他们，老太太很好，她儿子也很好，叙述生活历程、家庭情况、性格特点、喜恶哀乐等。抽血检查、尿便常规、心电图及望闻问切等，在当时的医学条件，在家里躺着不能去医院的情况下，可谓尽到了最大的努力，最高的水平，查体的结果，老人的身体情况几乎一切正常。

在我们和老人交往的几年中，发现她每天的三顿饭几乎都是她儿子或孙女送进来的半个馒头和一杯白水，儿子很孝顺，大小便大多他打理，但饭食实在太差了，后来她长了几颗牙，有时孩子们送进一点菜，几乎没人和她聊天谈话，我去了坐在她炕前一个小板凳上，聊上半小时，有时还买点蛋糕一小块一小块地给她用水送，她非常开心、高兴。后来就经常盼着我去，有一次她突然很严肃地问我："你是不是觉得我的孩子都不孝顺?"我忙说："没有、没有，您的孩子都很孝顺。"她没理我，接着说下去："张大夫，你对我很好，但如果我让你每天三次给我送馒头和水，你可能做不到吧!"，一句很简单，但很精辟有力的语言，让我顿时感到激动、甚至可以说是震撼。老太太太明白了，世理看得太清楚了，同样一件事，看好是它，看坏也是它，如果老太太想"每天吃这种饭，太难了"，那她心情情绪都会很郁闷，很痛苦，反过来她想"到这么大年纪，每天还能保证有儿女三顿送饭、送水，伺候大小便，已经很不错了"，那她就活得很快乐、很开心，这就是一种肾的保健，就是一种养肾，她就能长寿，就能活到百岁，所以精神调养是养肾保肾的重要一环，这位老太太一直活到105岁仙逝。

再举一个例子，刘氏老太太，我们找到她时她整100岁，住在一个当时叫"偏单"的公寓里，一大间一小间一个走道，因为提前通知她们家了，电视台、电台、日报社、晚报社联同我们研究小组一行十几个人，一同到她家，所以她家收拾得很干净，儿子儿媳孙子孙女全家准时迎候我们，见到刘老太太时，才发现这是一个双目失明三十多年的盲人，躺在这个偏单的大房间内，当记者问到她长寿的秘诀时，她说："秘诀就是一条，儿媳妇好。"于是记者赶紧叫来她儿媳妇，一个七十多岁的老人，然后照了一张儿媳妇给老太太梳头的照片，第二天刊载在报纸上。过了一个来月，我们小组又自己去查体了，也是提前告诉她，发现她住在偏单的小屋内，我们也没理会。又过了三个多月，有一次我自己从她家过，无意中想上楼去看一下她，当我敲门后，发现开门的竟是这位百岁老太太，家中只有她一个人，我惊奇地发现，她竟然住在狭长楼道上搭起的一个窄窄的木床上，她熟练地在楼道中走动，尽管双目失明，但可以知道厨房、厕所等每一个房门，她坐在狭窄的床上对我说："张大夫，我本来就住在楼道的这张床，你们第一次来时，又是电视、又是报纸，我就说在那个大房间里住，后来你们来，我临时在小房间，实际我就在这儿住，这儿很好，我是个瞎子，对我来说，大房小房都一样，我一百多岁了，有人给我做饭，有人给我洗衣服，我已经很满足了。"一席居高临下、看破人生的谈话，让我觉得眼前这位百岁老人是这样了不起，这样伟大，由此也证明，精神调养对人体的影响是多么大了。

总之，一个人能保持精神愉快，情绪舒畅，恬淡宁静是肾保健的重要内容，《内经》上提示了"恬淡虚无"的保肾养生思想，指出"恬淡虚无，真气从之，精神内守，病安从来"。

五、注意睡眠的养生调养

睡眠是养肾、保肾的重要内容，人的一生中有1/3的时间是在睡眠中度过，古人有："眠食二者为养生之要务"、"能眠者，能食，能长生"的说法，睡眠能使身体清除疲劳，恢复体力，使肾精保持充足，使身脑得到充分的休息。动物实验表明，动物饥饿25天时仍可恢复健康，而5天不睡眠就有可能导致死亡，由此可见，从某种意义上讲，"睡眠比饮食更重要"。

中医学认为，睡眠是阴阳消长平衡的一个过程，阳入于阴则成寐，阳出于阴则为寤。《灵枢·大咸论》上说："阳气尽则卧，阴气尽则寤。"《灵枢·口问》又说："卫气尽日行于阳，夜半则行于阴，阴者主夜，夜者主卧，阳者主上，阴者主下，阳气尽，阴气盛则目瞑，阴气尽而阳气盛则卧矣。"这里阳是指白昼活动，兴奋的过程，属功能；阴是指静止、休息、恢复的过程，属物质。

过去有一个公认的说法，认为人老了之后，睡眠时间减少了，每天五六个小时就可以了，老年人睡眠迟，醒得早，睡得浅，晚间醒的次数增加，尤其老年男性，由于前列腺肥大，夜尿次数增加，更影响了夜间睡眠，所以貌似老年人就应该少睡眠。但近年来的大量研究证实，老年人必须保证每天 7 ~ 8 小时的睡眠，才可以达到填肾精、养肾气的目的，还有的研究表明，每天平均睡眠不足 4 个小时的人，死亡率是前者的 2 倍，所以保证睡眠是养肾的重要一环。

在这里要讲一下睡“子午觉”的问题。中医学认为“天人合一”，也称“天人相应”，就是说“人与自然是一个统一的整体，自然环境处处影响着人的生理、病理及治疗、养生保健等，人也应该时时处处地适应、配合这种不断变化的自然环境”，只有这样，才能做到“天人相应”、“天人合一”。睡眠也是这样，中午的时候（午时指中午 11 ~ 1 点），外界阳气最盛，“午时睡眠可养肾阳”；夜半之时（子时指夜半 11 ~ 1 点）外界阴气最盛，“子时睡眠可养肾阴”，“午时不睡伤其（肾）阳，子时寐耗其（肾）阴；伤其阳者嗜眠，耗其阴者失眠”，也就是说，中午不睡午觉则伤肾阳，肾阳伤则下午易嗜睡、困乏；夜半不睡则伤肾阴，肾阴伤则过了半夜 1 点后难入睡，所以睡“子午觉”，实是养肾阴，得肾阳的重要方法，老年人更应该如此。此外，尽量做到“自然醒”，尤其老年人，更为重要。

由于工作的原因，我多年来经常在广东，发现广东人包括港澳人，多不睡午觉，他们把睡午觉称为睡懒觉，中午从不休息，而且晚上睡觉多睡得很晚，无论有事没事，大都磨蹭到夜半 1 点左右才睡，即或早上晚起一会儿，也多半 7 点前起床，每天平均只睡 5 ~ 6 个小时，所以广东人多体质不好，多肾虚，近些年来，随着改革开放，南北交流，广东人也逐渐认识到睡“子午觉”的好处，睡午觉及每晚早睡的人逐渐增多，这对养肾保肾无疑是有好处的。

此外，睡眠的方式、环境与养肾也有一定关系。唐代著名医家孙思邈认为：“凡人卧，春夏向东，秋冬向西，头勿北卧及墙北亦勿安床。凡欲眠，勿歌咏，不详起。上床先脱左右，卧勿当舍下。卧勿留灯烛，令魂魄及六神不安，多愁怨。人头边安炎炉，日久引火气，头重目赤及鼻干。夜卧当耳勿有孔，吹入即耳聋，夏不用露卧，令人面皮厚，喜成癣或作面风。冬夜勿覆其头，得长寿。”

宋代蔡氏在《睡诀》里提出“睡眠而屈，觉正而伸，早晚以对，先睡以对，先睡心，后睡眼”，由于心脏的位置，睡眠一般以右侧卧位较为合适。

总之，睡眠与养肾有着至关重要的关系，保证睡眠时间，讲究睡眠方法无疑对人体健康有着至关重要的关系。

六、注意性生活的适度

前面曾经谈过，中医学并不是认为一切性生活都是伤肾的，都是对人体不利的。恰恰相反，中医学认为性的要求是人的正常生理表现，无论男女到了一定年龄后，都会有性的要求，“女子二七（14 岁）”、“男子二八（16 岁）”后，肾精逐渐充盛，女子月经“以时下”，男子“精气溢泻”，都是正常的性的表现，正如孔子所讲“食色性也”，人的天性，也可以说人的本能，如果人到正常年龄后没有性的要求，反而是一种不正常的病症的表现。医学上常说的“房事不节”，系指性生活的过度，包括次数频繁，每次时间过长，早婚或手淫过多等，“房事过度”在古医术中有时也称“房室过度”，是一个意思。房事不节则使肾中精气受伤、亏损，人体正气损伤，则百病丛生。陈无择在《三因极一病证方论》中将“房事”列为“不内外因”，《景岳全书·论虚损病源》中说：“色欲过复者，多成劳损”，“精强神亦强，神强必多寿；精虚气亦虚，气虚必多夭”，“设禀赋本薄，且恣情纵欲，再伐后天，则必成虚损”，由此可见，房劳过度，损伤肾精，阴虚及阳、阴阳两虚，必然出现腰膝酸软、头晕耳鸣、两目干涩、神疲乏力、健忘失眠、梦遗滑精、阳痿早泄、性欲减退、男子不育，或女子白淫、闭经、崩漏、女子不孕等。

有人曾对古代皇帝的寿命进行过统计，除康熙、乾隆等有限的几个皇帝长寿至 80 多岁外，多数皇帝寿命不长，有的年轻轻即夭折，这不能不和皇帝三宫六院、七十二妃子的色欲过度有关。

这也从另外一个角度证实戒制房事的重要性。

至于性生活到底以多少日一次为正常，应随不同年龄、不同体质而有所区别，如三十岁左右的年轻人，一周可三次左右，四十岁左右一周两次左右，五十岁左右以一周一次左右，六十岁左右半月至一个月一次左右，七十岁以上随个人情况而定，原则上以第二天自我感觉为准，如果第二天仍感疲乏、体力不支，尚未恢复的人，即系为“过度”了，反之则属“正常”的表现。

七、注意定期查体

定期查体是肾保健，以至整个人体保健的重要内容，当前，随着社会的进步，人们生活水平的提高，查体已经变成人们日常生活的重要组成部分。对于没有特殊疾病的人，一年一次查体，应当成为惯例，如果有条件的人能做到半年一次查体，则更为恰当。

为什么要进行定期查体呢？原因就是要了解自己的身体，提前发现病症，以便及时采取措施。我们知道不少疾病提前很长一段时间是没有症状，没有表现的，一旦发现病症就为时已晚，只有通过体检查体才能早些发现。拿一个常见病“痛风”来看，在痛风发病前很长一段时间内，患者没有任何症状，只有通过血液检查才能发现血尿酸升高，我们称为高尿酸血症，这是痛风病的第一期，而后才会发生急性痛风性关节炎发作期，患者下肢关节，尤其是脚趾、大踇趾红肿热痛，在这以前单单是高尿酸血症时，不查体、不验血是不会发现的，如果提前发现，及时使用降尿酸药物，就避免了痛风病的发生。另外，不少肿瘤的早期发现是肿瘤之后的重要因素，早一天发现，早一天治疗就能延长患者的生命，甚至可以根治肿瘤，而早期肿瘤几乎 80% 以上是没有症状的，也能靠查体发现，所以对于肿瘤，定期查体更显得很重要。

查体内容又分为一般查体和特殊查体两种，一般查体指全身性常规查体，每个人可根据自己的身体状况、年龄性别及经济条件选择不同的“套餐”，现状全国多数大型综合性医院都设立了体检中心，设立内容、价格不同的“套餐”供人们选择。社会上还新建立了不少的单独从事体检的各种健康中心、体检中心等，设立在天津市武清区的泰济生医院国际健康管理中心，无论从设备、检查项目、专业人员配备等，都堪称世界一流水平。那里有中国第一台 64 排 128 层 PET-CT，全国第一台进口德国炫速双源 CT，亚洲第一台荷兰制造的全景高场开放式超导型磁共振，全世界体检中心中第一条美国制造的生化免疫流水线，可对肝肾功能、免疫功能、脂类代谢、激素类、肿瘤标志物等 200 余类 1500 多项指标进行检验，此外如美国“ABI3500 型”基因分析仪也是世界上迄今为止最大的基因排序分析工具，可对 28 种心脑血管疾病、肿瘤疾病进行特定致病基因的风险评估。这里尤其要提出的是，泰济生健康中心除了具有最现代化的现代医学体检外，还拥有一支中国最高水平的中医体检专家队伍，对每一个体检人员进行全方位的中医望、闻、问、切诊断，并给予最终的中医“辨证”分析与结论，这使得体检人员得到一个“中西医结合”的、多维的、“病、证”结合的结论，为中西医结合调理病证打好基础。

特殊查体指针对自己的疾病选择定向的查体内容，如心血管病重点查心脏，肾脏患者重点查肾脏等，这里我举一个常见的糖尿病肾病的查体例子。一般说，2 型糖尿病是不影响人的寿命的，照样可活九十岁、一百岁，但主要是避免并发病的出现，而糖尿病的并发病很多，从头到脚都有，诸如脑卒中、冠心病、糖网病、糖肾病、多发性神经炎等，所以国际糖尿病联盟（IDF）也有这一个说法：“避免糖尿病并发病出现的要素在于：有效地控制血糖，有效地控制血压和有效地控制血脂。”我在后面加了一句话，即“有效地保护肾脏”，也就是说，只有“有效地保护肾脏”，才可以避免糖尿病肾病的出现。糖尿病肾病按国际上通用的丹麦 Mogensen 氏分类法，可分为五期：第一期为肾小球高滤过和肾脏肥大期。这一期肾脏受累很小；第二期为正常白蛋白尿期。这一期肾小球滤过率高于正常水平，运动后尿中白蛋白排出率升高（UAE>20μg/min），但休息后可恢复正常，如果在这一期中能良好地控制好血糖，则患者可长期地稳定在该期；第三期为早期糖尿病肾病期，又称“持续微量白蛋白尿期”。UAE 持续升高，其 24 小时尿白蛋白达 30 ~ 300mg，血压升高，如果这期能抓紧治疗，亦可有良好效果；第四期为临床糖尿病肾病期。这期 24 小时尿中白蛋白大于 500mg，水肿等症状相继出现，GFR（肾小球滤过率，表示肾功能）持续明显下降，平均每月下降 1ml/min；第五期，也就是最后一期，为终末期肾衰竭期，很快进入尿毒症阶段。在这五期中，到第二期，甚至第三期患者都不会有什么症状表现，如果不进行尿的检查，不会发现问题，而一旦出现症状，则患者已进入第四期，所以有效地、有针对性地查体是非常重要的。

这里我想到这样一件事，在过去很长一段时间内，北欧五国的平均寿命都在世界各国中名列前茅，而近年来日本的平均寿命跃居世界前列，究其原因，用日本人的话说，“半年一查体，是其中重要原因之一”。

八、注意药物性肾损害

肾脏是机体代谢并排出代谢废物、化学物质及各种药物的重要器官，由此也就成为这些物质导致损伤的主要靶器官。医学上将职业、环境理化因素或药物所造成的肾损伤统称为中毒性肾脏病，而药物性肾损害则是其中最常见的类型之一，所以注意药物性肾损害是肾保健的重要内容。

药物为什么容易引起肾脏的损害呢？原因大体有这么六个：一是由于肾脏血流特别丰富，其血流量约占心搏出量的 1/4，每分钟流经肾脏的血流量为 1200 ~ 1400ml，大量药物可随血流到达肾脏，从而产生肾损害；二是肾小球毛细血管内皮细胞面积很大，若能展开的话，成人约 1.5m^2，由药物致敏的抗原-抗体复合物容易在肾小球毛细血管丛内沉积，产生过敏性血管炎；三是肾小管上皮细胞对多种药物有分泌和重吸收作用，增加了药物对肾小管的直接毒害作用；四是肾髓质中对流浓缩系统的作用，使髓质肾小管和乳头部药物浓度显著增高，极易发生肾乳头坏死；五是肾小管在酸化过程中的 pH 改变，可影响药物的溶解度，造成某些药物在肾小管内沉积，损害肾小管；六是当药物排泄时，许多肾实质细胞的酶系统被抑制或灭活。由于上述六个因素，许多药物在经过肾脏代谢或排泄的过程中，由药物的直接毒性作用，或过敏反应，或其他因素，导致药物性的肾脏损害。

一般地说，药物性肾损害的发生率难以获得确切的统计资料，其主要原因在于有的药物性肾损害表现为很轻微或一过性而被忽视；有的虽很明显，但被临床医生误诊为其他普通肾脏疾病等，但据国内外有限的统计数字，其发病率呈现高速上升趋势。

临床容易导致肾损害的药物大体上有如下几类。

（一）抗生素类

严格地讲，临床上常用的抗生素大都有不同程度的肾毒性。当前由于抗生素的广泛应用，尤其滥用抗生素现象的普遍发生，由抗生素引起的急慢性肾脏损害也就经常出现。我们根据抗生素对肾毒性的大小，可将抗生素分为四类：一是肾毒性大的抗生素，包括两性霉素 B、新霉素、头孢噻啶；二是中度肾毒性抗生素，包括庆大霉素、卡那霉素、阿米卡星、链霉素、四环霉素、磺胺类等；三是肾毒性较小的抗生素，包括青霉素类、头孢唑林钠、头孢拉定、土霉素、利福平等；四是不引起或较少引起肾损害的抗生素，如红霉素、氯霉素、强力霉素、头孢曲松钠等。

对于肾脏疾病患者必须使用抗生素时，要注意除尽量选用肾毒性较小的抗生素外，还要注意避免长时间用药，避免与其他肾毒性药物协同使用，避免与强利尿药合用，以防止循环血容量不足，加重抗生素的肾毒性，当然更重要的是注意监视肾功能，及时检查尿液等。

（二）解热镇痛药

解热镇痛药指非甾体类抗炎药物，包括阿司匹林、非那西丁、布洛芬、保泰松、吲哚美辛、吡罗昔康等。此类药物因其有抗炎、解热、镇痛作用，而在类风湿关节炎、颈椎病、偏头痛等慢性病中长期服用，由此引起慢性间质性肾炎和肾乳头坏死等。

（三）造影剂

造影剂常应用于静脉肾盂造影，血管造影、胆囊造影和增强计算机体层摄影等。造影剂可因其高渗性直接损伤肾小管及肾缺血、肾小球滤过率下降而发生急性肾衰竭。造影剂所致急性肾衰竭常见于原有肾功能不全、糖尿病或脱水的患者。

（四）中草药

一般人有一个误区，认为服用任何中草药都是安全、无毒副作用的，实际是不正确的。《淮南子》上载："神农尝百草，一日而遇七十毒。"明代张景岳云："药以治病，因毒为能……毒药攻邪也。"这些论述都说明有些中草药也存在或多或少的毒性，其中最突出的是"马兜铃酸肾病"。

20 世纪 90 年代初，比利时医生在给妇女使用香港减肥药"苗条丸"时，出现数十例肾衰竭尿毒症，于是将其称为"中草药肾病"。后来经过中外学者的近十年研究，发现真正导致肾损害的是马兜铃科药物，如马兜铃、广防己、关木通、青木香等，因而将其命名为"马兜铃酸肾病"。由此引起了因长期服用龙胆泻肝丸（内含关木通）、冠心苏合丸（内含青木香）等药物而导致尿毒症的患者的反应。我曾接触诊治过 200 多例因服用上述两种药而致尿毒症的患者，统计分析表现，连续每天两次服用一袋龙胆泻肝丸 10 ~ 12 个月，可导致尿毒症；连续每天两次服用一丸冠心苏合丸，亦可导致尿毒症。2006 年我曾参与一次中华医学会的医疗纠纷鉴定，一名妇女服用带有马兜铃中药的汤剂，治疗支气管哮喘，服用两年后哮喘治愈，但发现尿毒症，由此又到其他医院透析，并做肾移植，而后在报上发现"马兜铃酸肾病"报道后，与当初治疗哮喘的医院发生纠纷。鉴于当时《中华人民共和国药典》并未记载马兜铃科药物的肾损害问题，故医院方面只做了人道上的一种歉意补助，而并未列入医疗事故。当然现在最新的药典已经把这种马兜铃科药物的肾损害列入，如果医生再随意开具这种药物，则属于违法范围。

药物性肾损害都有什么表现呢？一般地说，表现为急性肾衰竭、急性过敏性间质性肾炎、慢性间质性肾炎、肾炎与肾病综合征、梗阻性肾脏损害五种，当然，不同的药物所引起的肾脏损害部位不同，组织学改变不同，临床表现不一，但蛋白尿、血尿、水肿、血压升高、夜尿多，以至血肌酐升高、尿素氮升高、贫血、双肾萎缩等，都是非常重要的临床表现。

此外，中草药中乌头、苦楝皮、秋水仙、苍耳子、益母草等，也对肾脏有或多或少的损害，临床使用亦应特别注意。

九、注意预防继发性肾病

肾病从发病学角度，可分为原发性肾病和继发性肾病两种。顾名思义，前者指开始就发生在肾脏的疾病，如急慢性肾炎、肾病综合征、肾盂肾炎、多囊肾等；后者指发生在其他脏器的疾病，而后影响到肾脏的疾病，也就是说，继发于其他疾病的肾脏疾病，称为继发性肾病，如高血压肾病、糖尿病肾病、紫癜肾等。

显而易见，控制继发性肾病的原发病，是预防继发性肾病的重要一环。在这里我举一个临床最常见的因没有控制好高血压，而导致肾病，以至最终导致尿毒症的例子。

高血压是指血压大于等于140/90mmHg，其中，140mmHg为收缩压，俗称高压；90mmHg为舒张压，俗称低压。血压的测量值主要以人体安静状态下两次以上血压值为依据。

这些年来，美国和欧洲心脏病协会相继发表了新的高血压诊断标准，提出理想血压为120/80mmHg，高压在120～140mmHg，或低压在80～90mmHg为高血压前期或血压高值。建议健康人群，应将血压控制在130/80mmHg以下。我国从1950年以来进行了四次血压普查（1959年、1979年、1991年、2004年），结果显示高血压发病率呈现进行性升高、目前我国高血压患者已超过1.6亿，男性略高于女性。

高血压分为原发性高血压和继发性高血压，原发性高血压病因不清，基本上是终生服药，很难治愈，准确地讲，叫“控制血压”；继发性高血压大多可找到原因，如肾动脉狭窄、嗜铬细胞瘤、原发性醛固酮增多症等，只要解除病因、治愈原发病，则血压大多可恢复正常，但继发性高血压只占所有高血压的10%。

临床上我们发现患高血压的患者，经常有两个误区：一是“以症状的有无作为服降压药的标准，而不是以血压的高低作为服药的标准”；二是一旦服用降压药血压正常后，就自行停服降压药，认为血压正常了，再服就把血压降的太低了。这是两个认识的误区，我在临床上发现，不仅农村农民、工厂工人会出现这两种误解，而且不少身居高官、满腹经纶的学者也存在这两种误区，结果出现不应当出现的肾损害，甚至肾衰竭。

我们知道，高血压有分期、分级之说，分级指将高血压升高的水平分为1级、2级、3级，1级是血压140～159/90～99mmHg，2级是160～179/100～109mmHg，3级是大于等于180/大于等于110mmHg，当然，级越高危险性越大。而高血压的分期则是以高血压可造成的“靶器官”的损害轻重为基础性的，我们知道，单纯的高血压是不会死人的，它是以影响至靶器官，造成靶器官的损害来影响人体生命的。而靶器官则包括心脏、脑、眼、肾等，其中肾即指高血压的肾损害。

我们在临床上经常遇到这样的患者：一发现就是尿毒症，其原因很多是由于不认真服用降压药造成的，今天头晕服降压药，明天头不晕就不服降压药，有时人体适应了高血压后，没有症状则长期不服降压药，结果造成高血压的肾损害，一旦发现已属慢性肾衰竭晚期，或尿毒症了，所以，我们讲控制好继发性肾病中的原发病，实际上是防止肾病的重要一环。我经常给患者举这个例子，高血压好像是颗子弹，控制好它，使它不至于伤人、伤物，那就不构成危险，如果控制不好，则会出现伤及其他，甚至伤及人体的生命了。

十、注意科学使用保健品

近三十年来，随着人们生活水平的提高，人们对于健康、长寿的要求日趋强烈，随之而来的多种多样的保健品应运而生。初期多追逐“古人”、“古方”、“御医”、“御方”、“几千年前的宫廷秘方”等，越古越好，越奇越好；后期又开始追逐“洋人”、“洋方”，找点“高鼻梁、蓝眼睛、讲洋话”的洋人做广告，名为“科技最新产品”、“世界各国流行”等。据不完全统计，从改革开放至今，已有近万种保健品相继问世，当然，每个保健品都寿命不长，周期很短，最多几年就声消匿息了。

我们必须承认，在这众多的保健品中，不少保健品有一定，甚至很强的科学性，处方严谨，用药精良，工艺先进，确有一定效果，对人体的免疫力、人体的体质，用中医的话说，对“肾中精气的增强”，有着很好的疗效。但也不能否认，不少保健品中处方草率，用药粗糙，工艺落后，或是配方不错，但实际用药不足，甚至伪劣假冒，对人体毫无益处，所以科学地使用保健品，尤其对于老年人是特别重要的。

如何科学地选择保健品呢？我们认为一是要选择正规企业的产品，查其有否国字药监局的批号，检查其包装、外形及是否过期等。二是很重要的一条，最好在医生的指导下使用，请医生诊治后再用，以保证对症，保证效果。

第九章　健身防病长寿的基本大法——补肾活血法

补肾活血法是一种新兴的中医防病、治病的基本大法，此法是我于1978年在学术界首先提出，三十多年来，不但得到中西医学术界的公认，而且已在几十个学科二百多种疾病中得到广泛应用，并取得良好的疗效，国内外中西医学术界一致认为，这是当今人类健身防病长寿的最佳基本大法。

一、补肾活血法的概念

补肾活血法是将补肾法与活血法有机结合，高度统一，通过补肾促进活血，应用活血加强补肾，两者相互协同、相互促进，达到改善肾虚血瘀的病理变化，使作为人体生命之本的肾之精气更加旺盛，经络气血更加通畅，从而达到使机体阴阳平衡、邪祛正旺目的的一种防病、治病的基本治疗大法，它绝不是补肾法与活血法的简单迭加，或同时使用。从某种意义上讲，补肾活血法是通过调节神经、内分泌、免疫功能，改善微循环，改善血液黏稠状态等作用，以治疗各种慢性病、健身防病，以至延缓衰老，达到长寿目的的一种基本大法，也可以说是一种防病、治病的非特异性疗法。

二、补肾活血法的提出

20世纪70年代，我们在对天津市及河北省不同性别、不同年龄、不同疾病患者及包括健康人（指西医未查出任何疾病者）在内的上万人，进行中西医的常规查体，发现了一个有趣的现象，即尽管性别不同、年龄不同、所患疾病不同，甚至多数年龄超过四十岁的所谓“健康人”，都或多或少地存在着中医辨证为“肾虚血瘀证”的表现，而且随着年龄增长，呈现一种上升趋势，由此，我们提出“肾虚血瘀证”是各种病症及衰老的病理学基础，并由此提出“补肾活血法”，通过临床治疗反证了这一理论。

三、肾虚血瘀证的流调统计分析

以下是我们对1135例40岁以上随机抽样的人群，进行的疾病谱和“肾虚血瘀证”的流调统计分析，发现无论心脑血管病、糖尿病等慢性病的发病率与年龄呈现何种关联，而“肾虚血瘀证”的发生率都随着年龄的增长，呈现上升趋势，尤其在60岁以上的人群中，无论是患有慢性疾病的人群，或所谓“亚健康状态”的人群，几乎百分之百地出现“肾虚血瘀证”（表9-1）。

表 9-1　1135 例 40 岁以上随机抽样人群的病症分析

病症 / 例数及百分比	疾病谱									肾虚血瘀证
	高血压	冠心病	糖尿病	脑中风	慢性气管炎	慢性肝病	其他慢性病	亚健康	健康	
40～49 岁（172 例）	9	2	3	1	2	2	28	66	59	148 例 86%
50～59 岁（184 例）	11	10	9	4	6	15	29	60	40	180 例 97%
60～69 岁（362 例）	32	28	42	8	10	18	41	161	22	360 例 99%
70～79 岁（212 例）	29	20	21	13	12	8	48	55	6	210 例 99%
80～89 岁（157 例）	19	21	13	12	9	7	41	34	1	157 例 100%
90 岁及以上（48 例）	6	5	6	7	3	1	15	5	0	48 例 100%

对于上述 1135 例 40 岁以上人群，我们进行补肾活血法的投药治疗，结果 95% 以上人群的肾虚血瘀证得到改善，且其原患的不同种慢性疾病亦得到不同程度的好转，既显示了中医辨证论治的效果，又显示了补肾活血法在非特异性治疗上的重要作用。

四、通用“补肾活血方”

我们通常使用三个处方，大家可根据自己情况选择使用。

第一方：西洋参 6g，冬虫夏草 2g，田三七 3g，陈皮 3g，丹参 3g，每天煲汤服用。

第二方：西洋参 6g，冬虫夏草 1g，田三七 3g，陈皮 3g，覆盆子 3g，每天煲汤服用。

第三方：西洋参 3g，女贞子 3g，旱莲草 3g，丹参 3g，覆盆子 3g，陈皮 3g，每天煲汤服用。

方中西洋参性味甘凉，古来为补肺肾之气、益胃生津之佳品，近年来研究证实，西洋参对于缓解衰老症状的出现，总有效率达 90% 以上，对肾虚患者总有效率亦达 92%，可明显增高老年人红细胞过氧化物歧化酶（SOD）的活性，降低血清脂质过氧化物（LPO）水平，提高 SOD/LPO 比值，降低血清单胺氧化酶 B 活性，改善雌二醇/睾酮比值及延缓老年人函数月龄的效果。

冬虫夏草是一味当今中药中最名贵的补益药材，与人参、鹿茸齐名，誉为中药之“三宝”，有“东方珍宝”之称，古人认为它“冬则为虫，夏则为草”，故名曰冬虫夏草。我们临床上常用的冬虫夏草多指分布于我国青藏高原及周边省份高寒地区的，由中华冬虫夏草菌寄生于昆虫纲、鳞翅目、蝙蝠蛾科、蝠蛾属幼虫，感病后而形成的虫菌结合体，其他类群不应该算正宗的虫草。

按现在考据，最早记载冬虫夏草的应当是在公元 700 多年的《月王药诊》一书，记载冬虫夏草能“治肺部疾病”，而后《中华藏本草》中发展为“润肺、补肾”，至清《药性考》中明确提出“秘精益气，专补命门”，将冬虫夏草的功效提到一个很高的地位，而且很快传到日本及欧洲，广受欢迎。

按中医正统的说法，冬虫夏草性味甘平，归肾、肺二经，有补肾阳、益肾精之强效，疗效持久，且不热不燥，阴阳并补。记得 20 世纪 70 年代时，我用冬虫夏草对治疗肾脏疾病时，临床用者甚少，1979 年的一次全国性学术会议上，以冬虫夏草治疗肾病的论文仅我一篇，而今我作为全国中医肾病学会主任委员主持每年的肾病学术年会时，冬虫夏草的应用问题已成为一个专题，几乎每次都有百余篇交流论文。

近年研究证实，冬虫夏草含有蛋白质、多种氨基酸（其中多为人体必需氨基酸）、脂肪、粗纤维、糖类、碳水化合物、维生素、多种微量元素，以及胆甾醇软脂酸、麦角甾醇过氧化物、麦角醇等。其药理作用为增强肾上腺皮质激素的合成与分泌，有一定的拟雄性激素样作用和抗雌激素作用，对性功能紊乱有调节恢复作用。另外，可明显改善肾衰竭患者肾功能状态，提高细胞免疫功能，所以冬虫夏草当今价格一直飙升是有其实质原因的。

田三七性味甘温，特点是既是活血化瘀之佳品，又为止血之良药，此外还有补虚强壮的作用，所以民间常以此品与母鸡或猪肉炖服，治虚损劳伤。药理研究证实，三七具有抗血小板聚集及溶栓作用，并能促进多功能造血干细胞的增殖，具有造血作用。

覆盆子甘酸微温，入肾肝二经，功效补益肝肾、固精缩尿，且可明目；丹参活血化瘀，行血祛滞，为当今活血化瘀中药之上品；女贞子、旱莲草，合之为二至丸，滋补肝肾，益生精血，且有活血之力；陈皮健脾补气之中又有行气之功，且可调和各药之偏，同用确为补肾活血之佳品。

第十章　常见肾脏疾病的养生保健

这里所讲的“常见肾脏疾病”，指西医所讲的肾脏疾病，换句话说，是指“狭义”的肾病。所谓“狭义”的肾病，是指泌尿系统肾脏的疾病，也就是说西医所说的肾脏疾病。最近由美国国家健康研究所的一项调查表明，20岁以上成年美国人中慢性肾脏病（CKD）的患病率已达13%（0.26亿患者），较过去已有很大增长，北京市18岁以上城、乡人群中CKD的患病率亦达13%，所以肾脏疾病的防治已是摆在医药卫生人员中的重要课题。

一、急性肾小球肾炎

急性肾小球肾炎简称急性肾炎，是一种由多种原因引起的急性肾小球疾病，临床特点是起病急，表现为血尿、蛋白尿、高血压、水肿、肾小球滤过率降低。该病为常见病，好发于儿童及青年，属于中医学“风水”、“阳水”的病症范畴。

该病病因可为细菌（链球菌、肺炎球菌、脑膜炎球菌等）、病毒（水痘病毒、乙型肝炎病毒等）、梅毒螺旋体、疟原虫等感染。

（一）临床表现

大部分患者发病前有咽部或皮肤的链球菌感染史，感染后7～20天急性发病。早期出现水肿，轻者仅晨起眼睑水肿，重者延及全身，甚至伴有胸腔积液、腹水，起病时多数尿量每天少于500ml，并由此引起氮质血症（血中肌酐、尿素氮升高）的表现，2周后尿量常增加，肾功能恢复，但有极少数患者发展为无尿，病情加重。一般地说，水肿常在2～4周后自行消肿。另外，有80%左右患者出现高血压。

尿检方面，几乎全部患者都有血尿，半数以上出现肉眼血尿，持续1～2周后称为镜下血尿。所有患者均伴有蛋白尿，一般24小时尿蛋白在0.5g～3g，少数患者在3.5g以上，甚至发展为肾病综合征。此外，尿液检查尚可见到红细胞管型、颗粒管型及少量白细胞，如尿中出现纤维蛋白降解产物表明病情较重。

全身表现为疲乏、厌食、恶心、嗜睡、头晕等。

（二）治疗

该病主要为对症治疗，防治并发症，保护肾功能。同时治疗感染病灶，多用青霉素类治疗。

中医治疗一般将其分为风水泛滥、湿毒浸淫、水湿浸渍、湿热内蕴、下焦热盛和阴虚湿热六个证型。根据中医“标实邪盛”的特点，治疗该病总的讲，急性水肿期以祛邪治标为原则，恢复期以扶正补益为大法。常用方剂如越婢加术汤加减（麻黄、石膏、甘草、生姜、茯苓皮、冬瓜皮等）、麻黄连翘赤小豆汤合五味消毒饮加减（麻黄、连翘、赤小豆、金银花、野菊花、蒲公英、紫花地丁、败酱草、冬瓜皮等）、五皮饮合胃苓汤加减（茯苓皮、桑白皮、生姜皮、陈皮、大腹皮、泽泻、猪苓、白术、桂枝、大枣等）、己椒苈黄丸加减（汉防己、椒目、葶苈子、大黄、大腹皮等）、小蓟饮子加减（小蓟、生地、竹叶、滑石、藕节炭、栀子、白茅根、甘草等）和六味地黄丸合大补阴丸加减（生地、山茱萸肉、山药、茯苓、丹皮、泽泻、知母、石斛等）。

（三）护养

该病必须卧床休息，直到肉眼血尿消失、水肿消退、血尿正常。应给富含维生素的低盐饮食，一般说，有水肿及高血压时，每天食盐以 2g 左右为宜，严重水肿时，氯化钠应限制到每天 0.5g 左右。但亦不可超量限制食盐，否则会使食欲减退、厌食。急性肾炎少尿时，钾的排出量减少，易产生高血钾症，必须注意钾的摄入。

急性肾炎的饮水应加控制，每天摄入水量以不显性失水量加尿量计算。所谓不显性失水量指患者皮肤蒸发、肺呼出水分和和大便排出水分。正常成年人在正常体温和室温（23℃）下，皮肤每天蒸发水 500ml，肺呼出水分 400ml，大便（无腹泻时）排出水分约 100ml，当气温升高时，皮肤出汗增加，体温每增加 1℃，每天皮肤蒸发水分增加 100ml。所以急性肾炎患者每天摄入水量为不显性失水量加上尿量。

关于急性肾炎的蛋白摄入量，当血尿素氮低于 14mol/L 时，每天摄入蛋白量可在每天每公斤体重 1g 左右。当血尿素氮超过 21.4mol/L 时，每天蛋白摄入量应限制在每天每公斤体重 0.5g 以内，一天最大量在 40g，并以高质低量蛋白饮食（即质量要高，指精蛋白、动物蛋白；数量要少，指每天不超过 40g）。

急性肾炎有关热量的摄入也非常重要，如果热量供应不足，患者就会分解自身的蛋白质，以补充这种不足，这样就会加重肾脏负担，不利于疾病恢复。热量供应可以糖类为主，脂肪热量可占总热量的 20% ~30%。

此外，我们长期的临床实践证实，一般中医认为“发性”很大的食物，如羊肉、海鲜、辛辣刺激食物等应少摄入，尤其羊肉，“发性”很大，我们建议不食。

另外，预防链球菌感染，保护皮肤清洁，预防脓疱病；做好呼吸道传染的隔离，预防猩红热、化脓性扁桃体炎，一旦发生，及时给予青霉素类治疗。

（四）食谱举例

前面我们已谈过急性肾炎的饮食原则，有人根据上述原则举出部分食谱举例。

每天低蛋白的饮食举例。

第一次——粳米 50g，馒头 70g，鸡蛋 50g。

第二次——粳米 50g，麦淀粉 75g，鸡肉 50g，菜 100g，粉丝 15g，豆油 10g，盐 2g，鸭梨 150g。

第三次——粳米 50g，麦淀粉 75g，生菜 150g，青鱼 50g，豆油 10g，盐 1.5g，苹果 150g。

以上一天饮食中总热量 7763kcal，碳水化合物 322.6g，蛋白质 50g，脂肪 40.5g，动物蛋白 28.1g，胆固醇 410.2g，食物纤维 6.7g，维生素 C 189.8mg，钾 1894.7mg，钠 1208.1mg，钙 869.4mg，磷 8282.5mg。

每天低盐低蛋白饮食举例。

第一次——麦淀粉 50g，富强粉 50g，白糖 20g，豆油 5g。

第二次——粳米 50g，麦淀粉 100g，瘦猪肉 30g，黄芽菜 150g，豆油 15g，盐 1g。

第三次——粳米 50g，麦淀粉 75g，鲤鱼 50g，青菜 120g，豆油 10g，盐 1g。

第四次——鸭梨 200g。

以上食物总热量 7901kcal，其中碳水化合物 352.2g，蛋白质 36.1g，脂肪 37.2g，胆固醇 85.8mg，食物纤维 5.7g，维生素 C 195mg，钾 1451.1mg，钠 695.1mg，钙 487.4mg，磷 483.5mg，维生素 A 177.4mg。

轻型急性肾炎参考食谱。

第一次——粳米50g，麦淀粉50g，白糖20g，豆油5g。

第二次——牛奶220ml，白糖15g。

第三次——粳米125g，瘦牛肉70g，茭白120g，豆油10g，盐1g。

第四次——苹果160g。

第五次——粳米100g，鲫鱼100g，青菜120g，豆油10g，盐1g。

以上食物含总热量7489kcal，其中碳水化合物319g，蛋白质56.9g，脂肪31.7g，动物蛋白质31.2g，胆固醇170.6mg，食物纤维6.7g，维生素C 66.4mg，钾1221.4mg，钠688.5mg，钙460.8mg，磷765.4mg。

（五）食疗

中医认为急性肾炎是湿热蕴结、瘀血内阻、外邪束表，水湿泛滥所致，故当以疏表祛邪、行气利水、清热利湿、活血化瘀的用药原则。

1. 茯苓皮玉米须黑鱼汤

茯苓皮10g，玉米须10g，加水适量，与新鲜黑鱼一条（200g左右）同煮，吃鱼喝汤。

2. 赤小豆薏苡仁汤

赤小豆10g，薏苡仁10g，冬瓜皮10g，加水适量，煮汤饮用。

3. 冬瓜赤小豆饮

大冬瓜1个，一头切开，放赤小豆50g，置饭锅上蒸熟后，取饮其汁。

4. 茶叶黑鱼汤

将绿茶8g置入黑鱼腹内，加水适量煮一小时，吃鱼喝汤。

5. 赤小豆西瓜皮汤

赤小豆15g，西瓜皮50g，煮汤饮用。

6. 蚕豆冬瓜皮汤

蚕豆90g，冬瓜皮100g，陈皮20g，煮汤饮用。

7. 山药冬瓜皮汤

山药60g，白术30g，泽泻10g，冬瓜皮60g，煮汤饮用。

8. 太子参荠菜汤

太子参30g，荠菜30g，茯苓皮30g，煮汤饮用。

9. 黄芪山药汤

黄芪60g，山药30g，桑白皮30g，煮汤饮用。

10. 党参冬瓜皮赤小豆汤

党参30g，冬瓜皮100g，赤小豆30g，煮汤饮用。

二、慢性肾小球肾炎

慢性肾小球肾炎简称慢性肾炎，是原发于肾小球的一组疾病。临床特点是病程长，呈缓慢进行性，以蛋白尿、血尿、高血压、水肿为主要临床表现，可有不同程度的肾功能减退，至今为止，该病在我国仍是导致终末期肾衰竭、尿毒症的各种病因中首位疾病。该病属于中医学“水肿”、“阴水”、“慢肾风”等的病症范畴。

慢性肾炎仅有极少数由急性肾炎发展而致，绝大多数病因不明，部分与流行性链球菌、乙肝病毒等感染有关。慢性肾炎为一种双肾弥漫性受累的肾小球病变，又表现为 IgA 肾病、系膜增生性肾炎、膜增生性肾炎、局灶节段增生性肾炎、膜性肾病、局灶或弥漫性肾小球硬化。其中 IgA 肾病是亚太地区最常见的类型，占该病的 1/3～1/2，其特点为反复发作性肉眼或镜下血尿，或伴有蛋白尿，肾组织病理检查有系膜区 IgA 广泛沉积，伴系膜细胞增多，基质增生，系膜区电子致密物沉积。

（一）临床表现

该病临床表现复杂，早期可有乏力、疲倦、腰部酸痛，部分患者无明显症状。一般地说，大多数患者都有不同程度的水肿，轻者在眼眶周围，面部或下肢踝部出现水肿，重者可全身水肿，或伴有浆膜腔积液，呈现肾病综合征。

该病大多数患者的另一突出表现为持续性中度高血压，出现头痛、失眠、记忆力减退等症状。每遇感冒、呼吸道感染或其他突然的恶性刺激时，病情急骤恶化，出现大量蛋白尿，甚至肉眼血尿，明显水肿和高血压，甚或肾功能恶化。

尿液检查为蛋白尿和血尿，正常人尿液检查为阴性，或 24 小时尿液中蛋白含量不超过 150mg，慢性肾炎患者高于此值，高于 3.5g 时为大量蛋白尿。高血压的尿沉渣计数，每一高倍视野平均有 1～2 个红细胞即为异常。此外，还可见到颗粒管型。

肾功能检查一般还正常，晚期出现肾衰竭，我们在“慢性肾衰竭”一章中介绍。

（二）治疗

该病西医治疗除采用改善缓解临床症状及防治严重并发症之外，一般用糖皮质激素和细胞毒药物，高凝状态明显者和某些易引起高凝状态的病理类型如膜性肾病、系膜毛细血管增生性肾病患者，可较长期使用抗凝和血小板解聚药物。

对症治疗中，水肿可使用利尿剂，肾功能正常或受损较轻者，降压多先考虑血管紧张素转化酶抑制剂（ACEI）和血管紧张素Ⅱ受体拮抗剂（ARB）等。

中医治疗一般将其分为肺肾气虚、脾肾阳虚、肝肾阴虚、气阴两虚四种证型，治本扶正多以补益肺脾肝肾为主，治标祛邪则以清热利湿、化气利水、清浊活瘀为主。常用方剂如益气补肾汤加减（人参、黄芪、白术、茯苓、山药、山茱萸肉、炙甘草、大枣等）、附子理中汤和金匮肾气丸加减（生地、党参、白术、山茱萸肉、附子、山药、茯苓、丹皮、泽泻、肉桂等），知柏地黄汤加减（知母、黄柏、生地、丹皮、茯苓、泽泻、山药、山茱萸肉等）和参芪地黄汤加减（人参、黄芪、生地、山药、山茱萸肉、丹皮、茯苓、泽泻、车前草、石韦等）。

（三）护养

该病饮食中关于水、蛋白、脂肪等的摄入问题，可参考“急性肾炎”一节。另外慢性肾炎患者尤其避免感冒、感染，往往一次小的感冒、感染就会引起一场大发作。此外，休息对慢性肾炎也是至关重要的，我们常告诉患者，“可活动，但不要运动”，一场大的运动，往往导致病情加重。

慢性肾炎患者可以练气功、做按摩，但腰部绝不能按摩，我们见到不少肾炎、肾病患者因在腰部做人工或机械按摩，而使病情加重的病例，当然其他部位按摩是可以的。

另外，要注意禁用或慎用肾毒性药物，尤其在使用抗生素时，更应注意。

（四）食谱举例

原则上急性肾炎的食谱也可选择性地运用于慢性肾炎，但对于长期合并高血压的患者，可加用每天口服芹菜汁，即以鲜芹菜300～500g捣烂取汁，温开水冲服，或芹菜根50g，水煎服，每天一次。还可以鲜刀豆30g，猪腰一个，去筋膜洗净，同煮熟食用。

（五）食疗

中医认为慢性肾炎等以肺脾肾肝虚弱为主，其中阳虚者居多，阳气虚弱，水湿内停，泛于肌表，而为水肿，或中气下陷，固摄无力而致精华外流，加之病情日久，瘀血内停，故食疗亦应以健脾肾、补肺肝、利水湿、治血瘀为大法。所以急性肾炎的食疗方中，以此为大法的食疗方亦可参考使用，同时，我们再介绍几种。

1. 冬瓜鸡汤

冬瓜500g，鸡汤650g，冬菇2只，瘦猪肉20g，以冬瓜去皮洗净切块后，放入锅内加鸡汤，大火熬煮10min后加入鸡肉、冬菇，继续熬煮5min后，加入食盐、味精、香油等调味即可。

2. 栗子粳米茯苓粥

栗子50g，粳米50g，茯苓20g，以生栗子煮熟后，去皮捣碎，放入洗好的粳米中，加清水同茯苓一起熬煮成粥，加入少许食盐调味即可。

3. 山药茯苓猪肉粥

山药30g，茯苓20g，猪肉末和大米适量，先以大米常法煮粥，大火烧开一段时间后，加入山药、茯苓、猪肉末一起，继续熬煮至熟即可。

4. 参芪冬瓜皮鸡肉汤

党参20g，黄芪20g，冬瓜皮20g，鸡肉260g，大枣5枚，生姜3片，先将鸡肉切成小块，大枣洗净，然后与党参、黄芪、冬瓜皮、生姜一起加清水适量炖煮至熟后，加入适量食盐调味即可。

5. 冬瓜黄芪茶

冬瓜800g，陈皮30g，黄芪15g，姜少许。先将冬瓜去皮去籽洗干净，切成块状备用，锅中加水600ml，水滚后加入姜片及冬瓜，焖煮40min后熄火，然后盖上锅盖焖放20min即可。

三、肾病综合征

肾病综合征是因多种肾脏病理所致的大量蛋白尿（尿蛋白≥3.5g/d），并常伴有相应的低蛋白血症（血浆白蛋白≤30g/L）、水肿、高脂血症等一组临床表现，俗称“三高一低”（高尿蛋白、高水肿、高脂血和低蛋白血症）。

肾病综合征一般可根据病因分为原发性和继发性两大类。前者是原发性肾小球疾病最为常见的一种，后者则多继发于其他病症，如糖尿病肾病，乙型肝炎肾、狼疮肾、过敏性紫癜、感染、药物、肿瘤等引起的肾病综合征。故本征是一种常见病、多发病，据国外统计其发病率约为2/万。本征属于中医“水肿”、“尿浊”等范畴。

引起肾病综合征的病理类型也有多种，据国内外统计资料证实，以微小病变性肾病、膜性肾病、IgA 肾病、肾小球局灶节段性硬化症和系膜毛细血管性肾炎五个病理类型最为常见。其中儿童及少年以微小病变性肾病为多见，中年以膜型肾病多见，国内系膜增生病变中以 IgA 肾病及非 IgA 型患病率较高，也是肾病综合征的常见病理类型。

（一）临床表现

临床表现主要为“三高一低”，即高蛋白尿，其主要成分为白蛋白，也可有其他血浆蛋白成分，24 小时尿蛋白定量≥3.5g，此为该病的主要诊断依据。带之而来的是低蛋白血症，即由于大量蛋白的丢失，使血浆中的白蛋白降低，这“一丢一低”构成肾病综合征的必备条件。三是水肿，包括轻重程度不同的水肿，严重时还可出现胸腔积液、腹腔积液、心包积液、颈部以下水肿及纵隔积液以至呼吸困难。四是血浆胆固醇、三酰甘油和磷酯明显增加，低密度脂蛋白（LDL-C）及极低密度脂蛋白（VLDL-C）浓度增高。部分患者出现血尿、血压升高等。

（二）治疗

该病治疗主要使用糖皮质激素、细胞毒类药物，以及其他免疫抑制剂药物如环孢素 A、吗替麦考酚酯等。对症治疗方面，一般如利尿、抗凝、抗血小板聚集药物，以及免疫增强剂等。

中医治疗一般将其分为湿热壅滞、脾肾阳虚、阴虚湿热、瘀水交阻及风热犯肺五个证型。病变早期水肿较甚，以标实为主，但需辨别风、热、湿、水等不同的邪气，稍过初期，乃至整个病程之中，脾肾阳虚是其基本特点，按中医观点，应属于“阴水”范畴，所以健脾补肾利水可以说是该病的基本治疗大法。

常用方剂如五味消毒饮合萆薢分清饮加减（金银花、蒲公英、紫花地丁、连翘、野菊花、天葵子、萆薢、车前子、莲子心、茯苓、白术等）、真武汤合五皮饮加减（附子、白术、白芍、茯苓、茯苓皮、陈皮、大腹皮、桑白皮、冬瓜皮、生姜皮、山药等）、知柏地黄丸合五皮饮加减（知母、黄柏、熟地、山茱萸肉、山药、丹皮、茯苓、茯苓皮、泽泻、陈皮、大腹皮、桑白皮、冬瓜皮等）、桂枝茯苓丸合五皮饮、血府逐瘀汤加减（桂枝、茯苓、茯苓皮、白术、山药、大腹皮、桑皮、冬瓜皮、丹参、川芎、三棱、丹皮、水蛭等），以及麻黄连翘赤小豆汤合五皮饮、越婢汤加减（麻黄、连翘、赤小豆、茯苓皮、大腹皮、冬瓜皮、陈皮、生姜皮、石膏、白茅根等）。

（三）护养

该病可参考急性肾炎、慢性肾炎的护养原则。尤其要注意的是卧床休息时，应保持适度的床上及床旁活动，以防止肢体、血管血栓的形成。由于常伴有胃肠道水肿及腹水，影响消化吸收，故应进易消化、清淡、半流质饮食。盐的摄入要特别注意，每天摄取食盐 2～3g，切不可超量。禁用腌制食品，控制饮水量，蛋白质的摄入量应为 1g/（kg·d），再加上 24 小时漏的蛋白量。注意每摄入 1g 蛋白，必须同时摄入非蛋白热量 33kcal，应供优质蛋白，如鱼、鸡蛋、瘦肉等。近年来有报道，多进蔬菜、豆类饮食后不仅血脂下降，而且尿蛋白也明显减少，可能与其含有类黄酮有关。低脂摄入也是饮食中的注意点，富含溶性纤维的食品（燕麦、米糠等）也有利于降脂。

（四）食谱举例

原则上可参考选用以上急性肾炎、慢性肾炎的食谱。以下再举一例。

第一次——粳米 50g，富强粉 50g，鸡蛋 50g。
第二次——牛奶 250ml，白糖 20g。
第三次——粳米 75g，富强粉 50g，瘦猪肉 85g，鸡肉 40g，卷心菜 200g，豆油 10g，盐 1g。
第四次——麦淀粉 50g，白糖 20g，苹果 125g。
第五次——粳米 75g，麦淀粉 50g，瘦牛肉 90g，冬瓜 250g，豆油 10g，盐 1g。

以上食物总热量 9597kcal，其中碳水化合物 382.5g，蛋白质 83.6g，脂肪 47.6g，动物蛋白 57.1g，胆固醇 493.4mg，食物纤维 6.9g，维生素 C 132.5mg，钾 1811.9mg，钠 858.4mg，钙 519.8mg，磷 1088.2mg，锌 12.5mg，铜 1.34mg，铁 20.1mg。

（五）食疗

从中医学角度分析，肾病综合征是以“水肿”和“漏精”两个症状为主要表现的，脾肾阳虚、水湿泛滥则成为主要病机，由此健脾补肾、利水祛湿则成为基本大法，故可选用急性肾炎、慢性肾炎治疗中的有关处方。在此，我们再举一些食疗方。

1. 黄芪粥

黄芪 30g，山药 10g，糯米 30g，薏苡仁 10g，赤小豆 10g，金橘饼 2 枚，取水 600ml，先蒸黄芪 20min，去渣，入山药、薏苡仁、赤小豆、再煮 30min 后加糯米、金橘饼煮成稀粥，分 2 次服，每天一剂，每次服药粥嚼橘饼一枚。

2. 党参玉米须饮

党参 30g，玉米须 30g，冬瓜皮 30g，煮汤引用。

3. 黄芪鲤鱼汤

鲤鱼一条，去鳞皮及内脏，加入少许黄芪、薏苡仁、生姜、蒜，笼蒸，不放盐，每天食一条。

4. 玉米须饮

玉米须 60g，生黄芪 20g，加水 600ml，煎至 250ml，服煎液，一次服完，每天早晚各一次。

5. 猫须草茶

取猫须草干品 50g，煎水当茶饮，不拘时间。

四、泌尿道感染

泌尿道感染简称尿感，是泌尿系统常见的感染性疾病，指病原体在肌体内、尿中生长繁殖，并侵犯泌尿道黏膜或组织而引起的炎症。有人统计约 50% 以上的妇女，在其一生中曾患过尿感，而超过 6% 的妇女每年会患上一次以上尿感。男性发病较少，约占女性的 1/10。泌尿道感染又可分为上泌尿道感染（输尿管炎和肾盂肾炎）和下泌尿道感染（膀胱炎和尿道炎），它也是尿毒症的常见病因之一，占成人和儿童尿毒症的 25%。

任何细菌入侵尿路均可引起尿感，最常见的是革兰阴性杆菌，其中大肠杆菌占 80% ~90%，其次是副大肠杆菌、变形杆菌、克霉白杆菌、产气杆菌、产碱杆菌和抗铜绿假单胞。细菌的感染途径有上行感染、血行感染和淋巴道感染，由于女性尿道短，离肛门近，加之月经、性生活、排便等因素，所以注定女性的发病率远远超过男性。其次，在与发病有关的因素方面，除细菌及妇女易感因素外，还有尿路梗阻、膀胱输尿管反流、免疫反应、局部损伤与防御机制的破坏及肌体代谢异常等。其病理变化主要是黏膜充血、水肿及大量中性粒细胞浸润，进而上行扩展而发病。

该病一般可分为膀胱炎、急性肾盂肾炎和慢性肾盂肾炎三种，在中医属于“淋证”、“腰痛”、“虚劳”等范畴。

（一）临床表现

膀胱炎属下尿路感染，主要表现为膀胱刺激征，即尿频、尿急、尿痛，以及白细胞尿，偶可有血尿，甚至肉眼血尿。膀胱区可有不适，一般无明显的全身感染症状，但少数患者可有腰痛、低热、血白细胞计数常不增高。

急性肾盂肾炎常见于育龄妇女，临床表现除膀胱刺激征，腰痛或下腹部痛、肋脊角及输尿管点压痛、肾区压痛和叩痛外，还可见全身感染的症状，如寒战、发热、头痛、恶心、呕吐、食饮不振等，常伴有血白细胞计数升高和红细胞沉降率（简称血沉）加快。慢性肾盂肾炎病程较长，少数可间歇发生症状性肾盂肾炎，但更为常见的是间歇性无症状细菌尿和间歇性尿急、尿频等下尿路感染症状，也可有间歇性低热。疾病后期，肾小管功能损害，可出现多尿、夜尿增多、电解质紊乱、肾小管性酸中毒。最终可致肾小球功能受损而导致肾衰竭。

尿液检查在含脓、血较多时呈混浊，尿沉渣镜检白细胞>5 个/Hp，可有红细胞，少数出现肉眼血尿。尿蛋白含量多为微量（±），有白细胞管型者，多为肾盂肾炎。尿细菌学检查时所用尿标本，可取中段尿、导尿、膀胱穿刺尿，尿培养及进行药敏试验时，如细菌定量培养菌落计数≥105/ml，则可确诊。

（二）治疗

尿路感染无论哪一种病症，都应以积极进行抗菌治疗，消除诱发因素，防止复发为总的治疗原则。抗生素的使用，可根据病性及参考药敏试验结果选择使用，急性发作时，可联合几种抗菌药物，分组轮流使用，疗程适当延长至症状改善，菌尿消失，再以一种药物低剂量长期维持。该病治疗整个过程中，宜多饮水以增加尿量，以促进细菌和炎症分泌物的排泄，发热或症状明显时，应卧床休息。

中医治疗一般将其分为膀胱湿热、肝脏郁热、阴虚火旺、中焦虚寒、脾肾阳虚五个证型。但从整个病程来看，急性期贯穿着“湿热”实邪，慢性期贯穿着“正虚”，尤其是“肾虚”，所以我曾将泌尿道感染以“肾虚膀胱湿热”为基本病机，其中以“发热、膀胱刺激征”为主症时，治疗突出“清利湿热”，以“病程过长，无明显症状，体虚”为主症时，治疗突出“补肾”，临床取得明显效果。常用方剂如八正散加减（车前子、车前草、萹蓄、瞿麦、滑石、石韦、蒲公英、紫花地丁、栀子、大黄等，注意不可用可损害肾脏的关木通）、龙胆泻肝汤加减（龙胆草、黄芩、栀子、泽泻、车前草、车前子、当归、生地、柴胡、败酱草等，注意不可用可损害肾脏的关木通），知柏地黄丸加减（知母、黄柏、生地、山茱萸肉、山药、茯苓、丹皮、泽泻、石韦、萹蓄、败酱草等）、小建中汤加减（白芍、桂枝、甘草、生姜、大枣、饴糖、白术、黄芪等）和无比山药丸加减（山药、茯苓、泽泻、菟丝子、巴戟天、杜仲、熟地、牛膝、山茱萸肉、车前子、石韦等）。

（三）护养

泌尿道感染首先要注意的是消除一些造成感染的病因，如注意阴部的清洁，以减少尿道口的细菌群丛生，特别是女性患者，在月经、妊娠和产褥期，尤应注意。男性包皮过长，应注意清洁，包茎应矫治。再如应该尽量避免使用尿路器械，必要使用时，要严格无菌操作。如以往有反复尿感史或尿路有异常者，在使用尿路器械前后 48 小时，应服用抗生素预防感染。

有些必须留置导尿时，在插导尿管的同时，应给予服用抗生素可延长尿感的发生，但 3 天后，虽继续服用，亦无预防作用。此外，有些尿感反复发作，多与性生活有关，应于性生活后宜即排尿，并按常用量服用适量的抗生素。另外前已论及的即坚持多饮水，争取每 2～3 小时排尿 1 次，以冲洗膀胱和尿道，避免细菌在尿路中繁殖，这是最实用和有效的预防方法。

（四）食谱举例

准确地讲，泌尿道感染并不需要严格地、特别地饮食食谱，主要注意一是少食羊肉、海鲜等中医认为是“发性”的食物；二是少食辛辣如辣椒、葱蒜等。多食些清淡食物和利尿食物如西瓜、冬瓜等。

（五）食疗

1. 西瓜饮

冰镇西瓜 360g 榨汁饮用，每天 2～3 次。

2. 马齿苋饮

马齿苋 300g，红糖 60g。先将马齿苋洗净切碎，再以红糖水煎沸半小时取汁 500ml，温服，每天 1～2 次。

3. 石韦银花汤

石韦 60g，金银花 60g，以水 1000ml，煎煮剩 500ml，温服，每天 1～2 次。

4. 银花小蓟饮

金银花 60g，小蓟 30g，以水 1000ml，煎煮剩 500ml，温服，每天 1～2 次。

5. 二蓟汤

大蓟 50g，小蓟 50g，以水 1000ml，煎煮剩 500ml，温服，每天 1～2 次。

6. 车前草猪骨头汤

车前草 60g，猪骨头 60g，加水 1000ml，文火煎至 500ml，分两次口服，每天 1 剂。

7. 银花玉米须

金银花 60g，玉米须 30g，加水 1000ml，文火煎至 500ml，分两次口服，每天 1 剂。

8. 玉米须小蓟饮

玉米须 30g，小蓟 60g，加水 1000ml，文火煎至 500ml，每天 1～2 次，口服饮用。

9. 马车小蓟饮

马齿苋 30g，车前草 30g，小蓟 30g，加水 1200ml，文火煎至 500ml，温服，每天 1～2 次。

10. 西瓜茅根饮

冰冻西瓜 500g，鲜茅根 60g，榨汁饮用，每天 2 次。

五、IgA 肾病

IgA 肾病是我国最常见的原发性肾小球疾病，发病率较高，约占原发性肾小球肾炎的 1/3。IgA 肾病的特点为反复发作性肉眼血尿或镜下血尿，临床多以镜下血尿为主，可伴有不同程度的蛋白尿、高血压和肾脏功能受损，也是导致终末期肾脏病的常见的原发性肾小球疾病之一。该病因其肾活检免疫病理显示在肾小球系膜区以 IgA 为主的免疫复合物沉积，以肾小球系膜增生为基本组织学改变而命名。某些系统性疾病，如紫癜肾、系统性红斑性狼疮、干燥综合征、强直性脊柱炎、慢性肝炎等疾病也可导致肾小球系膜区 IgA 沉积，称之为继发性 IgA 肾病，这里主要指原发性 IgA 肾病。

该病的发病机理目前尚不清楚，约 3/4 患者起病于呼吸道或消化道感染之后，故认为与黏膜外分泌之免疫球蛋白 IgA 有关。动物实验表明：大分子聚合 IgA 或 IgA-IgG 免疫复合物在该病的发生、发展中起着重要作用。当肝细胞及单核-巨噬细胞系统的清除功能下降时，大分子免疫物质即自循环中向肾小球沉积而致病。此外，患者免疫调节功能紊乱，IgA-T 抑制细胞活性下降和（或）T 辅助细胞活性增高也是导致循环中 IgA 水平升高而致病的环节之一。肾脏病理检验中，光镜可见三种类型，即微小病变、局灶性增殖性肾小球肾炎、弥漫性增殖性肾小球肾炎或不伴新月体形成。病程长时可见灶性节段性或全球硬化。肾间质可出现单核细胞浸润及纤维化。免疫荧光检查可见广泛的 IgA 沉积在肾小球系膜区，同时也可见 IgA、C3 沉积。

IgA 肾病因其以血尿为临床主要表现，或伴有腰酸、腰痛等，故可归属于中医学“虚劳”、“尿血”等病症的范畴。

（一）临床表现

IgA 肾病最常见的临床表现为发作性肉眼血尿和无症状性血尿和（或）蛋白尿。统计学证实，40% ~50% 患者表现为一过性或反复发作性肉眼血尿，大多伴有上呼吸道感染或肠道、泌尿道感染，个别患者在剧烈运动后，多数患者的肉眼血尿在感冒后几小时或 1 ~2 天后出现，血尿持续几小时或数天不等。肉眼血尿有反复发作的特点，发作间隔随年龄增长而延长，部分患者转为持续性镜下血尿。在肉眼血尿发作时，患者可伴有全身轻微症状，如低热、全身不适、肌肉酸痛、腰部疼痛等。肉眼血尿发生率在儿童和青年人中常见，80% ~90% 儿童 IgA 患者有肉眼血尿史。

第二种表现为无症状镜下血尿，常不伴蛋白尿或仅微量蛋白尿，多在体检时发现，过去认为此种类型预后良好，但近年来研究发现镜下血尿和轻微蛋白尿的 IgA 肾病患者，亦可出现病情恶化进展，故也应予以重视。另外，有少数患者亦可发展为大量蛋白尿，甚至肾病综合征。

IgA 肾病患者大约有 20% 出现高血压，极个别患者出现急性肾衰竭，但多数患者在 10 ~20 年后逐渐进入慢性肾衰竭。

该病实验室检查，尿检示尿红细胞增多，以变形红细胞为主，病变轻者红细胞呈草莓状，重者呈多种形态，严重变形。尿蛋白呈阴性或微量，少数发现至肾病综合征者，尿蛋白 24 小时可多达 3. 5g 以上。约 40% 患者血清 IgA 水平上升，多为一过性，约 10% 患者血肌酐浓度缓慢上升，有伴肾小管浓缩和转输功能损伤者。

（二）治疗

该病西医治疗尚无特别有效方法，尤其对单纯性血尿者，更无特殊治疗方法，目前比较公认的治疗亦仅限于缓解症状及经验性治疗。

一是避免抗原的侵入，清除病灶及抗生素的及时有效使用。二是缓解异常的免疫反应，即对少数重症急性少尿性肾衰竭伴肉眼血尿发作，肾活检提示大部分肾小球有新月体形成者可考虑使用免疫抑制剂，亦可并用抗凝疗法。伴肾病综合征患者可用糖皮质激素，具体参见“肾病综合征”节。合并伴高血压者应控制好血压。对于肾小球损伤的调节，可以抗血小板凝聚如双嘧达莫、阿司匹林等。

中医治疗一般将其分为风热犯肺、温热瘀滞、脾肾阳虚、阴虚湿热、瘀水交阻五种证型，治疗大则当注意“攻补适宜”，即“治实勿忘其虚、补虚当顾其实”，孰补孰攻，当谨察病机，辨证施治。常用方剂如麻黄连翘赤小豆汤或越婢汤加减（麻黄、连翘、赤小豆、桑白皮、石膏、茯苓皮、白茅根、生姜、甘草等）、五味消毒饮或萆薢分清饮加减（金银花、蒲公英、野菊花、紫花地丁、紫背天葵、萆薢、车前子、莲子心、黄柏、石菖蒲、败酱草等）、真武汤合五皮饮加减（热附片、干姜、茯苓、白术、白芍、桑白皮、生姜皮、大腹皮、补骨脂、冬瓜皮等）、知柏地黄汤加减（知母、黄柏、热地、山茱萸肉、山药、茯苓、丹皮、泽泻、桑白皮、冬瓜皮等）、桂枝茯苓丸加减（桂枝、茯苓、丹皮、桃仁、赤芍、益母草、泽兰、水蛭、冬瓜皮等）。

（三）护养

该病除按一般肾脏疾病中饮食忌羊肉等“发性”食物外，还要特别注意避免感冒及感染，包括呼吸道感染、肠胃道感染及泌尿系统感染等，在使用抗生素时，要特别注意药物性肾损害问题，选择一些对肾脏影响小的抗生素。同时还要注意保证休息，不能劳累过度，尤其不要做大运动量的活动。伴肾病综合征时，可按“肾病综合征”的护养须知来做，有高血压者，除积极控制血压外，要给予高低质量蛋白、低磷饮食，以防肾小球硬化的发展。

（四）食谱举例

可参考“慢性肾炎”、“肾病综合征”，以及“泌尿道感染”的食谱。对于长期血尿者，可根据患者辨证不同在食谱中酌情加些“参三七、当归、白茅根、藕节、生地、太子参”等，使用方法可根据辅料不同而做法有异，做到既发挥了药物的疗效，又色、香、味俱佳。

（五）食疗

IgA 肾病一般以血尿为主，从中医学角度来看，急性期大多责之于“热”，或邪热内传，或虚火灼盛，皆可迫血妄行灼伤肾络而致血尿。慢性期则以气虚不能摄血为主，故食疗方面，当兼顾辨证而分证食疗。在此介绍几种。

1. 太子参归粥

太子参 10g，当归 6g，粳米 80g，将太子参与当归洗净后，与粳米一起煮粥服用。

2. 参芪三七粥

太子参 10g，生黄芪 10g，三七 6g，粳米 80g，将太子参、生黄芪、三七洗净，注意三七应切成饮片，与粳米一起煮粥服用。

3. 茅根藕节汁

将鲜茅根 60g，鲜藕节 50g 打汁每天服用。

六、糖尿病肾病

糖尿病是一种由于胰岛素分泌缺陷及（或）其生物效应降低（胰岛素抵抗）引起的以高血糖

为基本病理生理改变的糖、脂肪、蛋白质代谢紊乱综合征。其发病与遗传因素、病毒感染、自身免疫、饮食因素、不良情绪等各种因素有关。典型表现为多饮、多食、多尿、身体无力或消瘦(所谓三多一少)。

糖尿病是一种常见病、多发病，患病人数随着人们生活水平的提高，人口老龄化、生活方式的改变，以及诊断技术的进步而迅速增加。1980 年我国糖尿病发病率仅为 0.67%，1996 年全国 11 个省市流行病学调查结果升至 3.21%，糖耐量减退患病率为 4.76%。2000 年上海华阳地区 15 岁以上人口调查，糖尿病患病率为 9.17%，糖耐量减退和空腹血糖减损患病率共为 10.51%，WHO 预测 2025 年时，全世界糖尿病患者将突破 3 亿，为严重威胁人类健康的世界性公共卫生问题。

糖尿病的分型目前采用的是 1999 年 WHO 制定的标准，主要分为 1 型糖尿病、2 型糖尿病、妊娠糖尿病和其他特殊类型糖尿病四种，这里主要介绍常见的 1 型糖尿病和 2 型糖尿病。1 型糖尿病可以发生在任何年龄，但常见于儿童和青少年，临床特点为起病急，三多一少病状明显，易发生酮症酸中毒，必须依赖胰岛素治疗。2 型糖尿病可发生于任何年龄，多发生于中老年。大多数起病缓慢，三多症状不明显，多有消瘦和乏力的表现，一般无酮症酸中毒的倾向，通常以饮食控制、适量运动和口服降糖药治疗，疗效欠佳或有并发症时需使用胰岛素控制血糖。

一般地说，2 型糖尿病不影响人的寿命，我们在临床上看到 2 型糖尿病患者寿命在 90 岁以上者并不少见，但控制住并发症是长寿的根本。糖尿病的并发症可分为急性并发症、慢性并发症和感染 3 类。急型并发症有酮症酸中毒、糖尿病高渗性非酮症昏迷和乳酸性酸中毒三种。慢性并发症则遍布全身各器官，如糖肾病、糖网病、心脏病变、脑血病变、神经病变、糖尿病足等。其发生与糖尿病患者的年龄、病程长短、代谢紊乱和病情控制程度有关，可单独或以不同组合同时或先后出现，我国糖尿病前瞻性研究发现约一半新诊断的 2 型糖尿病已有不同类型、不同性质的慢性并发症，而糖尿病肾病则是糖尿病患者最主要的微血管病变之一。据美国、日本及许多西欧国家统计，糖尿病肾病已经升为终末期肾脏疾病，即尿毒症的首位病因。近年来，我国随着人民生活水平的提高，随着糖尿病发病率的不断上升，糖尿病肾病也呈现一种上升趋势，所以预防、治疗该病是当今医务工作者的重要职责。

作为内分泌疾病一种的糖尿病，可由不同途径损害肾脏，这些损害可以导致肾脏的所有结构，从肾小球、肾血管、肾小管直到间质，可以有不同的病理改变和临床意义，包括与代谢异常有关的肾小球硬化症，细动脉性肾硬化症，以及感染性的肾盂肾炎和肾乳头坏死。但其中只有糖尿病性肾小球硬化症与糖尿病有直接关系，故又称为“糖尿病肾病”，其余均非糖尿病所特有，如糖尿病患者的肾细动脉硬化与肾盂肾炎都和非糖尿病患者一样，只是其发生率比非糖尿病患者高且严重而已，所以一般所说的与糖尿病有直接关系的糖尿病性肾小球硬化症，系指糖尿病肾病。

糖尿病肾病是糖尿病的重要并发症，根据其临床特点，初期多归属于中医学“消渴”病的范畴，后期则可根据不同的临床表现，分别归属于中医“水肿”、“虚劳”、“消瘅”等范畴，近年来我们曾组织中华中医药学会肾病分会等多个单位有关专家反复研究，提出“消渴肾病”的概念，可作参考。

（一）临床表现

根据糖尿病肾病的病程和病理生理的演变过程，丹麦医学家 Mogensen 建议将糖尿病肾病分为五个阶段，也就是五期，这是当今国际上公认的分期方法。

第一期，肾小球高滤过和肾脏肥大期。这是糖尿病肾脏受累的初期改变，一般与高血糖水平一致，血糖控制后又可缓解，没有什么病理组织学损伤。

第二期，正常白蛋白尿期。肾小球滤过率高于正常水平，运动后尿白蛋白排出率（UAE）升高，休息后恢复正常，病理改变为基膜增厚，系膜扩大，如果这一期能控制血糖，患者可以长期稳定处于该期。

以上两期患者基本没有症状，且血压不高。

第三期，早期糖尿病肾病期，又称“持续微量白蛋白尿期”。肾小球滤过率下降到正常，尿白蛋白排出率持续升高，24 小时尿白蛋白 30～300mg，或尿白蛋白/肌酐 30～300μg/mg，称为“微量白蛋白尿”。该期血压开始升高，肾小球病理改变重于第二期，可出现肾小球节样病变和小动脉玻璃样变。在糖尿病人群中，30%～40%患者在糖尿病发病后 10～15 年出现。

第四期，临床糖尿病肾病期。国内外统计表明，30%～40%的糖尿病患者在发病后 15～20 年后发展至该期。该期病理变化为弥漫性或继发性肾小球硬化包膜中端，小动脉玻璃样变，表现为大量蛋白尿，尿白蛋白排出率大于 200μg/min，或 24 小时尿蛋白大于 500mg，约 30%患者可出现肾病综合征，肾小球滤过率明显下降。该期特点是尿蛋白不随肾小球滤过率下降而减少，部分患者还伴有镜下血尿和少量管型。患者一旦进入该期，病情则出现进行性发展，如不积极控制，肾小球滤过率则平均每月下降 1ml/min。

第五期，终末期肾衰竭。肾小球滤过率大幅度下降，一般小于 15ml/（min·1.73m^2），尿蛋白量因肾小球硬化而减少，尿毒症症状明显，该期多在糖尿病诊断后 25～30 年。

以上五期分法是当今世界各国临床上普通使用的糖尿病肾病分期法。这里还要指出的一点是蛋白尿与糖尿病肾病的发展有着重要的关系，起初在微量白蛋白尿出现时，不仅表示肾小球滤过屏障功能已有障碍，同时还表示全身血管内皮功能也出现障碍，所以，微量白蛋白尿与诸多心血管并发症呈密切关系，如心肌梗死、左心室肥厚等，临床上要特别警惕心脏的病变。

（二）治疗

该病预防治疗的基本原则是“有效地控制血糖、有效地控制血压、有效地控制血脂和有效地保护肾脏”。在控制血糖方面，一般认为应将糖化血红蛋白控制在 7.0%以下，药物选择口服多以从肠道排泄降糖药为主，或直接使用胰岛素。血压的控制是糖尿病肾病治疗中的重要一环，高血压可通过升高肾小球内压而加重尿白蛋白的排出，加速肾脏疾病进展和促进肾功能恶化，所以控制好血压是非常重要的。临床上多以血管紧张素转化酶抑制剂（ACEI）或 AngⅡ受体阻滞剂（ARB）类降压药，对于伴有蛋白尿者血压理想水平在 125/75mmHg 左右，对并发神经病变或大血管病变者可控制在 130/80mmHg 左右。关于血脂的控制，糖尿病肾病患者常有脂代谢紊乱，表现为血胆固醇、三酰甘油、低密度脂蛋白和载脂蛋白 B 升高，高密度脂蛋白降低等，临床可以常用的降脂药治疗。至于糖尿病肾病终末期肾衰竭的治疗，可参考“慢性肾衰竭”的治疗。

关于“有效地保护肾脏”，这是我们在多年的临床实践中提出的经验之谈，也就是说，“保护肾脏”的重要性可以和“控制血糖、血压、血脂”相提并论，方法包括饮食、避免感染、避免药物性肾损害和中药的保肾治疗四个方面。

饮食方面，高蛋白的饮食可加重肾小球的高灌注、高压的血流动力学改变，加速肾损害发展，因此主张以“高质低量蛋白”，即以高生物效价的动物蛋白为主，早期应限制蛋白摄入量至每公斤体重每天 0.8g，对已有大量蛋白尿和肾衰竭的患者可降低至 0.6g。临床实践证实，在肾功能一定损害病例中限制蛋白摄入，可使糖尿病肾病的进展延缓，大量蛋白尿者还可减少蛋白尿，但应注意给予充足的热量，合并肝病、妊娠或生长发育期者不宜过度限制蛋白。其次是避免感染、感冒，感冒或各种感染都可加重肾脏疾病的病情；在药物使用，尤其抗生素药物使用方面，要注意尽量减少对肾脏的损害，选择使用药物。

中药的保肾预防治疗，除可辨证施治外，在没有症状或糖尿病早期，可使用冬虫夏草制剂，或以冬虫夏草、三七各等量压粉，每天 1 次，每次 2g 温水冲服，我曾研制出院内制剂“糖肾康胶囊”，效果很好，可供使用。

中医治疗一般将其分为阴虚热盛、气阴两虚、阴阳两虚三个证型。病变早期“热盛伤阴”，中期则以“虚”为主，晚期“阴阳两虚”，尿毒症时，则“湿毒四泛”，既须“补”，又须“清、泻”。对于蛋白尿，既要“涩”，又要“补”；对于氮质血症期，既要“清、泻”，又要“大补”，我在多年临床实践中，提出“慢性蛋白尿、血尿，既要固涩，又要升提”的治法，大胆使用“升提”之类中药，如升麻等获得满意效果。

常用方剂如知柏地黄丸加减（知母、黄柏、生地黄、山茱萸肉、丹皮、茯苓、泽泻、山药、黄连、石膏、五味子等）、生脉散加减（人参、麦冬、五味子、元参、生地、黄芪、石膏等）、金匮肾气丸加减（生地黄、山药、山茱萸、泽泻、茯苓、丹皮、桂枝、附子、桃仁、当归、丹参等）。

（三）护养

该病可参考糖尿病、肾病综合征、慢性肾衰竭等护养原则。注意控制好血糖、血压、血脂，尽早服用有效的保肾中药，注意饮食，避免劳累，避免感冒、感染，注意避免使用对肾有害的药物，包括西药和中药。

（四）食谱案例

可根据不同阶段分别参考糖尿病食谱、肾病综合征食谱，和慢性肾衰竭食谱。

（五）食疗

在这里要提醒的是在参考肾病综合征等食疗方时，要注意糖尿病的特点，也就是“糖”的摄入问题。以下再举五个食疗方。

1. 黄芪山药汤

黄芪 30g，山药 30g，冬瓜皮 20g，以水煮汤温服。

2. 苦瓜汁

苦瓜汁 50ml，每天 2～3 次。

3. 炒苦瓜

炒苦瓜 50g，每天 1 次。

4. 太子参芎汤

太子参 30g，川芎 30g，黄芪 10g，以水煮汤温服。

5. 苦丁茶水

苦丁茶 15g，沏煎代茶饮。

七、系统性红斑狼疮性肾炎

系统性红斑狼疮性肾炎简称狼疮性肾炎（LN），为一病因未明的多脏器炎症的自身免疫性疾病。临床上以发热、关节炎、皮疹及肾脏损害症状为主要表现。该病的发病率世界各国报告结果不一。但女性大大高于男性，则确系无疑。女男比例为10∶1～12∶1，高峰年龄在20～30岁，40岁以上始发者亦有一定比例，肾脏累及绝大多数出现在系统性红斑狼疮（SLE）发病后1～4年内。狼疮性肾炎是SLE的严重的并发症，约50%以上的SLE患者有肾脏受累。目前公认该病是机体对内源性（自身）抗原所发生的免疫复合物性疾病，并伴有T淋巴细胞功能的紊乱。据1982年世界卫生组织修订的病理诊断标准，从病理组织学上，狼疮性肾炎（LN）可分为六型：Ⅰ型，正常肾小球性；Ⅱ型，系膜增生型；Ⅲ型，局灶节段型；Ⅳ型，弥漫增殖型；Ⅴ型。膜型；Ⅵ型，进行性硬化型，其中以Ⅳ型最常见。

在中医学中并无系统性红斑狼疮性肾炎的病名，根据该病的治疗表现，可参考中医学中"阴阳毒"、"温毒发斑"、"水肿"、"虚劳"、"眩晕"等病症辨证论治。一般地说，以皮肤损害为主者，可参考"阴阳毒"、"温毒发斑"；以其他症状为主者，可参考"水肿"、"虚劳"、"眩晕"等。由于该病既有皮肤症状，又有内脏症状，涉及多个脏腑气血，症状变化复杂。故临证时当灵活辨证，准确施治。

（一）临床表现

一般地说，系统性红斑狼疮除可造成肾小球损害外，也可造成肾小管-间质的损害，但以前者为主。

该病的肾损害与原发性肾炎相似，以程度不等的蛋白尿及镜下血尿为多见，出现率分别为100%及80%，其中有75%左右患者伴有管型尿，10%～16%患者开始确诊该病时即有肌酐清除率下降，提示已出现肾功能不全。从临床表现看，大致区别为以下三类。

1. 轻型

占30%～50%。无症状，血压正常，无水肿，仅有尿常规检验异常，尿蛋白阴性或小于(++),或1g/天；常有镜下血尿，肾功能正常。病理改变多属于系膜型或轻微病变型，此类患者预后较好。

2. 肾病综合征型

占20%左右。24小时尿蛋白定量大于3g，血浆蛋白低于2.5g/dl，水肿，但胆固醇常不升高，并伴有高血压，镜下血尿，或出现肾功能不全，病理改变多尿弥漫增殖性或膜型肾炎，预后较差。

3. 慢性肾炎型

占35%～50%。虽无典型肾病综合征表现，但亦有高血压，较多尿蛋白，尿沉渣中有大量红细胞及管型，肾功能损害甚至衰竭。病理改变多属于弥漫性增殖性病变，预后差。

以上三型临床上可相互转化发展，各型LN均可伴有淋巴细胞尿及肾小管损害，特别是远端肾小管功能的改变。

狼疮性肾炎的全身表现以发热、关节炎及皮肤损害为常见，同时可伴随受累的系统有肝脏、心脏、中枢神经系统及造血器官、多发性浆膜炎等。

LN的实验室检查方面，血液抗核抗体或抗DNA抗体阳性，间接免疫荧光法测定可见膜状分布。抗SM抗体阳性率虽不高（20%～30%），但特异性很强。免疫复合物（DNA、抗DNA复合物）亦可为阳性。狼疮细胞阳性。血清总补体及C_3、C_{1q}、C_4、C_2均明显下降。血及尿纤维蛋白降解产物增高。

大部分患者（80%）有中等度贫血，血小板减少，约1/4患者呈全细胞减少，90%以上血沉增快。

血浆白蛋白降低，球蛋白增高，γ球蛋白呈明显增高，一些患者类风湿因子阳性，或呈混合性多株 IgG/IgM 冷球蛋白血症，均为免疫球蛋白的增高的表现。

LN 病理改变以肾小球毛细血管壁白金耳样改变，纤维素样坏死及苏木紫小体形成等最具诊断意义。

（二）治疗

LN 治疗首先考虑的是皮质激素，轻症泼尼松 40mg/天，肾病综合征时 40～60mg/天，严重时可以 60～100mg/天，采用隔日疗法可减少不良反应，待化验及临床表现显著好转开始减量，一般每两周减 5mg/天，至 20mg/天时减量要更慢，每 2～3 周减去 2.5mg/天，至 10mg/天时，可长时间维持。若肾功能进行性恶化或伴中枢神经、心脏并发症时，可采用大剂量冲击疗法，即以甲基泼尼松龙 0.5～1g/天静脉滴注，连用 7～10 天，或氢化可的松琥珀酸钠 400mg/天，静脉滴注 14～20 天。

对激素不敏感或依赖者，可加用免疫抑制剂，常用药为环磷酰胺（CTX）150mg/天，分三次口服，或 200mg/天静脉滴注隔日一次，亦可用硫唑嘌呤 150mg/天，分三次口服。以上两药均可用 8 周左右，注意监测肝功能和血常规。或用苯丁酸氮芥 0.2～0.3mg/（kg·天）口服，疗程为 8～12 周。其他控制病变方法，如抗疟药、非特异性消炎药、抗凝药及血浆置换疗法等。

中医治疗一般将其分为热毒炽盛、肝肾阴虚、脾肾阳虚三种证型。根据不同证型，分别采取“清”、“补”、“温”的治法，并均配以“活血化瘀、疏通经络”之法，以“凉血散血”、“补虚勿忘化瘀”。常用方剂如《简明中医皮肤病学》中的解毒凉血汤加减（生玳瑁、金银花炭、生地炭、赤芍、天花粉、丹皮、白茅根、元参、石斛、甘草等）、一贯煎合通窍活血汤加减（生地、沙参、当归、川楝子、女贞子、旱莲草、紫草、蜈蚣、白花蛇舌草、六月雪、桃仁、红花、蒲公英、紫花地丁、半枝莲等）、地黄饮子合通窍活血汤加减（熟附片、熟地黄、巴戟天、山茱萸肉、肉桂、肉苁蓉、茯苓、麦冬、远志、五味子、石菖蒲、白术、红花、桃仁、赤芍、川芎、蜈蚣、丹参、三七等）。

（三）护养

该病急性活动期应卧床休息，缓解期可适当恢复工作，但要特别注意避免日光照射，避免使用容易诱发 SLE 的药物。

有关并发肾病综合征和慢性肾衰竭时的护养问题，可参考有关章节。

（四）食谱举例

根据病症参考有关章节，但要特别注意的是饮食中要一定避免具有“发性”的食物，如羊肉、海鲜、辛辣刺激物等。

（五）食疗

根据合并症，参考有关章节，以下再介绍几种。

1. 银花丹皮汤

金银花 30g，丹皮 30g，煎汤温服。

2. 芡实山药粥

芡实 20g，山药 30g，放糯米适量熬粥服用。

3. 黄芪冬瓜皮汤

黄芪 30g，冬瓜皮 30g，熬汤温服。

4. 芪药川芎汤

生黄芪 30g，山药 30g，川芎 20g，煎汤温服。

5. 五味子赤芍饮

五味子 30g，赤芍 10g，煎汤温服。

6. 金樱子汤

金樱子 30g，煎汤温服。

八、高尿酸血症性肾病

高尿酸血症性肾病是一种代谢性疾病，是指尿酸盐沉积于肾髓质、间质或远端集合管所致的肾损害，本来为我国少见的疾病。近年来，随着我国人民生活水平的提高，居民膳食结构中动物蛋白比例的增高，高尿酸血症的人群也在日益增多，高尿酸血症性肾病也就随之大幅度增加。该病临床上以腰酸腰痛，多尿，夜尿，或尿血，尿结石，或者肾绞痛，少尿无尿，或贫血，恶心呕吐，周身瘙痒等为主要表现，并常伴有跖、趾、膝、踝、腕、手指等关节红肿热痛及发热等表现。该病起病隐匿，进展缓慢，终至慢性肾衰竭，也可急剧加重，发生急性肾衰竭。早期该病治疗效果较好，晚期较差。该病 80% 左右在 30 岁以上后发病，男性多于女性，原发者男女比为 20.7∶1，继发者为 1.25∶1。

原发性尿酸性肾病由遗传缺陷引起先天性嘌呤代谢紊乱所致；继发者由各种慢性肾脏疾病或肿瘤化疗、放疗等引起的高尿酸血症。此外，高嘌呤饮食、饮酒、饥饿、利尿剂的使用等，也是引起和加重尿酸性肾病的因素。

祖国医学中无尿酸性肾病的病名，但依其病症表现，应属于“痹证”、“痛风”、“历节风”、“癃闭”、“关格”等范畴。如《素问·痹论》中“风寒湿之气杂至，合而为痹”的记载，《格致余论》中“痛风者，大率因血得热，已自沸腾，其后涉冷水，或立湿地，或扇取凉，或卧当风，寒凉相搏，热血得寒，所以作痛，夜则痛甚”的论述等，都可作为中医辨证论治的参考。

（一）临床表现

高尿酸血症性肾病早期常无症状表现，多在体检时发现“血尿酸升高”，而后出现痛风，首次痛风急性发作者 60% 以上的关节肿痛发生在足大趾跖骨关节，局部疼痛剧烈，发热，皮肤暗红，炎症消退后关节外的皮肤脱皮脱屑，反复发作者，局部可发生痛风石，甚至关节畸形。痛风发作也可波及足背、踝、足跟、膝、腕、指、肘等关节。若痛风石处皮肤破溃，可形成溃疡，经久难愈，并有纤细针状结晶物组成的、象白垩或面糊样白色物质溢出。慢性痛风患者 50% ~70% 可发生痛风石，甚至前耳轮部位亦可发生痛风石。此外，1/3 左右患者可发现肾及下尿路结石。多数患者可出现镜下或肉眼血尿，一半左右患者可出现高血压，晚期则出现慢性肾衰竭。

临床检查方面，尿常规可出现轻度间歇性肾小管性小分子蛋白尿，并伴有红细胞，甚则肉眼血尿，白细胞增多，尿 pH 多<6.0，尿酸测定异常升高，若每天尿酸排出量超过 700mg，则可称为尿酸症。血的生化检查中，血尿酸升高是该病重要依据，若男性血尿酸 >488μmol/L，女性

>387μmol/L，即可诊断为高尿酸血症，此时血 pH 降低，当出现慢性肾衰竭时，血肌酐和血尿素氮进行性升高、二氧化碳结合力降低、电解质紊乱等。同时也可参考尿酸和尿肌酐比值测定，一般急性尿酸肾病时为 0.5，最高为 0.9，而慢性时其值为 1。

（二）治疗

高尿酸血症性肾病的防治重点在于减少血液、肾小管及尿内尿酸的浓度，保护肾功能。具体有饮食治疗、药物治疗、手术治疗和替代治疗四个主要准则。

第一饮食治疗，主要是减少高嘌呤饮食的摄入，以减少体内嘌呤代谢，控制尿酸的来源。如肉类和蛋白质类，尤其是脂肪和动物内脏，以及蠔肉、沙丁鱼和菠菜等食品。蛋白质的摄入量以每天不超过 1g/kg（体重）为宜。酒类能使血乳酸量增加，乳酸对肾小管排泄有竞争和抑制作用，故应戒酒。一般应多食新鲜蔬菜、水果及含维生素 B 丰富的饮食，因其在体内最终产物是碱性的，有利于治疗。此外多饮水、多排泄是非常重要的一环，每天维持在 3000ml 以上饮水，有利于尿酸的排泄，也有利于小的尿酸性结石的排出，延缓尿酸结石的增长速度，并有利于控制合并尿路感染。

第二药物治疗，包括抑制尿液合成药，如别嘌醇；促进尿酸排泄药，如丙磺舒、亚磺酸匹拉宗、磺吡酮、溴苯酮等；碱化尿液药，如碳酸氢钠、碱性合剂等；以及急性痛风发作时使用的消炎镇痛药，如秋水仙碱、吲哚美辛、布洛芬、吡罗昔康、曲安西龙等。

第三手术治疗，对尿酸结石形成引起的梗阻性肾病，药物无效时，宜尽早手术取石或超声碎石排石。

第四替代治疗，指血液透析、腹膜透析，或肾移植治疗等。

中医治疗一般将其分为湿热阻络、温热伤肾、气阴两虚、痰瘀流注、脾肾衰败五个证型。临床上根据不同证型辨证施治，一般初期宜以"祛邪"为主，中期"扶正祛邪同用"，晚期则以"扶正"为主。常用方剂如三妙丸加减（苍术、黄柏、牛膝、川芎、紫草、石韦、车前子、蒲公英、苦参等），八正散加减（萹蓄、瞿麦、海金沙、栀子、滑石，土茯苓、萆薢、大黄、蒲公英、紫花地丁、金银花等），大补元煎加减（熟地、山茱萸肉、山药、杜仲、当归、川芎、赤芍、龟板等），身痛逐瘀汤加减（桃仁、红花、当归、五灵脂、牛膝、地龙、秦艽、羌活、延胡索、赤芍、桑枝等）及温脾汤加减（大黄、附子、干姜、党参、半夏、竹茹、白术、黄芪、川芎、红花等）。

（三）护养

该病急性期当休息，多饮水，并及时服用药物，也可外用些清热解毒活血的中药外洗、外敷。慢性期时一定注意饮食，凡高嘌呤食物严禁摄入，每天饮水在 3000ml 以上，多饮多排。其他根据不同病期、不同病症，分别给予不同护养。

（四）食谱举例

主要是注意饮食调养，可参考有关论述。

（五）食疗

仍然以清热活血、排泄尿酸为主要准则，以下仅举几例。

1. 公英赤芍汤

蒲公英 30g，赤芍 30g，煎汤服用。

2. 银花紫草汤

金银花 30g，紫草 30g，煎汤服用。

3. 银花石韦汤

金银花 30g，石韦 60g，煎汤服用。

4. 鲜石韦茅根汁

鲜石韦 30g，鲜茅根 30g，压汁口服。

5. 金钱草汤

金钱草 30g，石韦 30g，煎汤服用。

九、过敏性紫癜性肾炎

过敏性紫癜性肾炎是由过敏性紫癜引起的肾脏损害，大多数发生于小儿，成人相对较少，患者中一半以上 4～5 岁，且发病高峰在 45 岁，儿童中以男性居多，成人则男女无差异。大儿童或成人肾脏受累较重，预防较差。该病以皮肤紫癜、出血性胃肠炎、关节炎及肾损害为特点的综合征，其病因尚未明确，可能与感染、药物过敏、食物过敏和免疫变态有关，我国近年来的一项针对 385 例儿童过敏性紫癜的研究发现，诱因为感染者占 61.0%，发病前进食特殊食物者占 20.5%，接触油漆者 5.2%。病理上认为是免疫复合物病，IgA 在发病机理中起重要作用。临床一般将其分为轻型或无症状性尿异常、急性肾炎综合征、慢性肾炎综合征、肾病综合征和急进性肾炎综合征五个类型。

该病根据其不同阶段、不同个体的临床表现，分属于祖国医学“发斑”、“斑疹”、“肌衄”、“葡萄疫”，以及“血证”、“水肿”、“虚劳”等范畴。

（一）临床表现

该病过去说法为“经典四联症”，即包括皮肤、胃肠、关节和肾脏受累，但后来发现临床上并非均有“四联症”，所以近年来多以“肾外症状”和“肾脏症状”来观察其临床表现。

肾外症状：包括皮疹、关节症状、胃肠道症状和其他症状。皮疹为出血性和对称性分布是为特征，初起时为红色斑点状，压之可以消失，以后逐渐变为紫红色出血性皮疹，触摸隆起皮表，常对称性分布于双下肢，以踝关节、膝关节周围多见，也可见于臂部及上肢。躯干少见。皮疹消退时可转为黄棕色，大多数皮疹可有 1～2 次至多 3 次反复，个别可连续发作达数月或数年，后者常并发严重肾炎，预后较差。关节症状方面，多数患者伴有游走性多发性轻度关节痛。部分有关节肿胀和活动受限，常累于膝、踝、手。一般数日内消退，可致关节变形。胃肠道症状则表现为腹痛，及脐周及下腹为主，阵发性绞痛，并伴有恶性呕吐及吐血、便血。其他症状可有淋巴结肿大、肝脾肿大等。

肾脏症状：可表现为血尿、蛋白尿及水肿等。

如上所述，紫癜肾在临床上有五个类型，一般说，轻型或称无症状性尿异常，则仅有持续性血尿或蛋白尿，重时也可有高血压和肾功能损害。急性紫癜肾炎综合征则表现为血尿、蛋白尿、水肿、高血压等，起病急，类似急性肾小球肾炎。慢性紫癜肾炎综合征则表现为起病缓慢，皮损消失后肾炎持续存在，常伴有肾功能减退，此型以成年人多见。肾病综合征型为严重的肾小球病变，几乎全表现为肾功能减退。至于急进性肾炎则属严重型，表现为少尿及肾功能急性进行性损害。

实验室检查方面，尿中可有多数红细胞或见肉眼血尿，蛋白尿及管型尿较轻，通常蛋白尿不超过2g/24小时，肾脏损害严重时，尿中纤维蛋白降解产物明显增加。血液检查则多为毛细血管脆性试验阳性，出血、凝血时间正常，血小板正常，血沉或稍快，血清C_3水平正常，血清IgA水平偏高。

肾的病理诊断方面，穿刺活组织检查有助于该病诊断及预防，尤其免疫荧光表现具有特异性，可与其他肾脏疾病相鉴别。

（二）治疗

该病尚无一致的很有效的特异性方法。对临床表现轻微、一过性尿检异常者，可作休息，注意保暖，避免感染，一般短期内可自行好转。紫癜急性发作期时可服用维生素C等，感染时及时采取抗菌治疗，查到过敏原时及时加以避免。

对症治疗方面，可用抗组胺药物，如苯海拉明、马来酸氯苯那敏、布可利嗪等，也可用10%葡萄糖酸钙10ml静脉注射，每天2次，连用7～10天。止血药方面，无大出血者一般不用，严重出血时可选用酚磺乙胺或卡巴克络。关于皮质类激素的应用，一般说无明显效果，但对控制皮疹、腹痛及关节炎疗效明显。国外学者对病情较重，特别是肾活检表现为新月体形成的患者以糖皮质激素联合环磷酰胺、硫唑嘌呤等，疗效较好。还有人提出，对新月体超过50%以上，表现为急进性肾炎型患者，采用四联疗法，即皮质激素+免疫抑制剂+双嘧达莫+肝素或华法林等，均可作参考。

中医治疗一般将其分为风热瘀血、阴虚内热，脾肾气虚、气阴两虚、肝肾阴虚五个证型。临床上需注意早期多以“实证”为主，邪气风热、热毒等；后期则以“虚证”为主，正气以脾虚、肾虚为主。治疗则需分辨虚实，标本先后，予以辨证施治。

常用方剂如清营汤合疏表散加减（防风、连翘、金银花、蝉蜕、水牛角、芦根、紫草、生地、大蓟、蒲公英、土茯苓、败酱草等）、知柏地黄丸合茜根散加减（知母、黄柏、生地、山茱萸肉、山药、丹皮、茯苓、泽泻、茜草根、仙鹤草、大小蓟、芦根、黄芪、阿胶珠等）、人参归脾汤合四君子汤加减（人参、白术、茯苓、甘草、当归、陈皮、黄芪、木香、砂仁、莱菔子等）、参芪地黄汤加减（人参、黄芪、生地、丹皮、山药、山茱萸肉、茯苓、泽泻、杜仲、女贞子、旱莲草等）和杞菊地黄丸加减（枸杞子、菊花、山药、山茱萸肉、茜草根、仙鹤草、三七等）。

（三）护养

该病除按一般肾病的护养方法外，还应注意饱暖、避免呼吸道及胃肠道炎症等。要特别注意患者的“个体过敏原”的检查，发现时及时解除与避免。

（四）食谱案例

可参考有关肾病食谱。临床上根据不同证型，适当选择些具有“止血”、“脱敏”的食物，如三七、阿胶、黄芪、太子参等。

（五）食疗

早期食疗以“止血”为主，后期则以“补脾助肾”为主，此介绍几种。

1. 生地三七汤

生地30g，三七30g，煎汤服用。

2. 银花丹皮汤

金银花 30g，丹皮 30g，煎汤服用。

3. 大小蓟饮

大蓟 30g，小蓟 30g，煎汤服用。

4. 太子参山药粥

太子参 30g，山药 30g，与糯米熬粥服用。

5. 黄芪山药粥

黄芪 30g，山药 30g，与糯米熬粥服用。

6. 黄芪当归粥

黄芪 30g，当归 30g，与糯米熬粥服用。

十、慢性肾衰竭

慢性肾衰竭简称慢性肾衰（英文缩写 CRF），是各种慢性肾脏疾病终末期的共同表现，是因为肾单位受损而出现的“慢性的、进行性肾实质损害”，西医认为是一种不可逆的肾损害过程。临床上主要表现为人体代谢废物潴留，水、电解质代谢紊乱，酸碱平衡失调，以及肾脏分泌和调节激素功能的失调等，并以此而引起的整个机体各系统的损害。据美国 2001 年统计，其发病率为 0.1%，我国根据 200 万城镇人口统计，发病率约为 5.68/万。日本厚生省 1976 年统计分析了 7516 例慢性肾衰患者的病因，第一位为慢性肾炎 5873 例（78.1%），第二位为糖尿病 311 例（4.1%），第三位为肾炎性肾病 235 例（3.1%），第四位为肾盂肾炎 178 例（2.4%），第五位为多囊肾 161 例（2.1%），第六位为肾结核 105 例（1.4%），第七位为痛风 89 例（1.2%），第八位为狼疮肾 62 例（0.8%），第九位为肾病综合征 27 例（0.48%），第十位为其他 329 例（4.4%），第十一位为原因不明 146 例（1.9%）。

导致慢性肾衰的慢性肾脏疾病，包括原发性和继发性两类，前者在我国多以慢性肾小球肾炎为多见，其中最常见的为 IgA 肾病，其次为慢性肾盂肾炎和肾动脉硬化等。在继发性肾脏疾病中，近年来随着人们生活水平的提高，糖尿病发病率的上升，糖尿病肾病已跃居第一位，据美国统计，血液透析的患者中，糖尿病肾病位居首位，远远超过慢性肾小球肾炎所导致的肾衰。其次为系统性红斑狼疮性肾炎、高血压肾病等。还有人将导致慢性肾衰的原因分为肾性、肾前性和肾后性，肾性指原发性肾脏疾病，肾前性指继发性肾脏疾病，肾后性指非泌尿系梗阻所导致的肾衰，如前列腺肥大、前列腺肿瘤、尿道狭窄、尿道结石、神经性膀胱功能障碍等。

关于慢性肾衰的发病机理，自 1840 年 P. A. Piorry 和 D. I. Heritier 提出“尿毒症”以来，至今已有 160 多年，其最初含义，为“尿（的毒素）留在血液中”，或“血液被尿液污染”的意思。以后在这漫长的过程中，随着人们不断地研究、不断地深入探讨，逐渐提出了“完整”肾单位学说、矫枉失衡学说、尿毒症毒素学说、细胞膜运转失调学说、肾小球过滤滤过学说等有关慢性肾衰发病机理的各种理论，从不同角度完善了该病的发病机理，为慢性肾衰机制的研究做出了贡献。

慢性肾衰是一组综合征，也是一个过程，临床上按其不同阶级的不同表现，可分别归导到中医学“关格”、“肾劳”、“肾风”、“癃闭”、“溺毒”、“虚劳”等范畴。

（一）临床表现

如上所述，慢性肾衰是一个综合征，是一个过程，是一个肾单位开始损害至严重损害的过程，对此，国内外学者有着不同的分期方法和分期标准，我们一般采取的是美国心肾学会的分期方法，即将慢性肾衰分为四期：Ⅰ期肾功能代偿期（又称肾脏储备功能减退期）；Ⅱ期肾功能不全期；Ⅲ期肾衰竭早期（氮质血症期，尿毒症早期）；Ⅳ期肾衰竭终末期（尿毒症晚期）。美国心肾学会的分类以血尿素氮浓度为指标，波动幅度较大，受饮食影响较多，此项标准对于国内情况不十分合适，为此我国医学百科全书上对慢性肾衰的分期根据国内情况以内生肌酐清除率作为指标在70%以上看作为肾功能正常期，在此期肾脏功能正常，能适应代偿要求；50%～70%为肾脏储备功能减退期；50%以下为肾功能不全期；25%以下为尿毒症期，而其中内生肌酐清除率高于10%时为尿毒症早期，低于此数值时为尿毒症晚期或终末期。另外，血肌酐一般都以低于2mg/dl（176μmol/L）以下为正常，但实际临床上高于1.5mg/dl（132μmol/L）时，内生肌酐清除率已下降，因此，我们在分期中将血肌酐高于1.5mg/dl（132μmol/L）列入肾功能代偿期，详细的肾功能不全分期及特点见表10-1。

表10-1　慢性肾功能不全分期及各期特点

分期	内生肌酐清除率	血尿素氮	血肌酐	尿量尿比重	血电解质	症状及体征
Ⅰ肾功能代偿期	50%～70%	正常或暂时性升高	正常或在132.6～176.8μmol/L	正常（浓缩、稀释范围减少）	正常	不明显
Ⅱ肾功能不全期	25%～50%	超过7.5mmol/L	185.64～433.2μmol/L	可出现夜尿、浓缩稀释功能减退显著	正常或轻度低钠	可有多尿倦怠纳减、体重下降
Ⅲ肾衰竭早中期（氮质血症期，尿毒症早、中期）	10%～25%	在37.5mmol/L以下	早期442.0～698.4μmol/L，中期701.2～1060.8μmol/L	等渗尿，少尿可能	磷↑钙↓钠↓钾可升高有酸中毒	以上症状加重有贫血
Ⅳ肾衰竭终末期（尿毒症晚期）	<10%	在37%　mmol/L以上	1060.8μmol/L以上	少尿或无尿或等渗尿	钙↓磷↑酸中毒明显，血钠浓度随失水水肿而反复，血钾随尿量多少改变	恶心呕吐鼻衄贫血明显等尿毒症症状

（二）治疗

一般地说，西医认为慢性肾衰是一个“进行性的、加速的、不可逆的过程”，至今为止，尚无有效的治疗方法，除对症治疗外，只有在后期采取透析及器官移植的方法。而在这个方面，祖国医学发挥了其独特的优势，取得突破性地进展，获得很好的治疗效果。

1. 西医疗法

（1）饮食疗法加必需氨基酸（EAA）或酮酸类（KAA）。通常认为慢性肾衰患者早期采用低蛋白饮食最为有效，有人认为肌酐>150μmol/L（1.7mg%）时就应开始限制饮食蛋白，但没有很好的资料支持这些论点。最近资料提示，低蛋白饮食可减少肾小球的血液灌流量，使“健存肾单位”的滤过率减低，延缓肾小球硬化的进程，从而保护了残存的肾功能。此外，限蛋白与限磷在动物和人类肾脏严重瘢痕形成和肾内钙沉积时起协同作用。长期低蛋白饮食的最严重危险是营养不良，负氮平衡（在儿童和承认可出现严重的肌肉消耗），铁、锌离子及蛋白缺乏会加剧贫血、心功能不全而加速肾功能恶化；反而有可能促使提早进入透析阶段。为防止低蛋白饮食的这些不利因素，增加体内蛋白质的合成、纠正蛋白质代谢的负平衡和氨基酸比例失调，很多人在低蛋白饮食同时加用 EAA，补充足够的热卡。一般静脉滴注肾必需氨基酸 250ml，隔天 1 次、或复方 α-酮酸片（Ketosteril Tablet）4～8 片，每天 3 次，饭中服用。在 20 世纪 70 年代末，欧美学者就提倡在 EAA 疗法基础上补充 KAA，收到了可喜疗效。其原理是 KAA 如 α-酮酸、羟酸，通过转氨酶作用后，使酮酸氨基化生成各种氨基酸，α-酮酸可与碳水化合物生成的底物与尿毒素分解之氨（NH_3）合成相应之氨基酸，从而可产生以下效应：①减轻残余肾的高滤过状态；②降低血肌酐水平；③降低血磷；④减少尿素合成，减轻尿毒症症状。

（2）化学吸附剂的临床应用：在慢性肾衰晚期，Cr、BUN、尿酸、胍类、磷酸盐等不是从尿中大量排出，而是经肾外途径或在肠中降解，因而近年来用于清除胃肠道尿毒症氮质产物以减轻症状、减缓肾衰速度、推迟透析或减少透析次数的口服吸附剂的研究引人注目。临床上用阳离子交换树脂治疗高钾血症；氧化淀粉等吸附肠道内的氮质终产物经大便排出体外，但氧化淀粉吸附率低，且有腹泻、腹胀、恶心等不良反应，所以学者们又提出了吸附 BUN 明显优于氧化淀粉的氧化纤维素、氧化聚糖及含钙的活性炭以调整 Ca、P 不平衡。日本近年来开发了口服 AST——口吸附剂，治疗慢性肾衰竭，以及减少血液透析次数取得较好疗效。

化学吸附剂进入消化道后有许多影响其效率的因素：①吸附剂经过整个胃肠道，pH 1.5～8.5，而离子交换树脂等对 pH 很敏感，往往在某一个 pH 发挥作用。②在肠道中药物与不同浓度的多种化合物接触，可能吸附了相似物而被耗尽；可能把不应吸附的人体需要的物质吸附了，造成了急性或慢性不良反应。③吸附剂的吸附率与代谢产物泌入胃肠道黏膜的速率有关，往往需要大量服用或频繁给药，患者常难以忍受。总之，研究效果高、能脱水、不良反应少，特点是能吸附多种尿毒素的新型吸附剂是当务之急。

（3）控制症状、祛除可逆因素，处理并发症。慢性肾衰患者易出现高血压，水、电解质、酸碱平衡紊乱，感染，少尿，水肿，心力衰竭，尿路梗阻等，其皆是肾功能恶化的加剧因素，因而及时祛除，纠正各种失衡状态，忌用肾毒性药物、已被公认是防止肾功能急剧恶化的重要措施。慢性肾衰最常见并发症有肾性贫血，由于促红细胞生成素（EPO）的开发成功，足量定期使用可以达到纠正肾性贫血目的，常用量 EPO 2000～3000U/次，2～3 次/周，静脉注射或皮下注射。

（4）透析疗法及肾移植术：无可逆因素的慢性肾衰患者，经内科保守治疗无效时，应采用透析治疗或肾移植术。应尽早做透析治疗，争取在未发生尿毒症合并症时，即进行透析治疗，可获较好疗效。

1）血液透析疗法：是将患者的动脉血，经动静脉瘘引出体外后，与透析液同时引进透析器，做相反方向流动。例如，透析器上的半透膜，使血中毒素（如尿素、肌酐等）经弥散原理被清除，使体内过多的水分经渗透及超滤原理被清除，并可补充体内缺乏的物质，达到替代肾脏排泄功能的作用。

2）腹膜透析疗法：利用腹膜作为半透膜。将硅胶管的一端入腹腔膀胱直肠窝出，然后从硅胶管的另一端关入消毒的腹膜透析液，每次 1000～2000ml，停留 1 小时候放出，再次灌入腹透液，如此反复，每天可灌入 1 万 ml 左右。在腹腔内血液与透析液之间，发生弥散及渗透作用，达到清除体内毒素和补充体内缺乏的物质。通过在透析液内加葡萄糖（1.5～4.25/dl），使透析液变为高渗溶液，达到超滤脱水的目的。自20世纪70年代以来，采用非卧床持续腹膜透析和密闭式腹膜透析机做透析，提高了疗效并使腹膜炎发生率大大减少。

3）口服透析液疗法：利用全消化道黏膜做透析面积，大量口服透析液及不易吸收的甘露醇，引起腹泻，以排出血中尿素氮等代谢废物。

4）肾移植术：即器官移植，即将离体的健康肾脏移植给尿毒症患者，这是一种对于终末期肾衰患者最有效、最根本的治疗方法，随着近年来抗排斥药物的不断进展，器官移植后生存时间已大大延长，肾移植最长时间已达30年。

2. 中医疗法

近年来，全国各地中医专家对慢性肾衰的治疗进行了广泛、深入的研究，取得较好的疗效，在此基础上，还进行了机理及药理的研究，均发现一些可喜的苗头。我们从20世纪70年代即提出了慢性肾衰的病理为“虚、瘀、湿、逆”的理论，并研制成功“肾衰系列方”，大大提高了慢性肾衰的疗效，并首次提出“慢性肾衰是一个复杂的综合征，它涉及体内多个脏器、多个系统绝不是一个中医方剂就能完全完成的，必须以一个系列的方剂、方法综合地治疗才可以完成”的理论，有效地推进了全国各地对于该病的研究。多年来，我们曾主持召开过多次国际性、全国性慢性肾衰、尿毒症学术会议，尤其我在担任中华中医药学会肾病分会主任委员后，更是组织全国知名肾病学家共同研究、共同攻关，并取得了良好效果。

总的说来，慢性肾衰病症复杂、病机多变，标本混淆、虚实夹杂，故临床上须明察秋毫，谨守病机，分清标本主次，辨明虚实寒热，祛邪时不能攻伐太过，补虚时切勿热燥伤阴，一般可采取以扶正为主，祛邪为辅的兼顾原则，予以辨证施治。

在“邪实”方法，一般以“水、湿、浊、瘀”为主要病机，如有人将其分为单纯水湿型、湿邪夹浊型、湿邪夹热型、瘀血型等。在“正虚”方面，多以“脾虚、肾虚、肝虚”为主，其中又以“脾肾阳虚”为主，“肝阴虚”为辅，最后以“阴阳两虚、气血衰竭”而告终。如可分为脾肾气虚型、脾肾阳虚型、肝肾阴虚型、气阴两虚型、阴阳两虚型、心肾阳俱衰型等。

我们在长期的临床实践中，总结出“以补肾活血法为主，根据不同阶级、不同情况而兼治其他”的治疗方法，采用综合治疗手段，包括中药滤肠等手段取得较满意的效果。不少早期患者可以治愈，中期患者长期有效控制，晚期患者也得到一定控制，不仅延长了剩余存活时间，而且大大改善了症状，提高了生活质量，对于一些已经透析的患者，加用中药后，透析间隔可以延长，症状大为改善，体质大为好转，受到广大慢性肾衰患者的欢迎。在此基础上，近年来我们做了补肾活血法的机理和药理研究，取得很大进展，为此获得国家科技进步奖。此外，我们在院内制剂方面，采取了“中药脱钾”技术，使尿毒症高血钾症亦可使用。

（三）护养

慢性肾衰的护养是很重要的，要从各个方面予以注意。第一要注意避免感冒及感染，一次感冒及任何一种感染，都会对慢性肾衰患者是一个刺激，都会是一次加重。第二要注意蛋白质的摄入，尤其是早期，必须坚持低蛋白饮食，所谓高质低量蛋白，每天蛋白摄入量在40g左右，且基本上以动物蛋白为主，饮水量为前一天排尿量加上500ml左右为宜。第三，要注意避免大体力运动。腰部不可做局部按摩，避免局部刺激肾脏。第四避免有损于肾脏的药物的使用。第五保持大便次数在2～3次为宜，具体视患者体质而定，可增加或减少1次，但保持大便畅通是非常必要的。

（四）食谱案例

主要注意保持“高质低量蛋白”的摄入，每天40g左右，既不可多，也不可少，以避免造成负氮平衡。要保持一定热量，慢性肾衰的患者，中医认为多“肾阳虚”畏寒，西医认为人体热量不是都是一致的，所以热量一定要保证，以防组织分解代谢，一般说，每天每公斤体重热量供应要超过146千焦，为了限制植物蛋白的量，主食可采用麦淀粉（或玉米淀粉、土豆粉）代替大米、面粉，也可以用低蛋白糖制品，如糖果及琼脂果冻等。有时为了达到足够的热量，也可以适量用些食糖（糖尿病患者注意），但应鼓励患者多食用淀粉类为主食，尽量少用食糖以避免血糖升高。

关于慢性肾衰的脂肪用量，应占总热量的30%以下，其中动物脂肪（肥肉）应少于总热量的10%，其余的可用植物来补充，全天饮食中胆固醇不应超过300mg。

关于进食中钠盐的摄入，患者无水肿时，不需严格限制钠盐，每天食盐可在4g左右；出现水肿时，应限制在3g左右，若血钠低于130mg/L时，要增加钠盐的食用量。高血钾时，严格慎用含钾食物，必要时需低钾饮食。

另外，慢性肾衰时，由于钙磷代谢物的异常，常常出现低钙高磷的情况，故慢性肾衰的患者饮食中需要补充钙和避免高磷，还可将食物用水煮后弃汤的方法，以减少食物中磷的含量（表10-2）。

表10-2　血液透析治疗饮食举例

食物名称	每周血透次数			
	2	3	1	1+必需氨基酸
蛋白质（g）	60	84	36	24
大米（g）	250	250	100	50
面包（g）	70	85		
麦淀粉（g）			210	250
牛奶（ml）	220	350	250	250
鸡蛋（中等大，只）	1	2	1	1
猪肉（g）	45	90	30	
鱼（毛重，g）	100	150		
黄瓜（g）	150	150	150	100
蔬菜（g）	150	150	100	100
水果（中等大，只）	2	2	2	2
藕粉（g）	30		30	30
白糖（g）	25	10	30	50
蜂蜜（g）	30	10	30	40
烹调用油（g）	30	30	30	35

注：按身高165cm，体重57kg，热能供应为每天8786kcal

血液透析患者参考食谱。

第1次：粳米50g，馒头70g，鸡蛋50g，白糖20g，豆油5g。

第2次：牛奶250ml，白糖20g。

第 3 次：粳米 100g，瘦猪肉 70g，鸡肉 30g，茭白 120g，粉丝 20g，豆油 10g，盐 1g。

第 4 次：橘汁 200ml。

第 5 次：粳米 100g，鲳鱼类 100g，青菜 120g，番茄 150g，豆油 5g，盐 1g。

以上食物含总热量 8500kcal，氮：热能 1：155. 83。其中碳水化合物 311. 5g（61. 3%），蛋白质 81. 4g（16. 0%），脂肪 51. 0g（22. 6%），动物蛋白 51. 5g（63. 2%），大豆蛋白 0g（0%），胆固醇 491. 6mg，动物脂肪 28. 1g（55. 1%），食物纤维 6. 4g，维生素 A 833. 0mg，维生素 C 97. 5mg，维生素 B 11. 16mg，维生素 B 21. 07mg，钾 10. 4mg，铜 1. 24mg，铁 15. 0mg。

（五）食谱

遵以“补气健脾、养血滋阴、补肾中阴阳”的原则，以下仅举几例。

1. 黄芪汤

黄芪 60g，煎汤服用。

2. 冬虫草三七汤

冬虫草 6g，三七 10g，煎汤服用。

3. 虫草山药汤

冬虫草 3g，山药 30g，煎汤服用。

4. 人参三七汤

人参 6g，三七 15g，煎汤服用。

5. 黄芪芡实汤

黄芪 60g，芡实 30g，煎汤服用。

6. 西洋参三七汤

西洋参 60g，三七 15g，煎汤服用。

第十一章　常用补肾中药

中医学将具有补益身体作用的药称为补益药，俗称补药。它是以补虚扶弱，补益人体气血阴阳虚弱的病理偏向为主要功效，常用于治疗虚症的药物，所以也俗称补虚药。

按照中医的理论，人体虚证有脏腑、阴阳、气血的不同，所以有补心、补肝、补肺、补脾、补肾的区别，其中又各自有阴阳气血之分，自然补药也就可分为补气、补血、补阴、补阳几个大的类别。以下再加之五脏的不同，这样补益药也就越分越细了。

但是，由于中医学把人体看成一个完整的整体，所以人体的虚证多表现为整个人体的症状，加之“肾为人体生命之本”，所以，肾虚症就成为各种虚证的共有表现，补肾药物也就成为整个补益药的基本用药了。其中补气药、补阳药、补血药主要适用于虚寒症，药性偏温；补阴药主要适用于虚热症，其药性偏凉。从五味来讲，“补药多甘”，故多为甘味。需要指出的是，补虚药不等同于人们常说的营养品、强壮药，它也是根据人体阴阳虚弱的不同，补损益盛，调整阴阳，所以必须在医生的指导下科学使用。以下仅介绍一些临床常用的补肾中药。

一、人　参

人参为五加科植物人参的根。主产于吉林、辽宁、黑龙江等地。野生者名“野山参”，栽培者称“园参”（图 11-1）。

【性味归经】甘，微温。

【功效】大补元气，补益脏气，生津止渴，安神益智，补血。

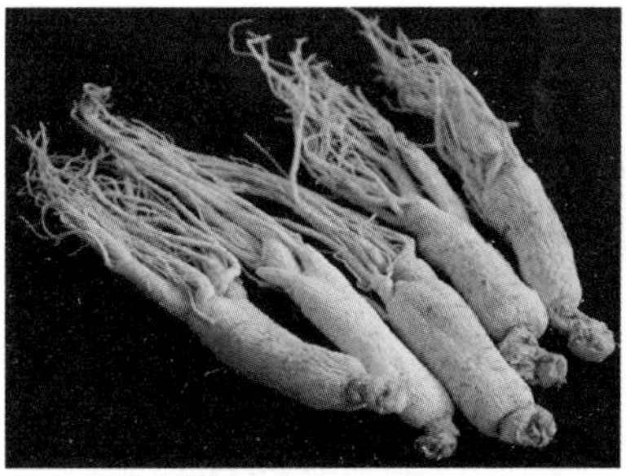

图 11-1　人参

【应用】主治元气虚极欲脱证。本品为拯危救脱要药，古有“人参味甘，大补元气，止渴生津，调荣养卫”之说，其大补元气之功无药可代，最宜于因大汗、大吐、大泻、大失血或大病、久病等所致其虚极欲脱，气短神疲，脉微欲绝的重危症候。可单用，如独参汤。若气虚欲脱兼见汗出、四肢逆冷等亡阳征象者，可与附子同用，为参附汤。若气虚欲脱兼见汗出身暖、渴喜冷饮、舌红干燥等亡阴者，本品兼能生津，且常与养阴生津、敛汗之品配伍，如生脉散与麦冬、五味子同用，以补气养阴、敛汗固脱。

主治肺、脾、心、肾气虚证。本品可补肺气，主治肺气不足所引起的气虚懒言、短气喘促、语言声微等症，常与补益肺气、止咳平喘药配伍，如《备急千金要方》补肺汤，与五味子、苏子等药同用。又因本品兼能补肾气，故又可用治肺肾两虚、肾不纳气之虚喘，常与补益肺肾、纳气定喘之品配伍，如《卫生宝鉴》人参蛤蚧散、《济生方》人参胡桃汤，其与蛤蚧、胡桃仁等药同用。

本品亦能补脾气，以治疗脾气虚弱的身体消瘦、倦怠乏力、食少便溏等症。因脾虚不运常兼湿滞，故又常与健脾燥湿、利湿之品配伍，如《太平惠民和剂局方》四君子汤，其与白术、茯苓同用。若脾气亏虚，中气下陷，可见久泻脱肛，甚至脏器下垂，本品又常与补中益气、升阳举陷之品配伍，如《脾胃论》补中益气汤，其与黄芪、升麻等药同用。

本品亦长于补心气，以改善心气虚之心悸怔忡、胸闷气短、脉虚结代等症，常与长于补心气、通心阳之品配伍，如《伤寒论》炙甘草汤，其与炙甘草、桂枝等药同用。又因本品还能安神益智，故又多用治心气不足、心失所养之失眠多梦、健忘等症。如天王补心丹。

本品还能补肾气，除用于肾不纳气之短气虚喘外，还可用于肾气亏虚、下元不固之阳痿、遗精、滑精，遗尿、尿频等，常与补肾固精之药同用，如与五味子等药同用，治疗下元虚损、阳痿，以及尿后余沥、梦遗滑精等症。

主治热病气虚津伤或气阴两虚之口渴，消渴病。本品既能补气，又能生津，故尤宜用于热病气津两伤或气阴两虚之口渴。对于热病气津两伤，症见口渴、脉大无力者，常与清热泻火之品配伍，如《伤寒论》白虎加人参汤，其与知母、石膏同用。消渴一病，多与肺、脾（胃）、肾三脏的病理改变有关，以阴虚为本，燥热为标，且多伴有气阴两伤之证。人参既能补益肺、脾、肾三脏之气，又能生津止渴，故治消渴病亦宜。如《仁斋直指方》玉壶丸，其与天花粉同用。

人参主治气血两虚，血虚证。本品既能补气以生血，又有一定的补血之功，故可用治血虚证，然尤宜于气虚不能生血之气血两虚证，常与补益气血之品配伍，如八珍汤；其与白术、当归等药配伍，用治气血两虚证。

【用法用量】煎服，5～10g；挽救虚脱可用15～30g。宜文火另煎分次兑服。研末吞服，每次0.5～1g，日服1～2次。

备注：党参功能类似人参，亦可补气生津，但作用较差，但价格低廉，可参考使用。

二、西　洋　参

西洋参为五加科植物西洋参的根。主产于美国、加拿大（图11-2）。

【性味归经】甘、微苦，寒。

【功效】补益元气，补气养阴，清火生津。

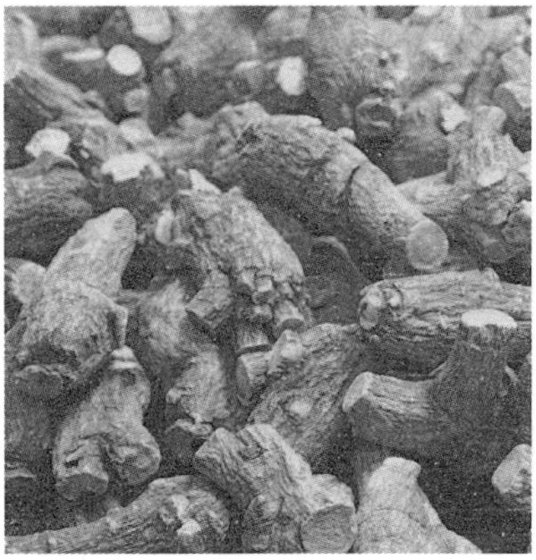

图11-2　西洋参

【应用】主治气阴两脱证。本品具有类似人参而弱于人参的补益元气之功，因其性味微苦而寒，故又可清火养阴生津，更适用于热病之后，耗伤元气阴津所致精神疲倦、体弱乏力、气短息促等，可与麦冬、五味子等养阴生津，敛汗之品同用。

其主治肺、心、肾、脾之气阴两虚证。本品长于补肺气，兼能养肺阴、清肺火，适用于火热耗伤肺之气阴所致短气喘促，咳嗽痰少，或痰中带血之症。也可单用本品压粉装胶囊服用，如西洋参胶囊。

本品又能补肾气、益肾阴，用于肾之气阴两虚，症见腰膝酸软、遗精滑精，常与山茱萸、金樱子、覆盆子、沙苑子等补肾益精之品同用。若属肾阴阳两虚者，可与补肾阳之鹿茸、滋肾阴之龟甲等品同用。

本品主治热病气虚津伤口渴，消渴。本品对于热伤气津所致身热汗多，身体乏力，口渴口干、五心烦热、体倦少气，脉虚数之症，不仅能补气养阴生津，还能清热，较之药性偏温的人参更为适宜，常与清热养阴之品同用，如《温热经纬》清暑益气汤，其与西瓜翠衣、竹叶、麦冬等品同用。临床亦用于消渴病气阴伤之证，常与黄芪、太子参、麦冬、山药、天花粉等长于益气、生津止渴之品同用。

【用法用量】另煎兑服，5～10g。

三、黄　　芪

黄芪为豆科植物蒙古黄芪或膜荚黄芪的根。主产于内蒙古、山西、黑龙江等地（图 11-3）。

【性味归经】甘，微温。归脾、肺经、肾经。

【功效】补脾肺气，升阳举陷，益卫固表，补养元气、肾气，利尿消肿，托毒生肌，补血，活血。

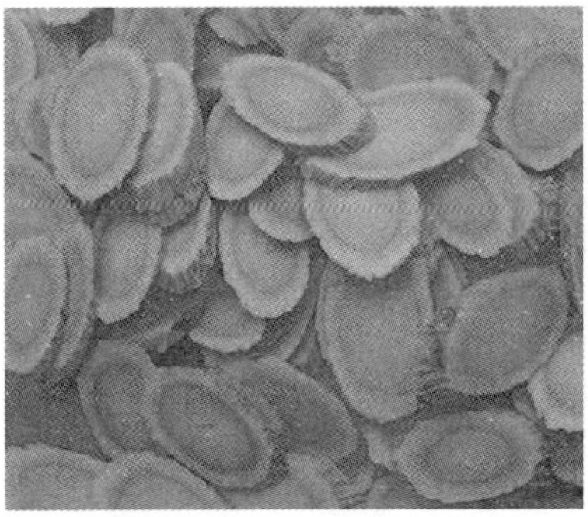

图 11-3　黄芪

【应用】主治脾气虚证。本品有良好的补脾益气之功。因其兼能升阳举陷，故历代将其作为培中升阳举陷之要药，尤长治脾虚中气下陷者，如症见长期短气不舒、久泄脱肛、内脏下垂者，常与补中益气、升阳举陷之品配伍，如李东垣在《脾胃论》中著名的补中益气汤，以其与人参、升麻、柴胡等品同用，健脾补气、升提中气，功效卓显，至今又常用于各种脏器下垂，为历代医家所推崇。又因能利尿消肿，故亦为气虚水肿之要药，治脾虚水湿失运之浮肿尿少者，本品既能补脾益气以治本，又能利尿消肿以治标，常与健脾、利水消肿之品配伍。本品还可补气以摄血，治脾虚不能统血之失血证，常与补气摄血止血之品配伍，如《济生方》归脾汤。

本品主治肺气虚证。本品又能补益肺气，对于咳喘日久，肺气虚弱，气短神疲者，因其只能补益肺气以治本，故常需配伍紫菀、款冬花、贝母、杏仁等祛痰止咳平喘之品以标本兼顾；若属肺肾两虚者，还需与人参、蛤蚧等品同用，共奏补益肺肾、止咳定喘之效。

本品主治气虚自汗证。本品既能补脾肺之气，又能益卫固表以止汗，治脾肺气虚所致卫气不固、表虚自汗者，常与收敛止汗之品配伍，如《丹溪心法》玉屏风散，其与白术、防风通用。

本品主治血虚证，气血两虚证，气血亏虚之疮疡难溃难腐、或溃久难敛。本品既能补气以生血，又有一定的补血之功，其与当归同用，如当归补血汤；本品还可补益气血，扶助正气，以收托毒外出、生肌敛疮之效。

本品主治痹证，中风半身不遂，胸痹等。本品既能补气以行血，又有一定的活血之功，故临床上多用于血脉瘀滞诸证。治风寒湿痹之血脉痹阻者，本品常与祛风湿、活血药配伍，如《百一选方》蠲痹汤，其与羌活、当归、姜黄等药同用。治痹证或中风后遗症因气虚血滞、肌肤筋脉失养，症见肌肤麻木或半身不遂者，本品常与活血通络之品配伍，如著名的《医林改错》补阳还五汤，补气以活血，重用黄芪以补气，并与当归、川芎、地龙等品同用。近年来，临床上将本品及本品的不同制剂广泛用于冠心病、动脉血栓、肺栓塞、脑血栓、脑梗死等多种血脉瘀滞者，疗效显著，为中西医界所公认。

这里要特别指出，在传统的中医典籍中，黄芪多列为补脾肺气之品，而忽视了其“补肾气”的作用，近些年的临床实践和基础实践证实，黄芪对“人体生命之本——肾”的补益作用是很大的，临床上用黄芪注射液治肾虚阳痿不举、慢性肾炎、肾病综合征、狼疮性肾炎，慢性肾盂肾炎、慢性肾衰竭等肾系病证，疗效甚佳，所以我们亦将其列入补肾药物中。

【用法用量】煎服，10～15g。大剂量可用之 30～60g。蜜炙可增强其补益作用。

四、山　药

山药为薯蓣科植物薯蓣的根茎。主产于西南，湖南、江西等地（图 11-4）。

【性味归经】甘，平。

【功效】补气益阴，补脾肺肾。

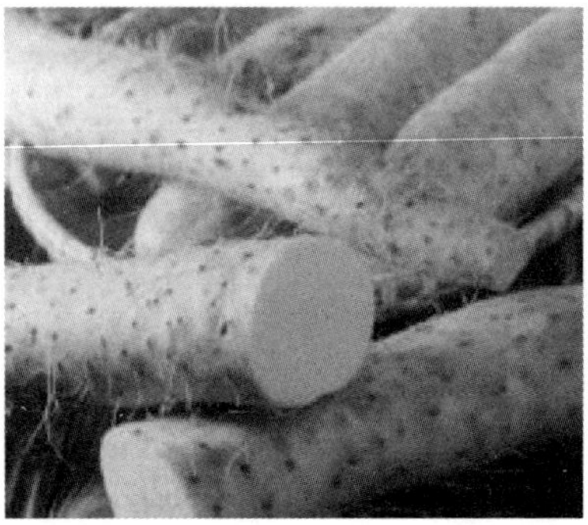

图 11-4　山药

【应用】本品主治脾虚证。本品亦食亦药，既可食用，又可药用；既能补脾气，又能养脾阴，且易于消化，为营养调补之佳品，可用作食品长期服用，尤宜用于脾之气阴两虚，伴见营养不良诸症，以及慢性久病或病后，虚弱羸瘦，需营养调补而脾运不健者。常作为人参、党参、太子参、白术等补气健脾之品的辅助药。

本品主治肺虚证。本品既能补肺气、养肺阴，又能补土以生金，还能补肾气，滋肾阴以纳气，故治咳喘，不论肺虚所致，还是肺脾两虚、肺肾两虚所伤均可使用。然其补力较缓，临床亦多以复方。临床上治肺肾气阴两虚之喘咳，常与补肺肾、止咳、纳气定喘之品配伍，如《张氏医通》七味都气丸，其与山茱萸、五味子等药同用。

本品主治肾虚证。本品还能补肾气、养肾阴，其补肾之力虽平和，但对肾脾俱虚者，可补后天以助养先天，故有人称其为“先天后天、阳气阴液并补之品”。肾气虚者，夜尿频多，遗尿、滑精早泄，女子带下清稀可用；肾阴虚之形体消瘦、潮热盗汗亦可用。故补肾阴的名方六味地黄丸及补肾阳的名方金匮肾气丸中，均有本品。

本品主治消渴气阴虚证。消渴一病，与脾肺肾三脏密切，且多为气阴两虚之证。本品既补脾、肺、肾三脏之气，又补脾、肺、肾三脏之阴，能照顾多个脏腑的病理改变。而消渴之证多为阴虚为本，燥热为标，故使用时常与补气养阴、清热生津之品配伍，如《医学衷中参西录》玉液汤，与黄芪、天花粉、知母等药同用。

【用法用量】煎服，10～30g；大剂量 60～120g。麸炒可增强补脾止泄作用。

五、鹿　茸

鹿茸为脊椎动物科梅花鹿雄鹿未骨化的幼角。其中花鹿茸产于东北，品质优。马鹿茸主产于东北、西北及西南地区，东北产者习称“东马鹿茸”，品质较优；西北产者习称“西马鹿茸”，品质较次（图 11-5）。

【性味归经】甘、咸、温。

【功效】补肾阳，益精血，强筋骨，固冲任，托毒生肌。

【应用】本品主治肾阳虚衰，精血不足证。本品甘温补阳，甘咸滋肾，禀春阳之性，具生发之气，能峻补肾阳，益精养血，为补肾阳、益精血之要药。治疗肾阳亏虚、精血不足、畏寒肢冷、阳痿不举、遗精早泄、宫冷不孕、小便频频、腰膝酸痛、头晕耳鸣、精神疲倦等症，本品可单用或配伍其他补肾助阳、益精养血药。如《中国医学大辞典》参茸固本丸以之与人参、黄芪、当归同用，治疗诸虚百损，五劳

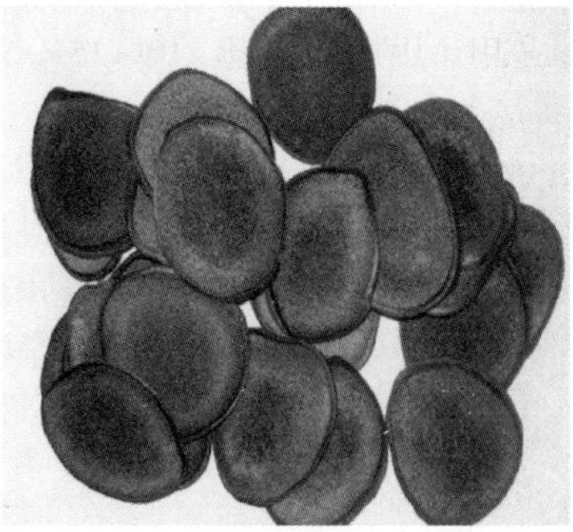

图 11-5　鹿茸

七伤，元气不足，畏寒肢冷、阳痿早泄、宫冷不孕、小便频数等。

本品主治肝肾亏虚，精血不足，筋骨不健。本品入肝肾经，能补肝肾，益精血，强筋骨，故可用治肝肾亏虚，精血不足，筋骨疲软，或小儿发育不良，囟门过期不合，齿迟，行迟等。常与熟地黄、杜仲、续断、山茱萸肉等药同用。临床上对于骨折后期，愈合不良者，本品可与骨碎补、续断、自然铜等行血脉、续筋骨药同用。

本品主治冲任虚寒，带脉不固，崩漏带下。本品甘温，既能补肝肾，益精血，又兼能固冲任，止带下。故可用治肝肾亏虚，冲任不固，带脉失约，崩漏不止，白带过多。治疗崩漏不止，常与当归、阿胶、蒲黄等养血止血药配伍；治疗带下清稀量多，可与海螵蛸、覆盆子等补肾固精止带药同用。

本品主治疮疡塌陷不起或溃久不敛。本品能补肾阳，益精血而达到托脓毒外出之功。治疗疮疡已成，因正虚毒盛，不能托毒外达，疮顶塌陷不起，难溃难腐者，可与补气助阳、益气养血的黄芪、当归等药配伍。若疮疡后期，毒势已去，气血虚弱，脓水清稀，溃久难敛者，本品研末外用，有生肌敛疮之效，可以之配雄黄、乳香等解毒生肌之品。

【用法用量】1～3g，研细末，每天分3次冲服；或入丸、散剂。

【使用注意】服用本品宜从小量开始，缓缓增加至治疗需要量，不可骤用大量，以免“阳补太过而生火”，甚则动血而衄血、吐血。

六、肉　苁　蓉

肉苁蓉为列当科植物肉苁蓉的带鳞叶的肉质茎。主产于内蒙古、新疆、陕西、青海、甘肃等省区（图11-6）。

【性味归经】甘、咸、温。

【功效】补肾阳，益肾精，润肠通便。

【应用】本品主治肾阳不足，精血亏虚。本品甘温助阳，质润滋养，咸以入肾，既能补肾阳，又能益肾精。但作用较缓，临床治肾阳不足时，可与补肾阳、益肾精之药配伍；肾阴不足时，可用本品与益肾精之药同用。

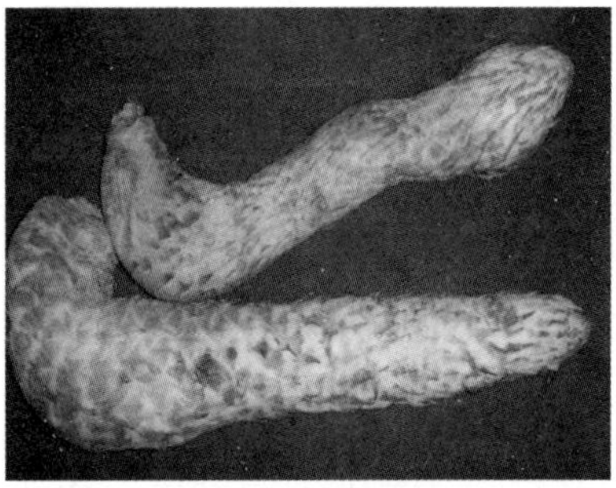
图11-6　肉苁蓉

本品主治肠燥便秘。本品质润，养阴益液，具有平和的润肠通便作用，所谓“增水以行舟”，故可用于肠燥便秘。因本品既能润肠通便，又能补肾阳益肾精，故尤其适宜于老人或病后因肾阳不足、精亏血虚而致“水乏舟停”之大便秘结者。如《景岳全书》济川煎以之与当归、牛膝、枳壳等药同用，治体虚大便闭结不通。

【用法用量】煎服，10～15g。

七、巴　戟　天

巴戟天为茜草科植物巴戟天的根。主产于广东、广西、福建等省区（图11-7）。

【性味归经】甘、辛，微温。归肾经。

【功效】补肾阳，强筋骨，祛风湿。

【应用】本品主治肾阳虚证。本品甘温不燥，主入肾经，其补肾助阳之力较为温和，且兼有些益肾精的作用，并能强筋骨，故可用治肾阳虚所致的阳痿遗精、宫冷不孕、小便频数、腰膝冷痛等多种证候。其中，除对肾虚筋骨不健者能强筋骨外，对肾阳虚之其他证候均有一定作用。如

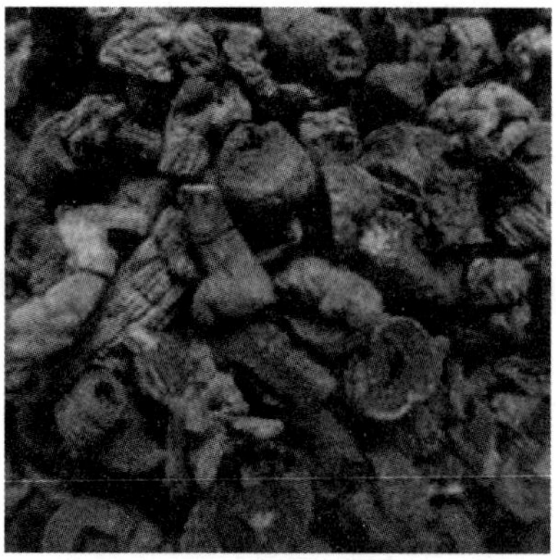

图 11-7　巴戟天

治疗肾阳不足，命门火衰所致之阳痿不育，常以之与淫羊藿、仙茅根、熟地黄、枸杞子等补肾阳、益肾精药配伍。治疗下元虚冷，宫冷不孕，月经不调，少腹冷痛，本品可与肉桂、吴茱萸、高良姜等温肾暖肝、散寒止痛之品同用。

本品主治风湿痹证。本品味辛能散，具有祛风湿功效，故可用治风湿痹证。因其既能祛风湿，又能补肾阳、强筋骨，故对久患风湿，累及肝肾，筋骨不健，或素体肾阳不足，筋骨不健之人又患风湿痹证者，尤为适宜，多与补肝肾、强筋骨、祛风湿药同用。如治疗肾虚骨痿，腰膝酸软，常以之与肉苁蓉、杜仲、菟丝子、紫河车、鹿胎等同用。治疗下焦久积风冷，肾脏虚衰，筋骨痿弱，腰膝无力，本品可与附子、牛膝等药配伍。

【用法用量】煎服，10～15g。本品补肾多盐水炙用，祛风湿可生用。

八、淫　羊　藿

淫羊藿为小檗科植物淫羊藿、箭叶淫羊藿、柔毛淫藿、巫山淫羊藿、或朝鲜淫羊藿的地上部分。主产于陕西、山西、湖北、四川、辽宁等省（图 11-8）。

【性味归经】辛、甘、温。归肾、肝经。

【功效】补肾壮阳，强筋骨，祛风湿。

【应用】本品主治肾阳虚衰，阳痿不育，宫寒不孕，遗尿尿频。本品味辛甘、性温燥烈，长于补肾壮阳起痿，主治肾阳虚衰之男子阳痿不育。可单用本品浸酒服。若兼肾精亏损，阳痿精衰，虚寒无子，宜与补益肾精之巴戟天、枸杞子、熟地黄等药同用，使阳得阴助，方能生化无穷。若肾阳虚衰之尿频遗尿，以及女子宫寒不孕，本品可与其他补肾助阳、暖宫助孕、固肾缩尿的药物如鹿茸、紫河车、补骨脂、巴戟天、桑螵蛸、山茱萸等配伍，以增强疗效。

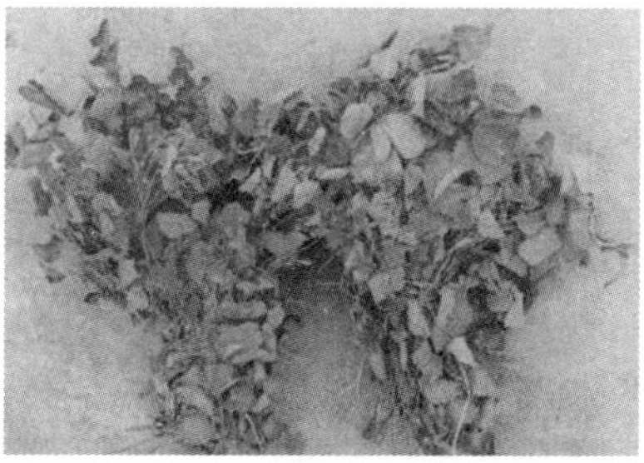

图 11-8　淫羊藿

本品主治风湿痹证。本品味辛能散，性温散寒，具有祛风湿功效，故可用治风湿风湿痹证，可与祛风湿、止痛药羌活、海桐皮、附子等同用。因其既能祛风湿，又能补肾阳、强筋骨，故对久患风湿，累及肝肾，筋骨不健，或素体肾阳不足，筋骨不健之人又患风湿痹证者，尤为适宜，多与巴戟天、仙茅、杜仲、桑寄生、牛膝等补肝肾、强筋骨、祛风湿药同用。

此外，本品还能降血压，也可用于高血压患者有肾阳虚表现者。如《中医方剂临床手册》二仙汤以之与仙茅、巴戟天、知母、黄柏等药配伍，治妇女更年期高血压属于阴阳两虚者。

【用法用量】煎服，5～15g。

九、补　骨　脂

补骨脂为豆科植物补骨脂的成熟果实。主产于四川、河南、陕西、安徽等省（图 11-9）。

【性味归经】苦、辛、温。归肾、脾经。

【功效】补肾壮阳，补肾纳气，固精，缩尿，温脾阳，止泄，平喘。

【应用】本品主治肾虚不固之遗精滑精、尿频遗尿。本品性偏温燥，既能补肾壮阳，又能固精、缩尿，长于温补固涩，有标本兼顾之效，故临床尤多用于肾虚不固之遗精滑精、遗尿尿频，常与其他补肾助阳、固精缩尿的覆盆子、五味子、金樱子、菟丝子等药配伍。

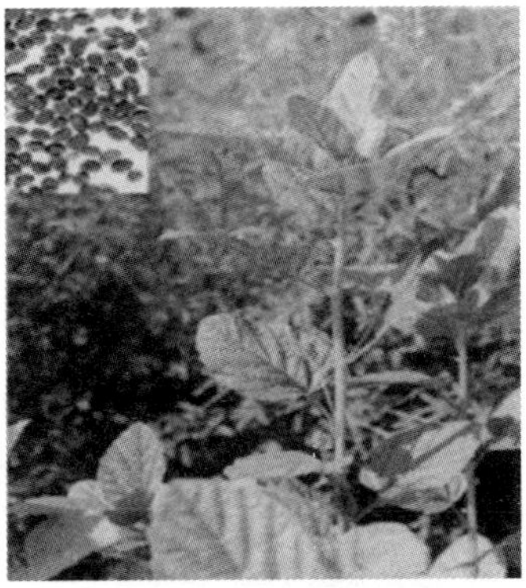

图 11-9　补骨脂

本品主治肾虚阳痿，腰膝冷痛。本品苦辛温燥，入肾经，有温补命门、补肾强腰、壮阳起痿之效，故可用治肾阳不足，命门火衰之腰膝冷痛，痿软无力，可与补肾助阳、强筋壮骨的杜仲、菟丝子、核桃仁等药配伍。此外，治疗肾阳不足、命门火衰之崩漏、带下、水肿、早衰等证的古方中，亦有用本品以温补肾阳者。

本品主治脾肾虚寒之五更泄泻。本品入脾肾二经，既能补肾阳，又能温脾阳，并能止泻，故可用治脾肾虚寒之五更泄泻，常与其他温补脾肾、涩肠止泻之品同用，如《内科摘要》四神丸即以之与温中涩肠之肉豆蔻、五味子、吴茱萸配伍同用，临床效果甚佳。

本品主治肾不纳气之虚喘。本品补肾纳气，故可纳气平喘，对肾阳虚衰，肾不纳气之虚喘，疗效颇佳，常与温肾散寒、纳气定喘药配伍。如《太平惠民和剂局方》黑锡丹以之与附子、肉桂、沉香、黑锡等品同用，治肾阳虚衰，肾不纳气，上气喘促。

【用法用量】煎服，5 ~ 15g。

十、益　　智

益智为姜科植物益智的成熟果实。主产于海南省，此外广东、广西等地亦产（图 11-10）。

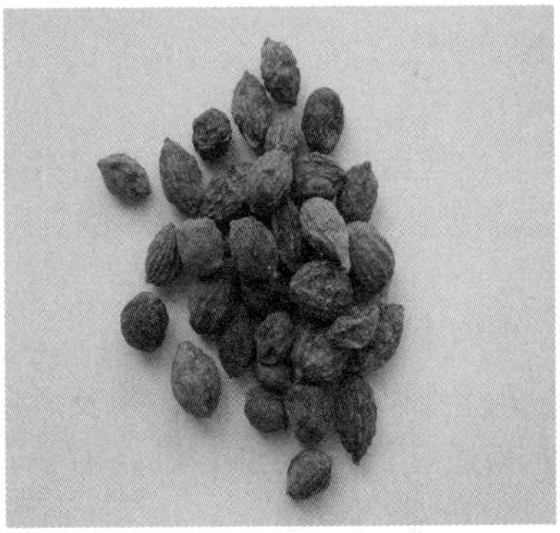

图 11-10　益智

【性味归经】辛，温。归肾、脾经。

【功效】补肾阳，益肾精，健脑，固精，缩尿，温脾阳，摄唾，止泻。

【应用】本品主治肾虚不固之遗精滑精、尿频遗尿。本品特点是“补涩并用，能补能涩、标本兼治”，对下元虚冷、肾虚不固之遗精滑精、尿频遗尿，既能补肾阳、补肾气，又能固精、缩尿，固涩方面以缩尿见长。如治肾虚不固之遗尿尿频的缩泉丸即以本品为主，辅以温肾散寒的乌药和补肾固精的山药组成。此外，“益智者，益人之智慧也”，即本药可补肾健脑、使人聪慧，故临床上智力低下者可以本药治之。

本品主治脾肾虚寒之多唾、泄泻。本品既能温补脾肾，又长于摄唾，故尤以治脾阳不振，摄纳失职，水液上逸之多唾，或肾阳虚衰，气化不行，水液上泛之多唾为宜，单用即可，或与附子、肉桂等温肾暖脾之品配伍。对中焦虚寒之泄泻，既能止泻，又能温中，可与补气、升阳的黄芪、升麻、柴胡等药同用。对脾肾虚寒之泄泻，宜与温补脾肾止泻的补骨脂、肉豆蔻等药同用。

【用法用量】煎服，3 ~ 10g。

十一、菟丝子

菟丝子为旋花科植物菟丝子的成熟种子。主产于江苏、辽宁、吉林、河北、山东、河南等省（图 11-11）。

【性味归经】甘、涩，微温。

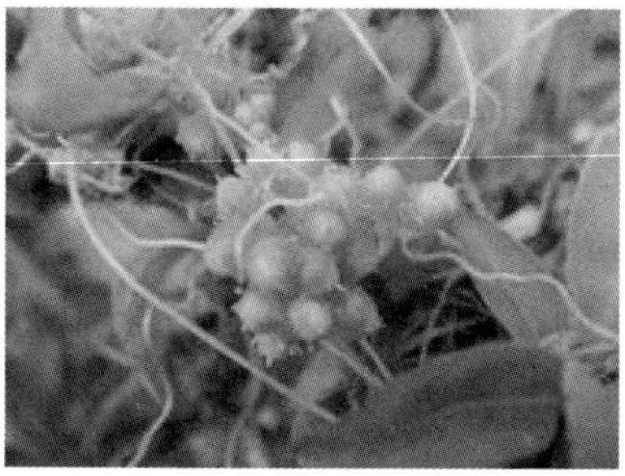

图 11-11　菟丝子

【功效】补肾阳，益肾精，养肝血，明目，固精，缩尿，止带，止泻，安胎。

【应用】本品主治肾虚证。本品补而不峻，微温不燥，既能补肾阳，又能益肾精，阴阳并补，且能固精、缩尿、止带，对肾虚不固之证有标本兼顾之效。如七宝美髯丹以之与补肝肾、益精血的枸杞子、何首乌、牛膝、补骨脂等品同用，治肝肾不足、精亏血虚所致的早衰、须发早白、腰膝酸软、牙齿动摇。五子衍宗丸则以本药与枸杞子、五味子、覆盆子等药配伍，治肾虚阳痿、遗精。若治下焦虚冷之小便不禁或遗尿，可配伍温肾缩尿之益智仁、桑螵蛸等品。治肾虚不固之白带过多、小便浑浊，可与补脾益肾、祛湿止带的茯苓、莲子、芡实等药配伍。治妇女肝肾亏虚，冲任不固，血海不调，崩中不止，常以本药配伍补肝肾、固冲任、止崩漏之杜仲、艾叶、海螵蛸等。

本品主治肝肾不足，目暗不明。本品入肝肾经，既能补肝肾、益肾精，又能养血明目，故可用治肝肾不足，目失所养，目暗不明，视力减退，常与补肝肾、益精血、明目之品配伍，如《太平惠民和剂局方》的驻景丸，即以本药与熟地黄、枸杞子等药同用。

本品主治脾肾两虚，便溏泄泻。本品能益肾补脾而治疗脾肾阳虚之慢性泄泻，故可用治脾肾两虚之便溏泄泻，宜与温肾暖脾止泻之品配伍。如《先醒斋医学广笔记》脾肾双补丸以之配伍补骨脂、砂仁、肉豆蔻等品，治肾阳虚衰、脾失温煦之泄泻。若脾虚便溏，常以之与人参、白术、山药等补气健脾止泻药配伍。

本品主治肝肾亏虚，冲任不固，胎动不安。本品能补肝肾、固冲任而安胎，适用于肝肾亏虚、冲任不固、胎失所养引起的胎动不安，常与其他补肝肾、安胎之品配伍，如《医学衷中参西录》寿胎丸以之与桑寄生、续断、阿胶等同用。

此外，本品亦可治肾虚消渴。如《全生指迷方》菟丝子丸，单用本品为丸服，治消渴。

【用法用量】煎服，10～15g。

十二、沙苑子

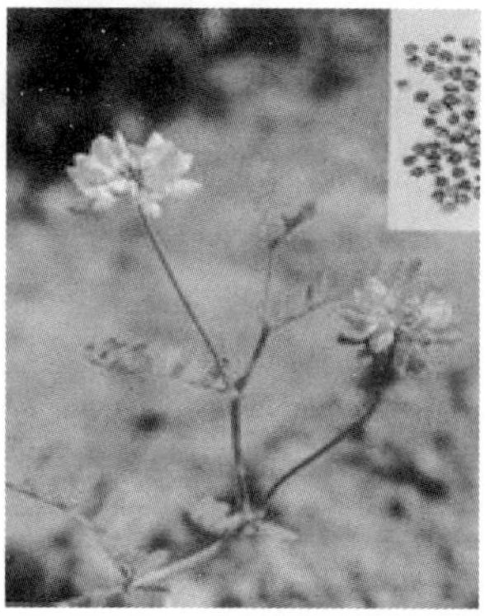

图 11-12　沙苑子

沙苑子为豆科植物扁茎黄芪的成熟种子。主产陕西（潼关），又名潼蒺藜。河北、辽宁、山西、内蒙古等省区亦产（图 11-12）。

【性味归经】甘、涩、温。归肝、肾经。

【功效】补肾阳，益肾精，养肝，明目，固精，缩尿，止带。

【应用】本品主治肾虚证。本品甘温补益，兼具涩性，既能补肾阳，益肾精，又能固精、缩尿、止带，所谓“补涩并治”。对肾虚不固之遗精滑精、遗尿尿频、白带过多，有标本兼顾之效，常与其他补肾固涩之品配伍。如治肾关不固，遗精滑泄，《医方集解》金锁固精丸以之与芡实、莲子、龙骨、牡蛎等品同用。治肾虚遗尿，常以之与山茱萸、桑螵蛸、覆盆子等药配伍。治肾虚白带过多，以之与鹿茸、菟丝子等药同用。此外，对肾虚腰痛，本品略具止痛作用。又本品虽不长于壮阳起痿，但肾虚精亏之阳痿亦可用本品以补肾益精。

本品主治肝肾不足，目暗不明。本品入肝肾经，既能补肝，又可益肾，还能明目，故可用治肝肾不足，目失所养，目暗不明，视力减退，常与补肝肾、益精血、明目的枸杞子、菟丝子、菊花等药配伍。

【用法用量】煎服，10～15g。

十三、杜　　仲

杜仲为杜仲科植物杜仲的树皮。主产于湖北、四川、贵州、云南、陕西等省（图 11-13）。

【性味归经】甘，温。归肝、肾经。

【功效】补肝肾，强筋骨，安胎。

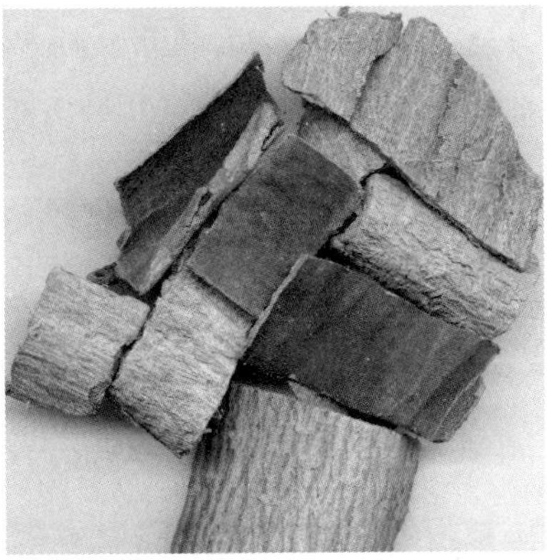

图 11-13　杜仲

【应用】本品主治肝肾不足，筋骨不健。本品既能补肝肾，又长于强劲骨，故以治肝肾亏虚之腰膝酸痛、下肢疲软见长，单用即有效，或与其他补肝肾、强筋骨之品同用。如杜仲酒等。其他如《太平惠民和剂局方》青娥丸，以之与胡桃肉、补骨脂同用，治肾虚腰痛脚软。若风湿日久，肝肾亏虚，腰膝冷痛，肢节屈伸不利，痿软无力者，本品可与祛风湿、补肝肾、强筋骨药同用，如《备急千金要方》独活寄生汤，以之与独活、桑寄生、牛膝、熟地黄等品同用。

本品主治肝肾亏虚，胎动不安，胎漏下血，或滑胎。本品能补益肝肾，调理冲任，固经安胎，故可用治肝肾亏虚，冲任不固，胎动不安，胎漏下血，或滑胎，单用即可有效，亦可与续断、菟丝子、桑寄生等其他补肝肾、安胎之品同用。如《中医妇科治疗学》补肾安胎饮以之与菟丝子、续断等品同用，治肾虚胎动不安，时或阴道流血者；《叶氏女科》固胎丸以之与续断、黄芪、当归等品同用，治滑胎。此外，治疗劳伤所致之胎动不安，本品亦可与活血、养血、安胎之当归、川芎、阿胶、菟丝子等品配伍。

此外，本品现代临床用于高血压，有较好的降血压作用。因其长于补肝肾，故尤宜于高血压有肝肾不足表现者，单用或入复方应用。

【用法用量】煎服，10～15g。

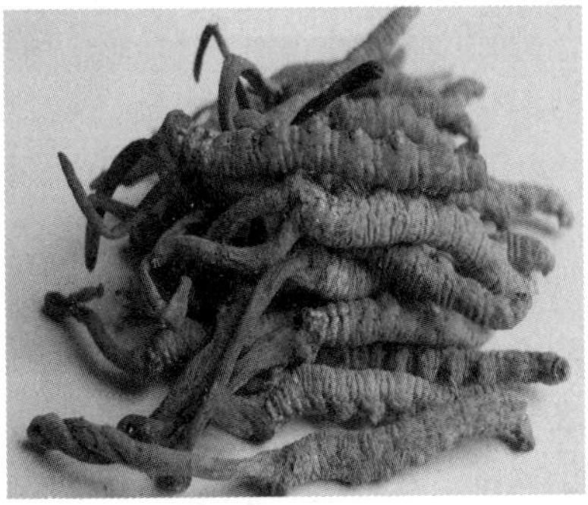

图 11-14　冬虫夏草

十四、冬虫夏草

冬虫夏草为麦角菌科真菌冬虫夏草菌，寄生在蝙蝠蛾科昆虫幼虫上的子座及幼虫尸体的复合体。主产于四川、青海、西藏等省区，甘肃、云南、贵州等省亦产（图 11-14）。

【性味归经】甘，平。归肾、肺经。

【功效】补肾阳，益肾精，阴阳并补，补肺气，止血化痰，止咳平喘。

【应用】冬虫夏草是当今“炒”的很热、很贵的珍贵中药，按现在的市场价格来讲，已经远远高于金价，有人认为，这是“炒”的结果，但我却不这样认为，冬虫夏草是一味阴阳并补之药，补益力强，且不热不燥，很小的量就能有很大的效果，所以价格高升是不足为怪的。

本品主治肺虚或肺肾两虚之久咳虚喘，劳咳痰血。本品甘平，主入肾肺二经，能补肾阳、益肾精、补肺气、止血化痰、止咳平喘，为平补肺肾之佳品。对肺虚久咳，能补肺气、化痰止咳，可单用常服。因其兼能止血，也可用治劳嗽痰血，宜与北沙参、南沙参、川贝母、麦冬等养阴清肺、化痰止咳药同用。若属气阴两虚者，宜与西洋参、北沙参、川贝母、阿胶等益气养阴、清肺化痰、止咳止血之同用。若肺虚及肾，肾不纳气，虚喘短气者，又能补肺益肾，纳气平喘，宜与蛤蚧、山药、川贝母等补益肺肾、化痰止咳平喘药配伍。

本品主治肾虚阳痿，早泄精薄。本品既能补肾阳，又能补肾精。对肾阳不足，肾精亏虚所致的阳痿、早泄、精薄，有补肾助阳、起痿添精之效。可单用浸酒服，或与菟丝子、巴戟天、淫羊藿等补肾益精壮阳之同用。

此外，病后体虚不符，易感外邪者，可用本品与鸭、鸡、猪肉等炖服，或为散剂常服，有补肾固本、补肺益卫、促进机体功能恢复之功。

【用法用量】煎服或炖服，5～10g。或入丸、散、酒剂。

十五、当　归

当归为伞形科植物当归的根。主产于甘肃、云南、四川、陕西等地（图 11-15）。

【性味归经】甘、辛，温。归心、肝经。

【功效】补血，活血，调经，止痛，润肠。

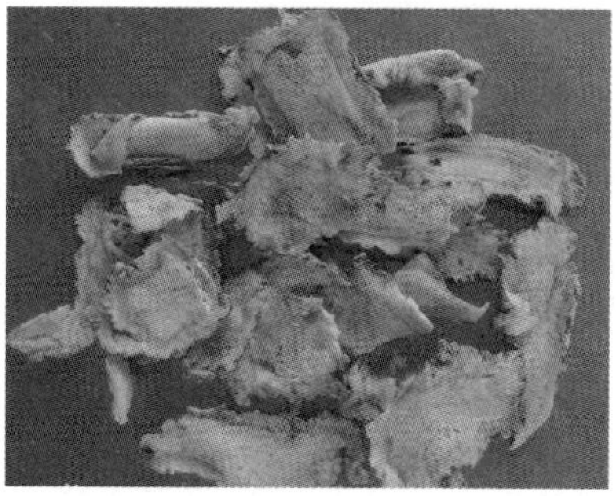

图 11-15　当归

【应用】本品主治血虚证。本品甘温质润，功擅补血，中医称为补血第一要药。主治因血虚引起的面色皖白、面色萎黄、眼干眩晕、失眠心悸等症，如著名的《太平惠民和剂局方》四物汤，与熟地黄、白芍、川芎等同用。治疗血虚兼见气虚者，宜与补其之品同用，如《内外伤辨惑论》当归补血汤以之与黄芪同用。

本品主治妇科月经诸病，如月经不调，经少，经闭，痛经等。本品补血活血，又能止痛调经，为妇科调经要药。其补中有行，行中有补，无论血虚或血瘀所致的月经不调、痛经、经少、经闭等，皆可使用。本品温通散寒，尤宜用治血虚寒凝或寒凝血瘀所致月经不调、经少、经闭、痛经等。治血虚寒凝瘀阻的月经病，与温经散寒之品配伍，如《金匮要略》温经汤以之与吴茱萸、桂枝、川芎等同用；治疗肝郁气滞、瘀血内阻的月经病，则与疏肝理气之品配伍，如《太平惠民和剂局方》逍遥散以之与柴胡等同用。当归被历代中医称为妇科第一要药，故除为妇女调经之用外，还可用于治疗胎前产后诸症。

本品主治血虚、血瘀兼寒凝所致诸痛症。本品功擅活血止痛、温散寒凝，且能补血，主治因血虚、血瘀兼寒凝所致的各种疼痛，并应根据疼痛原因及部位作相应配伍。治血虚有寒之腹痛，与温中散寒之品配伍，如《金匮要略》当归生姜羊肉汤，以之与生姜、羊肉同用。治寒凝血脉不利之痹痛，常与散寒通络药配伍，如《伤寒论》当归四逆汤以之与桂枝、芍药等药同用。治跌打损伤的瘀肿疼痛，可与活血止痛药配伍，如《伤科大成》活血止痛汤，以之与乳香、苏木、土鳖虫等同用；若与接骨疗伤的药物配伍，可治疗骨折伤痛，如常以此药与自然铜、骨碎补等同用。

本品主治疮疡痈疽。本品既能活血消肿止痛，又能补血生肌。因其性温而偏补血扶正，故用治疮疡以血虚气弱之疮疡脓成不溃或久溃不敛等症为宜。治疮疡脓成不溃，常与补气托毒、活血透脓之品配伍，如《外科正宗》透脓散，以本品与黄芪、川芎、皂角刺同用；治疮疡久溃不敛，与补益气血之品配伍，如《太平惠民和剂局方》十全大补汤以之与人参、熟地黄、肉桂等同用。若用治疮疡热毒炽盛、红肿热痛之症，虽可酌情选用本品，但必须配伍清热解毒、消肿疗疮之品，如《校注妇人良方》仙方活命饮，以本品与金银花、天花粉等同用。

本品主治肠燥便秘。津血同源，血虚可致肠液亏乏，以致便秘。我曾以本品与肉苁蓉配伍，名归芸丸，滋肾养血，润肠通便，为老年人常服之品。

【用法用量】煎服，6～12g。本品一般生用；酒炒当归长于活血。

十六、熟　地　黄

熟地黄为玄参科植物地黄的根茎，经加工蒸晒而成。主产于河南、浙江等地（图 11-16）。

【性味归经】甘，微温。归肝、肾经。

【功效】补血，滋阴，益精。

【应用】本品主治血虚证。本品甘而微温，味厚柔润，为补血要药。主治血虚所致面色萎黄、眩晕、心悸、月经不调等症，常与其他补血活血药同用，如著名的四物汤，以本品与当归、川芎、白芍等同用。若气血两虚，精神怠倦，面色无华，宜与补气之品同用，如八珍汤、十全大补汤等。

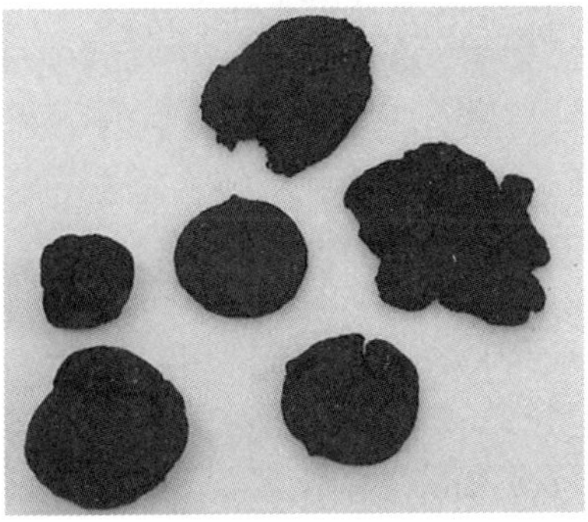

图 11-16　熟地黄

本品主治肝肾阴虚证。本品为补肾精、养肝血的第一药品，尤以滋肾见长，为治肾阴亏虚之常用药。主治肝肾阴虚，腰膝酸软、耳聋耳鸣、舌红少苔或虚火内动，骨蒸潮热、手足心热等症，常与其他滋肾、泻火之品配伍，如著名的六味地黄丸，即与山茱萸、泽泻等药同用。

本品主治精血亏虚证。肝肾同源，乙癸同源，本品能补益精血，主治精血亏虚，腰膝酸软、须发早白、小耳发育迟缓等，常与补肝血、补肾精之品配伍，如当归、何首乌等。

【用法用量】煎服，10～30g。

十七、何　首　乌

何首乌为蓼科植物和的块根。主产于河南、湖北、广西、贵州、四川、江苏等地（图 11-17）。

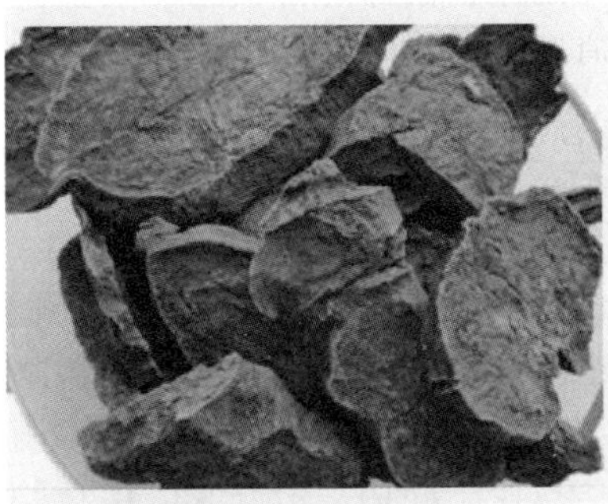

图 11-17　何首乌

【性味归经】苦、甘、涩，微温。归肝，肾经。

【功效】补血益精，治疟解毒，润肠通便。

【应用】本品主治精亏血虚证。制首乌功擅养血补肝、固肾益精、收敛精气，且具不燥不腻之特点，为滋补良品。主治精亏血虚，眩晕耳鸣、腰膝酸软、须发早白等症，常与其他补肝固肾、益精养血之品配伍，如《积善堂经验方》七宝美髯丹，以本品与枸杞子、菟丝子、当归等同用。

本品主治久疟，痈疽、瘰疬。生首乌、制首乌均能治疟，以久疟不止，属气血双亏者为佳，宜与补益气血之药配伍，如《景岳全书》何人饮，用何首乌与人参、当归等同用；生首乌又能解毒散结，既治疮痈，又散瘰疬。可与清热燥湿、祛风止痒药配伍，如《外科精义》何首乌散，以其与苦参、防风、薄荷等同用；治瘰疬结核，可与其他解毒散结药配伍，如以本品与夏枯草、土贝母等同用。

本品主治虚弱便秘。生首乌苦泄甘润，既润燥通便。治精血亏虚而大便秘结者，可单用或与当归、火麻仁等补血、润肠通便药同用。

【用法用量】煎服，10～30g。本品制用补益精血；生用治疟解毒、润肠通便。

十八、阿　　胶

阿胶为马科动物驴的去毛之皮经熬制而成的固体胶。主产于山东、浙江（图 11-18）。

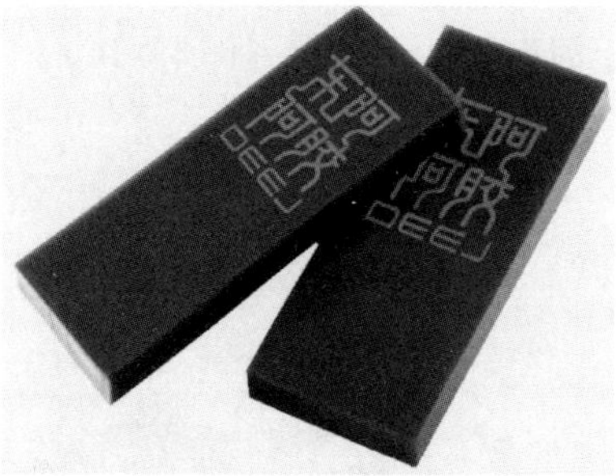

图 11-18　阿胶

【性味归经】甘，平。归肺、肝、肾经。

【功效】补血，止血，滋阴。

【应用】本品主治血虚证。本品味甘性平，为血肉有情之品，历来以此为补血要品。治血虚诸证，单用黄酒炖服有效。或与其他补血之品配伍，可增补血之功，如阿胶四物汤，即以本药与当归、白芍、熟地黄等同用。

本品主治出血证。本品又为止血良药，多用于出血兼见阴血亏损者。治吐血不止，与凉血止血药配伍，如《备急千金要方》以其与生地、蒲黄同用。治肺虚咳血者，与补气润肺止血药配伍，如《仁斋直指方》阿胶散，以其与人参、五味子、天冬、白及等同用。治便血不止，与补血活血之品配伍，如《圣济总录》阿胶芍药汤，其与当归、赤芍同用。治月经过多、崩漏及妊娠或产后下血，宜与补血调经、止血安胎之品配伍，如《金匮要略》胶艾汤，其与当归、地黄、艾炭、川芎等同用。

本品主治阴虚证。本品长于滋阴。治阴虚火旺，心烦不眠，常与清心安神之品配伍，如《伤寒论》黄连阿胶汤，其与黄连、黄芩、鸡子黄同用。治阴血亏虚，虚风内动，手足瘈疭，与滋阴息风药配伍，如《温病条辨》大定风珠，其与龟甲、牡蛎、白芍、麦冬等同用。

本品尤善滋肺阴，润肺燥。治肺虚火盛，干咳少痰，或痰中带血，与清肺宁咳之品配伍，如《小儿药证直诀》阿胶散，与牛蒡子、杏仁等同用。治肺肾阴虚，劳嗽咳血，与滋阴润肺镇咳药配伍，如《医学心悟》月华丸，与天冬、麦冬、川贝母、百部等同用。若治燥邪伤肺，干咳少痰、咽干鼻燥，与清肺润燥药配伍，如《医门法律》清燥救肺汤，常与桑叶、石膏、麦冬等同用。

【用法用量】入汤剂，5～15g，烊化冲服。

十九、枸　杞　子

枸杞子为茄科植物宁夏枸杞的成熟果实。主产于宁夏、内蒙古、甘肃等地（图 11-19）。

【性味归经】甘，平。归肝、肾经。

【功效】补肝肾，益精血，明目。

【应用】本品主治精亏血虚诸证。本品入肝肾二经，善滋肾、益精、养血，为养血补精之要药。治肝肾精血亏损者，单味药使用即可有效，如《饮膳正要》枸杞酒，即以单味枸杞浸酒服用；或与其他补益精血药同用，如《奇效良方》二精丸，即本品与黄精同用。治肝肾阴虚之腰膝酸软、遗精等症，与滋阴补肾之品配伍，如《古今录验方》枸杞丸，其与天冬、地黄同用。治肾精不足，腰酸遗泄、自汗盗汗、耳聋眼花等症，与其他滋肾益精之品配伍，如《景岳全书》左归丸，与熟地、龟甲胶等同用。治血虚萎黄，失眠多梦，常与养血安神之品同用。

本品主治肝肾虚亏之眼目昏花。本品长于补肝肾、明目，为肝肾亏虚，眼目昏花、视力减退之常用药。常与其他补肝肾明目药同用，如临床上常用的杞菊地黄丸，与菊花、熟地、山萸肉等同用。

【用法用量】煎服，10～15g。

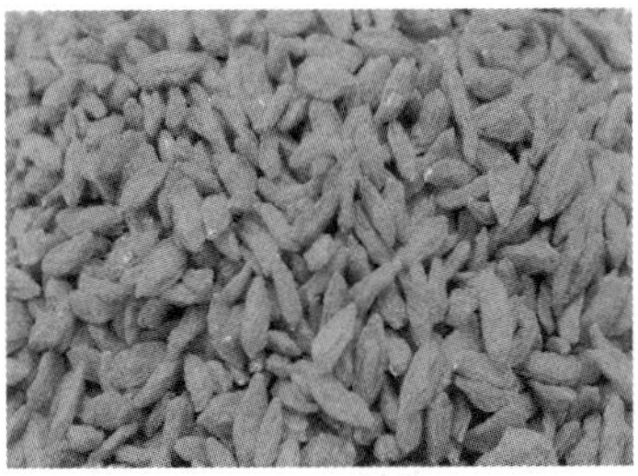

图 11-19 枸杞子

二十、天　冬

天冬为百合科植物天门冬的块根。主产于贵州、四川、广西等地（图 11-20）。

【性味归经】甘、苦、寒。归肺、肾、胃、肾经。

【功效】养阴润肺，益胃生津。

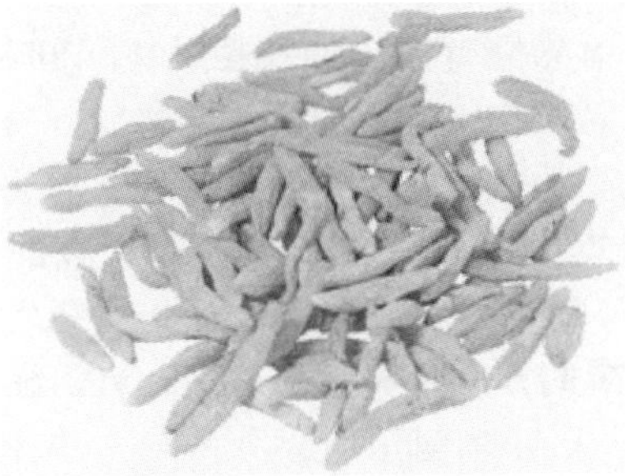

图 11-20 天冬

【应用】本品主治肺燥咳嗽，阴虚咳嗽。本品甘苦性寒，既养肺阴、润肺燥，又清肺热，功用甚于麦冬，当然，也可与麦冬同用，如《张氏医通》的二冬膏，滋阴润燥，治疗干咳无痰、痰中带血等用。本品又可入肾，善滋肺肾之阴，兼清金降火。亦宜于肺肾阴虚之咳嗽。治阴虚劳嗽、痰中带血，常与养阴润肺、止嗽止血之品配伍，如《医学心语》月华丸，其与麦冬、生地、百部、阿胶等同用；若肾阴亏虚、久咳不愈，常与滋肾补气之品配伍，如《症因脉治》三才封髓丹，其与熟地、人参通用。

本品主治热病伤阴口渴，消渴证。本品又善滋胃阴、清胃热、生津止渴。治热病伤阴口渴，舌红少苔，可单味应用，或与麦冬、生地等养阴生津之品同用。治气阴两虚消渴，与党参、黄芪、生地、麦冬等益气生津之品通用。

此外，本品柔润多汁，滋阴清热，亦用治热伤津液的肠燥便秘。

【用法用量】煎服，10～15g。

二十一、石　斛

石斛为兰科植物环草石斛、马鞭石斛、黄草石斛、铁皮石斛或金钗石斛的茎。主产于四川、云南、贵州、广西、广东、湖北等地（图 11-21）。

【性味归经】甘，微寒。归胃、肾经 。

【功效】滋阴除热，益胃生津。

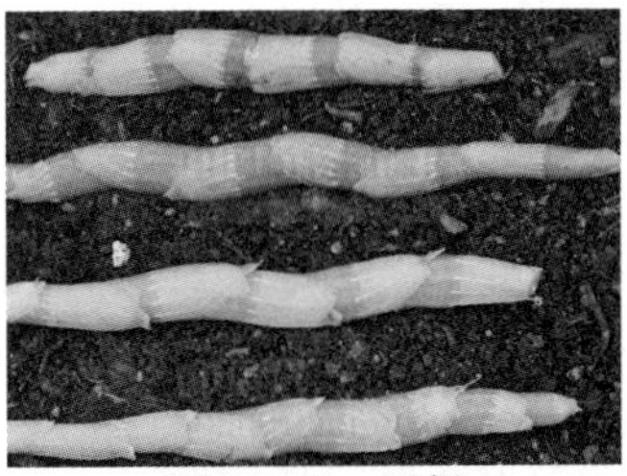

图 11-21 石斛

【应用】本品主治阴虚发热证。本品既滋肾阴，又退虚热。治阴虚内热，虚热不退，常与其他养阴退虚热之品，如生地、麦冬、青蒿、白薇等配伍。因其具有滋阴、除热、生津之功，亦可用治热病伤阴、低热烦渴、舌红少苔，常与滋阴降火、清热生津之品配伍，如《时病论》清热保津法，其与天花粉、鲜生地、麦冬等通用。

本品主治胃阴虚证。本品养阴生津，为治胃阴虚证之要药。胃阴亏虚，口燥咽干、舌红少津，单用煎汤代茶饮服，或与其他养阴生津之品通用，如配伍麦冬、玉竹等。近年来“炒”得火热的

“铁皮石斛”，为石斛之上乘品，效果甚佳，颇受欢迎。

【用法用量】煎服，10～15g，鲜品15～30g。

二十二、黄　精

黄精为百合科植物滇黄精、黄精或多花黄精的根茎。主产于贵州、云南、河北、内蒙古、浙江、安徽、湖南等地（图11-22）。

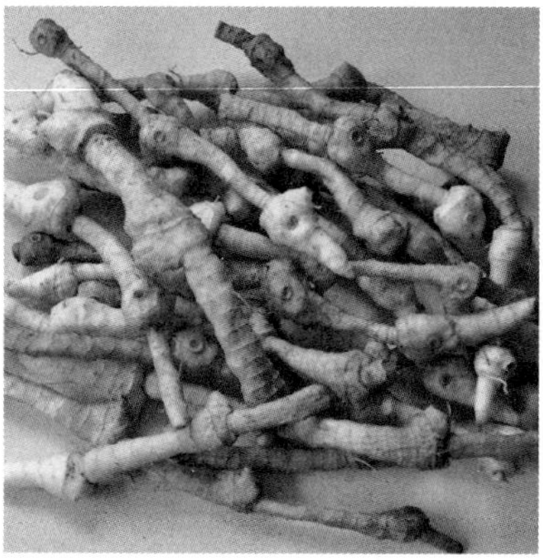

图11-22　黄精

【性味归经】甘，平。归脾、肺、肾经。

【功效】滋阴益精，补脾益气。

【应用】本品主治肺虚燥咳，阴虚咳嗽。本品甘平，功能滋润肺阴，又兼益气。治燥伤肺阴，干咳无痰，或痰少而黏，鼻燥咽干喉痒，常与润肺止渴之品配伍，如桑叶、杏仁、沙参等。本品长于滋阴润肺，为治阴虚劳嗽之良药。治阴虚劳嗽，久咳不止，可单味熬膏服，如配伍沙参、知母、川贝母、百部等滋阴清热、润肺止咳药同用。

本品主治肾虚精亏证，消渴。本品长于滋阴，历来被前人用作补肾填精、强壮固本之品。治肾经亏虚所致腰酸足软、头晕耳鸣、须发早白等症，单用或与其他补肾填精之品配伍，如《奇效良方》二精丸，其与枸杞子通用。治阴虚消渴，大量单用有效，或与滋阴清热之品，如生地、麦冬、石斛、天花粉等同用。

本品主治脾胃虚弱证。本品既补脾胃之气，又养脾胃之阴，为治脾胃虚弱之良药。治脾胃气虚，倦怠乏力、食欲不振、脉虚无力，常与党参、茯苓、白术等益气健脾药同用。治脾胃阴伤津亏所致口干食少、饮食无味、舌红少苔等症，多与玉竹、麦冬、石斛等滋阴生津药同用。

【用法用量】煎服，10～15g。

二十三、墨　旱　莲

墨旱莲为菊科植物鳢肠的地上部分。全国大部分地区均产。主产于江苏、浙江、江西、湖北等地（图11-23）。

【性味归经】干、酸，寒。归肝、肾经。

【功效】滋补肝肾，凉血止血。

【应用】本品主治肝肾阴虚证。本品甘酸性寒，功善滋补肝肾之阴，多用治肝肾阴虚所致头晕目眩、视物昏花、须发早白、腰膝酸软等症，可单用，如古有单味药的旱莲膏；或与其他滋补肝肾之品配伍，如《医方集解》二至丸，与女贞子同用。

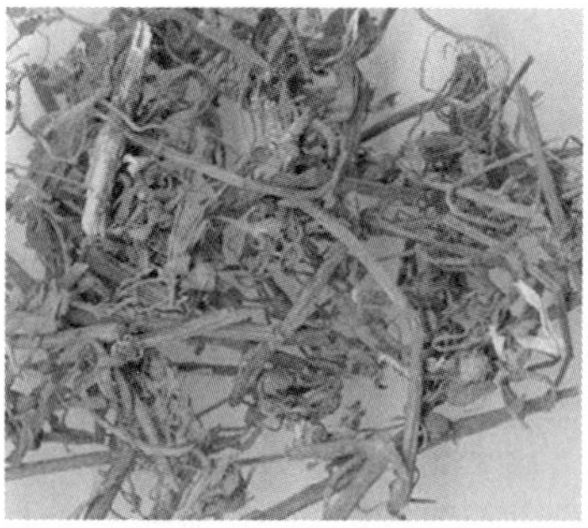

图11-23　墨旱莲

本品主治出血证。本品性质寒凉，既滋阴清热，又凉血止血，常用于血热或阴虚血热所致的各种出血证。单用有效，或鲜品绞汁，或干品水煎。亦可与生地、阿胶、白茅根、蒲黄等滋阴凉血止血之品配伍。鲜品捣烂外敷，止外伤出血。

【用法用量】煎服，10～15g。

二十四、女　贞　子

女贞子为木樨科植物女贞的成熟果实。主产于浙江、江苏、湖南等地（图 11-24）。

【性味归经】甘、苦，凉。归肝、肾经。

【功效】滋补肝肾，明目。

【应用】本品主治肝肾阴虚证，阴虚内热证。本品味甘性凉，善补肝肾之阴，为清补之品。治肝肾阴虚所致头晕目眩、视物昏花、须发早白、腰膝酸软等症，可单用泡酒或熬膏服用，或与其他滋补肝肾之品配伍，如《医方集解》二至丸，其与墨旱莲同用。我们在治疗慢性肾脏疾病的临床实践中，常以二至丸配合其他药同用，获得较满意的效果。本品甘补苦泄，功能滋阴退虚热。治阴虚内热，症见潮热、心烦，常与生地、熟地、青蒿、地骨皮等滋阴退虚热之品配伍。

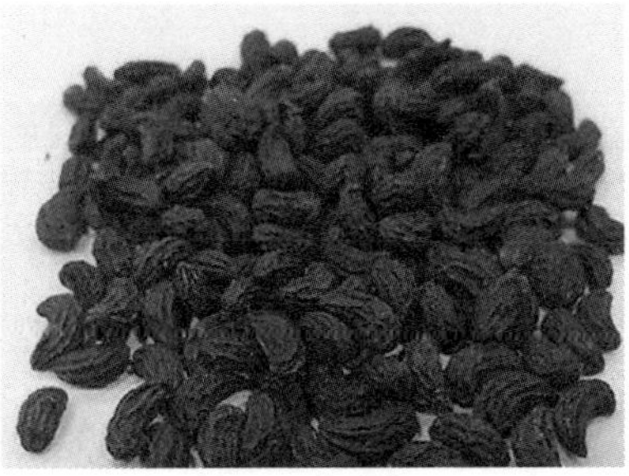

图 11-24　女贞子

本品主治视力减退，目暗不明。本品滋补肝肾而明目。治肝肾亏虚所致的视力减退、目暗不明之证，常与熟地、枸杞子、墨旱莲等补肝肾明目药配伍。

【用法用量】煎服，10～15g。

二十五、龟　　甲

龟甲为龟科动物乌龟的背甲及腹甲。主产于江苏、浙江、安徽、湖北、湖南等地（图 11-25）。

【性味归经】甘、咸，寒。归肝、肾、心经。

【功效】滋阴潜阳，益肾健骨，固经止血，养血补心。

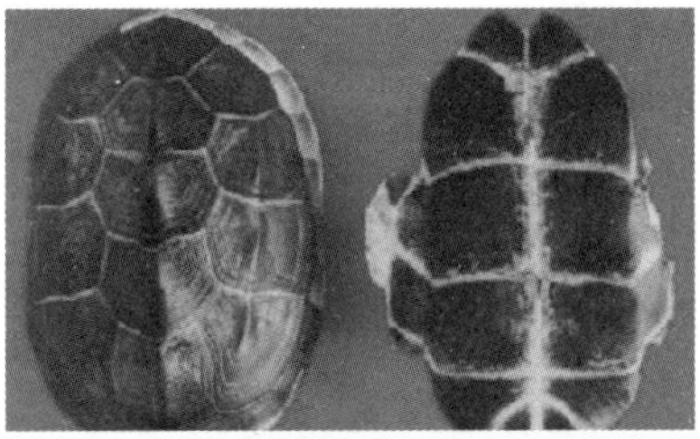

图 11-25　龟甲

【应用】本品主治阴虚阳亢证，虚风内动证，阴虚内热证。本品甘寒质重，“重则沉降”，直入肝肾二经，既滋补肝肾之阴，又镇潜上越之浮阳。临床上治疗肝肾阴虚，肝阳上亢之眩晕目眩、面红耳赤、急躁易怒，常与滋阴镇潜之品配伍，如《医学衷中参西录》镇肝熄风汤，其与代赭石、龙骨、天冬、玄参等同用。热病伤阴或久病阴虚动风时，常与滋阴潜阳息风之品配伍，如《温病条辨》三甲复脉汤，其与鳖甲、牡蛎、生地、白芍等同用。治阴虚骨蒸潮热、盗汗遗精，本品有“补水制火之功”，常与其他滋阴退热之品配伍，如《丹溪心法》大补阴丸，其与熟地、知母、黄柏等同用。

本品主治肾虚骨软证。本品功善滋补肝肾，强筋健骨。治肝肾不足，筋骨失养，腰膝痿弱、步履乏力，或小儿行迟、囟门不合，常与熟地、白芍、续断、杜仲、锁阳等滋阴补肾、强筋骨之品同用。

本品主治崩漏，月经过多。本品滋肾制火以固冲任，兼能止血，多用治阴虚血热、冲任不固之崩漏、月经过多，常与滋阴清热止血之品配伍，如固经丸，与白芍、黄芩、椿皮等同用。

本品味甘入心，既滋阴，又补心。治心血不足，心失所养，以致惊悸、失眠，常与安神定志之品配伍，如《备急千金要方》孔圣枕中丹，其与石菖蒲、远志、龙骨等同用。

【用法用量】煎服，15～30g。生品宜打碎先煎。

二十六、鳖　甲

鳖甲为鳖科动物鳖的背甲。主产于湖北、安徽、江苏、河南、湖南、浙江、江西等地（图11-26）。

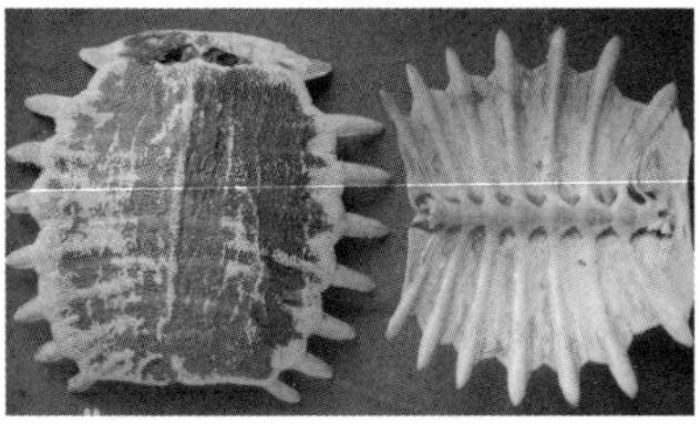

图11-26　鳖甲

【性味归经】咸，寒。归肝、肾经。

【功效】滋阴潜阳，退虚热，软坚散结。

【应用】本品主治阴虚动风证，阴虚内热证。本品咸寒质重直入下焦肝肾，为血肉有情之品，功善滋阴潜阳而息风。治阴虚液亏、筋脉失养之虚风内动，手足蠕动，甚则瘈疭，常与滋阴潜阳息风之品配伍，如《温病条辨》大定风珠，其与龟甲、牡蛎、生地、白芍等同用。本品既滋阴，又善退虚热，治阴虚骨蒸盗汗、低热午后尤甚、唇红颧赤，常与清虚热之品配伍，如《证治准绳》清骨散，其与秦艽、知母、胡黄连等同用。若因热病伤阴，夜热朝凉、热退无汗，舌红少苔，多与滋阴清热之品配伍，如《温病条辨》青蒿鳖甲汤，其与青蒿、丹皮、生地等同用。

本品主治癥瘕、经闭疟母。本品功善软坚散结。治疟久不愈，胁下痞结成疟母，常与其他活血化瘀之品配伍，如《金匮要略》鳖甲煎丸，其与土鳖虫、大黄、桃仁等同用。治癥瘕积聚或经闭，亦与破血通经、祛瘀消症瘕之品配伍，如《圣惠方》鳖甲丸，其与桃仁、大黄、麝香等同用。

【用法用量】煎服，15～30g。生品宜打碎先煎。本品生用滋阴潜阳；醋炙软坚散结。

二十七、五　味　子

五味子为木兰科植物五味子或华中五味子的成熟果实。前者习称“北五味子”，主产于东北；后者习称“南五味子”，主产于西南及长江流域以南各省（图11-27）。

【性味归经】酸、甘，温。归肺、心、肾、脾经。

【功效】益气滋肾，止咳，止汗，止泻，涩精，生津，安神。

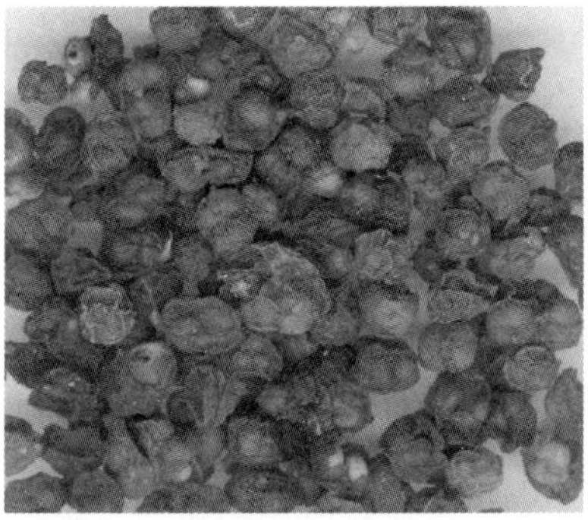

图11-27　五味子

【应用】本品主治久咳虚喘。本品味酸收敛，甘温而润，入肺能敛肺气，益肺气，主治肺虚久咳，可与其他敛肺止咳药同用，共收益气敛肺止咳之效。如五味子丸。本品既能上敛肺气，又能下滋肾阴，为治疗肺肾两虚、久咳虚喘之要药。治肺肾两虚喘咳，需与滋补肺肾之品同用，共收敛肺滋肾、纳气平喘之功。如七味都气丸，以之配伍山茱萸、熟地、山药等药。本品长于敛肺止咳，但配伍温肺化饮祛痰之品，亦可用于寒饮咳喘等证，如《金匮要略》苓甘五味姜辛汤，以之与干姜、细辛等同用。

本品主治自汗，盗汗。本品既能益气固表止汗，又能滋阴生津敛汗，其敛汗力强，为治疗虚汗证之常用药物。治气虚自汗津伤者，需与补气养阴之品同用，共收益气固表、养阴生津之功。如《内外伤辨惑论》生脉散，以之与人参、麦冬同用，近年来，该药方研制成针剂、片剂的生脉饮，广受中西医临床的欢迎。治疗肾虚咳喘时，常与滋阴药同用，如麦味地黄丸，以之与熟地黄、山茱萸、麦冬等药同用。

本品主治久泻不止。本品能涩肠止泻，兼能补益脾肾之气。治脾肾虚寒久泻不止者，常与其他温补固涩之品同用，共收温补脾肾、涩肠止泻之功，如《内科摘要》四神丸，以之与补骨脂、肉豆蔻、吴茱萸配伍，临床疗效颇佳。

本品主治遗精，滑精。本品能补肾涩精，为治肾虚精关不固的遗精、滑精之常用药。治滑精者，常与温肾涩精之品同用，共收补肾助阳、涩精止遗之功，如《世医得效方》桑螵蛸丸，以之与桑螵蛸、附子、龙骨等配伍。

本品主治津伤口渴，消渴。本品具有益气生津止渴之功，且有滋肾作用。治热伤气阴，汗多口渴者，常与人参、麦冬等补气养阴之品同用，共收益气养阴生津之功。治阴虚内热、口渴多饮之消渴证，多与滋阴清热之品同用，共收清退虚热、养阴生津之功，如《医学衷中参西录》玉液汤，以之与山药、知母、天花粉等药配伍。

本品主治心悸、失眠、多梦。本品既能补益心肾，又能宁心安神。治阴血亏损，心神失养，或心肾不交之虚烦心悸、失眠多梦，常与补益心肾之品同用，共收滋养心肾、宁心安神之功，如天王补心丹，以之与麦冬、丹参、生地、酸枣仁等药配伍。

【用法用量】煎服，3～6g；研末服，1～3g。

二十八、山　茱　萸

山茱萸为山茱萸科植物山茱萸的成熟果肉。主产于浙江、安徽、河南、山西等地（图 11-28）。

【性味归经】酸、甘，微温。归肝、肾经。

【功效】补肾气，益肾精，固精，缩尿，止血，敛汗。

【应用】本品主治肾虚证。本品甘温质润，既能补肾气，又能益肾精，临床上常以本品分别与补阴药、补阳药配伍，用于治疗肾阴虚及肾阳虚证。治肝肾阴虚，头晕目眩、腰酸耳鸣者，需与滋阴药同用，以增强其滋肾养肝、填精益髓之功，如六味地黄丸，以之与熟地、山药等药配伍。治肾阳虚、腰膝冷痛、小便不利及阳痿诸证，需与补阳药同用，以增强其温肾助阳之功，如《金匮要略》肾气丸，以之与肉桂、附子等配伍。

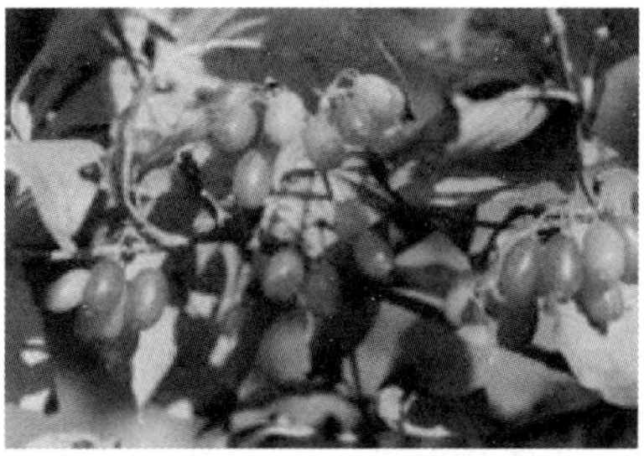

图 11-28　山茱萸

本品主治遗精滑精，遗尿尿频。本品酸涩，既能补肾益精，又能固精缩尿。于补益之中又具封藏之功，治疗滑精遗尿之症，有标本兼顾之效。治肾虚精关不固之遗精、滑精及肾虚膀胱失约之遗尿、尿频者，常与其他补肾，固精，缩尿药同用，共收补肾固精、缩尿止遗之功，如以之与覆盆子、金樱子、沙苑子、桑螵蛸等药配伍。

本品主治崩漏，月经过多。本品能补肝肾、固冲任以止血。治妇女肝肾亏损，冲任不固之崩漏及月经过多者，需与补肝肾、调经血药同用，共收滋补肝肾、固崩止漏之功，如《傅青主女科》加味四物汤，以之与熟地黄、白芍、当归等同用。若脾气虚弱，冲任不固而漏下不止者，需与补脾止血药配伍，共收健脾益气、固冲止血之功，如《医学衷中参西录》固冲汤，以之与黄芪、白术、五倍子等同用。

本品主治大汗不止，体虚欲脱。本品酸涩性温，敛汗力强，大剂量应用能敛汗固脱，为防止元气虚脱之要药。治大汗欲脱或久病虚脱者，需与补气回阳药同用，共收大补元气、回阳固脱之功，如以之与人参、附子、龙骨等同用。

此外，本品亦治消渴证，多与生地、天花粉等同用。

【用法用量】煎服，5～10g，急救固脱，20～30g。

二十九、桑 螵 蛸

桑螵蛸为螳螂科昆虫大刀螂、小刀螂或巨斧螳螂的卵鞘。分别习称“团螵蛸”、“长螵蛸”及“黑螵蛸”。全国大部分地区均产（图 11-29）。

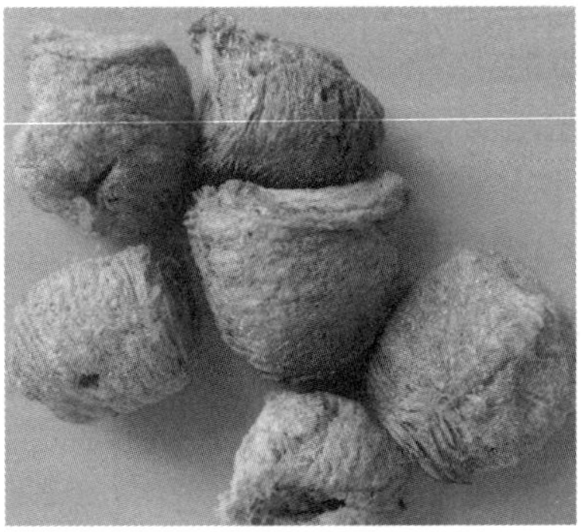
图 11-29　桑螵蛸

【性味归经】甘、涩，平。归肝、肾经。

【功效】补肾助阳，缩尿，固精。

【应用】本品主治遗尿尿频，遗精滑精。本品性甘涩，能固精缩尿，兼有温和的补肾气、补肾阳作用，其涩中兼补，而以缩尿见长。治肾虚遗尿尿频、遗精滑精者，需与其他补肾固涩药同用，以增强益肾缩尿固精之效，如《太平圣惠方》桑螵蛸散，以之与补骨脂、菟丝子等药同用。

本品主治阳痿。本品有一定的补肾助阳起痿功效，但本作用不强，故治肾虚阳痿者，常作为鹿茸、人参等药的补助之品，以增强主药壮阳起痿之效。

【用法用量】煎服，6～10g。

三十、金 樱 子

金樱子为蔷薇科植物金樱子成熟果实。主产于广东、四川、云南、湖北、贵州等地（图 11-30）。

【性味归经】酸，涩，平。归肾、膀胱、大肠经。

【功效】固精，缩尿，止带，止泻。

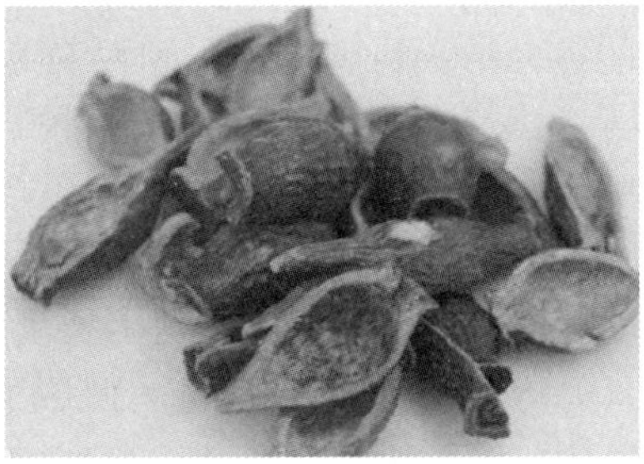
图 11-30　金樱子

【应用】本品主治遗精滑精，遗尿尿频，带下。本品味酸而涩，功专固敛，长于固精，兼有缩尿、止带作用。适用于肾虚精关不固之遗精滑精；膀胱失约之遗尿尿频；带脉不束之带下过多。可单用本品熬膏服，如《明医指掌》金樱子膏；或与芡实同用，以增强其固涩止遗之功，如水陆二仙丹。但本品为固涩治标之品，临床应用宜与补肾健脾之品同用，以标本兼顾，如常与菟丝子、补骨脂、白扁豆、莲子等药配伍。

本品主治久泻，久痢。本品能涩肠止泻。治脾虚久泻、久痢，可单用煎服；或配伍补脾涩肠药，共收健脾益气、涩肠止泻之功，如《景岳全书》秘元煎，以之与人参、白术、芡实、五味子等同用。

此外，取其收敛固涩之功，本品还可用于崩漏、脱肛、子宫脱垂等证。

【用法用量】煎服，6～12g。

第十二章　常用补肾方剂

肾为人体生命之本、先天之本，人体五脏六腑、四肢百骸都与肾脏有着直接或间接的联系，肾只有虚证，没有实证，所以补肾方剂在治疗上越发显示其重要位置。肾虚证有阴虚、阳虚之分，故补肾方剂亦有补肾阴方剂和补肾阳方剂之别，临床当认真辨证，予以对证施治。两千多年来，古今医家在大量临床实践的基础上，总结研制了数以千计的有效补肾方剂，在治疗各种慢性病当中发挥了重要作用。以下仅举常用的十六个补肾代表方剂。

一、六味地黄丸（原名地黄丸）

【组成】生地黄八钱（24g），山茱萸肉、干山药各四钱（各12g），泽泻、牡丹皮、茯苓去皮各三钱（各9g）。

【用法】上药为末，炼蜜为丸，如梧桐子大。温水服用。

【功用】滋阴补肾。

【主治】肾阴虚证。头晕目眩，耳鸣耳聋，腰膝酸软，骨蒸潮热，盗汗，遗精，消渴，手足心热，牙齿动摇，足跟疼痛，小便淋漓，以及小儿囟门不合，舌红少苔，脉沉细数。

【说明】肾为先天之本，肾阴不足，则一身诸阴虚弱。方中重用地黄，滋阴补肾，填精益髓，为君药。山茱萸肉补养肝肾，并能涩精；山药补益脾阴，亦能固精，共为臣药。三药相配，滋养肝脾肾，称为“三补”。但地黄的用量是山茱萸肉和山药两味之和，显示出以补肾阴为主。配伍泽泻利湿泄浊，并防地黄之滋腻敛邪；牡丹皮清泻相火，并制约山茱萸肉之温涩；茯苓淡渗脾湿，并助山药之健运。合之三药为“三泻”，渗湿浊，清虚热，平其偏胜以治标，均为佐药。六味合用，三补三泻，其中补药用量重于“泻药”，故以补为主；肝脾肾三阴并补，则以补肾阴为主，这是本方的配伍特点。

六味地黄丸系宋代儿科专家钱乙根据小儿“阴常不足，阳常有余”的病理特点，从张仲景《金匮要略》的肾气丸中，减去桂、附而成，以专治肾阴虚诸证。

【运用】本方是治疗肾阴虚证的基本方剂，被誉为中医补肾阴的第一方，至今仍被广泛运用于临床。以腰膝酸软疼痛，头晕目眩，口燥咽干，舌红少苔，脉沉细数为证候要点。

临床上慢性肾炎、慢性肾盂肾炎、高血压、糖尿病、肺结核、甲状腺功能亢进、冠心病、骨质增生、中心性视网膜炎及无排卵性功能性子宫出血、更年期综合征等，属于肾阴虚弱者，均可加减应用。

【附方】知柏地黄丸（又名知柏八味丸）即六味地黄丸加知母、黄柏各二钱（各6g）。功用：滋阴降火。主治：阴虚火旺证。如症见头晕目眩，骨蒸潮热，五心烦热，虚烦盗汗，腰脊酸痛，遗精等症。

杞菊地黄丸即六味地黄丸加枸杞子、菊花各三钱（各9g）。功用：滋肾养肝明目。主治：肝肾阴虚证。如症见两目昏花，视物不清，眼睛干涩，迎风流泪等。

都气丸即六味地黄丸加五味子二钱（6g），功用：补肾纳气。主治：肾不纳气证。如症见肾虚气喘，呼多吸少，或呃逆等症。

麦味地黄丸（原名八仙长寿丸）即六味地黄丸加麦冬三钱（9g）、五味子二钱（6g）。功用：滋补肺肾。主治：肺肾阴虚证。症见长期慢性喘咳等症。

以上四方均由六味地黄丸加味而成，都有滋阴补肾的功用。其中知柏地黄丸偏于滋阴降火，适用于火旺阴虚证；杞菊地黄丸偏于滋养肝肾以明目，适用于肝肾阴虚之症；都气丸偏于补肾纳气，适用于肾虚喘逆；麦味地黄丸偏于滋肾敛肺，适用于肺肾阴虚之喘咳。

二、左归丸

【组成】熟地黄八钱（24g）、山药四钱（12g）、枸杞子四钱（12g）、山茱萸四钱（12g）、川牛膝三钱（9g）、菟丝子四钱（12g）、鹿角胶四钱（12g）、龟胶四钱（12g）。

【用法】先将熟地黄蒸烂，杵膏，炼蜜为丸，如梧桐子大。温水或淡盐水送下百余丸。

【功用】滋阴补肾，填精益髓。

【主治】真阴不足证。头晕目眩，腰酸腿软，遗精滑泄，自汗盗汗，口燥舌干，舌红少苔，脉沉细数。

【说明】本方为明代医家张景岳所创制的滋补肾阴的著名方剂，原方主治“真阴不足，精髓亏损”。方中重用熟地黄滋肾填精，补人之真阴，为君药；山茱萸养肝滋肾，涩精敛汗；山药补脾益阴，滋肾固精；枸杞子补肾益精，养肝明目；龟鹿二胶，为血肉有情之品，峻补精髓，其中龟板胶偏于补阴，鹿角胶偏于补阳，在补阴之中配伍补阳药，取“阳中求阴”之义，均为臣药。菟丝子、川牛膝益肝肾，强腰膝，健筋骨，俱为佐药。诸药合用，共奏滋阴补肾、填精益髓之效。

【附方】另有左归饮，即以熟地三钱（9g），山药、枸杞子各二钱（各6g），炙甘草一钱（3g），茯苓一钱半（4.5g），山茱萸二钱（6g）。功用：补益肾阴。主治：真阴不足证。症见眩晕耳鸣，腰酸遗精，盗汗，口燥咽干，口渴欲饮，舌尖红，脉沉细数。

左归饮与左归丸均为纯补之剂，同治肾阴不足证。然左归饮药味较少，滋阴补肾之力逊于左归丸，适用于肾阴不足之轻证。

三、大补阴丸（原名大补丸）

【组成】熟地黄、龟板各六钱（各18g），黄柏、知母各四钱（各12g）。

【用法】上为细末，猪脊髓蒸熟，炼蜜为丸。温水或淡盐水送下。

【功用】滋阴降火。

【主治】阴虚火旺证。症见五心烦热，骨蒸潮热，盗汗遗精，咳嗽咯血，心烦易怒，腰膝酸痛，舌红少苔，尺脉沉数等。

【说明】本方主治因肝肾阴虚，相火亢盛所致诸证。方中重用熟地、龟板以滋阴潜阳，壮水制火，共为君药。黄柏、知母相须为用，苦寒降火，保存阴液，平其阳亢，均为臣药。应用猪脊髓、蜂蜜为丸，此乃血肉甘润之品，既能滋补精髓，又能制约黄柏的苦燥，俱为佐使。诸药合用，滋阴精而降相火，以达培本清源之效。

四、炙甘草汤（又名复脉汤）

【组成】甘草四钱（12g），生姜三钱（9g），桂枝3钱（9g），人参二钱（6g），生地黄一两（50g），阿胶二钱（6g），麦门冬二钱（10g），麻仁二钱（10g），大枣十枚。

【用法】上以清酒七升，水八升，先煮八味，取三升，去滓，阿胶烊化，温服。

【功用】滋阴养血，益气温阳，复脉止悸。

【主治】阴血不足，阳气虚弱证。脉结代，心动悸，虚羸少气，舌光少苔，或质干而瘦小者。虚劳肺萎。咳嗽，涎唾多，虚烦不眠，形瘦短气，咽干舌燥，大便干结，自汗盗汗，脉虚数。

【说明】本方原治伤寒脉结代，心动悸，系由阴血不足，阳气虚弱所致。方中重用生地黄滋阴养血为君。《名医别录》谓地黄“补五脏内伤不足，通血脉，益气力”。配伍炙甘草、人参、大枣益心气，补脾气，以资气血生化之源；阿胶、麦冬、麻仁滋心阴，养心血，充血脉，共为臣药。佐以桂枝、生姜辛温走散，温心阳，通血脉。诸药合用，使阴血足而血脉充，阳气足而心脉通，共成阴阳气血并补之剂。如此则气血充足，阴阳调和，心定脉复，故本方又名“复脉汤”。用法中加酒煎服，可温通血脉，以行药力。

【运用】本方常用于因肾虚气血不足而致的功能性心律不齐、期前收缩等。对于因冠心病、风湿性心脏病、病毒性心肌炎、甲状腺功能亢进等而有心悸、气短、脉结代者，均可加减应用。

五、一 贯 煎

【组成】北沙参、麦冬、当归身各三钱（各9g），生地黄六钱至一两五钱（18～30g）、枸杞子三钱至六钱（9～18g）、川楝子一钱半（4.5克）。

【用法】水煎服。

【功用】滋补肝肾，养阴疏肝。

【主治】肝肾阴虚，肝气不舒证。症见眩晕耳鸣，胸脘胁痛，吞酸吐苦，咽干口燥，舌红少津，脉细弱或虚弦等。

【说明】肝脏体阴而用阳，其性喜条达而恶抑郁。肝肾阴亏，肝失所养，则疏泄失常，气郁而滞，横逆犯胃，故胸脘胁痛，吞酸吐苦。阴虚液耗，津不上承，故咽干口燥，舌红少津。治宜滋养肝肾之阴血为主，配伍疏达肝气之品。方中重用生地黄为君，滋阴养血，补益肝肾。北沙参、麦冬、当归身、枸杞子为臣，益阴养血而柔肝，配合君药以补肝体，育阴而涵阳。佐以少量川楝子，疏肝泻热，理气止痛，遂肝木条达之性，该药性虽苦寒，但与大量甘寒滋阴养血药配伍，则无苦燥伤阴之弊。诸药合用，使肝体得以濡养，肝气得以条畅，则胸脘胁痛等症可解。

【运用】临床常用于慢性肝炎、慢性胃炎、胃及十二指肠溃疡、肋间神经痛、神经症等属阴虚气滞者，均可加减治之。

六、百合固金汤

【组成】百合四钱（12g），熟地、生地、当归身各三钱（各9g），白芍二钱（6g），甘草一钱（3g），桔梗二钱（6g），玄参二钱（6g），贝母二钱（6g），麦冬三钱（9g）。

【用法】水煎服。

【功用】滋肾保肺，止咳化痰。

【主治】肺肾阴亏，虚火上炎证。咳嗽气喘，痰中带血，咽喉燥痛，头晕目眩，午后潮热，舌红少苔，脉细数。

【说明】本方证由肺肾阴亏所致。方中百合甘苦微寒，滋阴清热，润肺止咳；生地、熟地并用，既能滋阴养血，又能清热凉血，共为君药。麦冬甘寒，协百合以滋阴清热，润肺止咳；玄参咸寒，助二地滋阴壮水，以清虚火，均为臣药。当归治咳逆上气，伍白芍以养血和血；贝母润肺化痰止咳；桔梗载药上行，清利咽喉，化痰散结，俱为佐药。生甘草清热泻火，调和诸药，为使。合而成方，滋阴保肺，金水并调，可使阴血渐充，虚火自清，痰化咳止，以达固护肺金之目的，故名“百合固金汤”。

【运用】主治各种慢性肺部疾患，如肺结核、慢性支气管炎、肺气肿、肺源性心脏病、支气管扩张、慢性咽喉炎等属肺肾阴虚者，均可加减治疗。

七、阿　胶　散

【组成】阿胶麸炒三钱（9g）、牛蒡子一钱（3g）、甘草一钱（3g）、杏仁二钱（6g）、糯米二钱（6g）。

【用法】上为细末，每服二钱（6g），或水煎温服。

【功用】养阴补肺，清热止血。

【主治】小儿肺虚有热证。症见咳嗽气喘，咽喉干燥，咯痰不多，或痰中带血，舌红少苔，脉细数等。

【说明】本方以小儿肺阴不足，阴虚有热，尤以长期咯血之症所设。方中阿胶甘平质黏，用量独重，功能滋阴补肺，养血止血，为君药。臣以牛蒡子宣肺清热，化痰利咽。杏仁宣降肺气，止咳平喘；糯米、甘草既能补脾益肺，又作为调和诸药之用，为佐使药。诸药合用，补肺阴，清肺热，降肺气，止喘咳，止咯血。原方有马兜铃一药，因近年来发现其为肾毒性药物，故舍而不用。

【运用】治疗慢性支气管炎、支气管扩张咯血属阴虚有热者，均可用之。

八、肾　气　丸

【组成】干地黄八钱（24g），薯蓣（即山药）、山茱萸各四钱（各12g），泽泻、茯苓、牡丹皮各三钱（各9g），桂枝、附子各一钱（各3g）。

【用法】上为细末，炼蜜和丸，温水送下。

【功用】补肾助阳。

【主治】肾阳虚弱证。腰痛腿软，下肢冷痛，少腹拘急，小便不利，夜尿增多，或小便反多，入夜尤甚，阳痿早泄等，长期痰饮，慢性水肿，消渴。

【说明】本方为医圣张仲景之名方，后世六味地黄丸即以本方减桂、附而成，因其出自《金匮要略》，故亦名“金匮肾气丸”，为主治肾阳虚弱之基础方剂。方中重用干地黄滋阴补肾为君药。臣以山茱萸、山药补肝脾而益精血；加以附子、桂枝之辛热，助命门以温阳化气。君臣相伍，补肾填精，温肾助阳，乃阴中求阳之治。从用量分析，补肾药居多，温阳药较轻，其立方之旨，又在微微生火，鼓舞肾气，取“少火生气之义”，而非峻补。

【运用】治疗慢性肾炎、肾病综合征、糖尿病肾病、慢性肾衰、糖尿病、醛固酮增多症、甲状腺功能低下、性神经衰弱、肾上腺皮质功能减退、慢性支气管哮喘、肺气肿、肺源性心脏病、肝硬化腹水、更年期综合征等属肾阳不足者，均可加减应用。

九、右　归　丸

【组成】熟地黄八钱（24g）、山药四钱（12g）、山茱萸三钱（9g）、枸杞子三钱（9g）、菟丝子四钱（12g）、鹿角胶四钱（12g）、杜仲四钱（12g）、肉桂二钱（6g）、当归三钱（9g）、制附子二钱（6g）。

【用法】上将熟地蒸烂杵膏，余为细末，加炼蜜为丸，如弹子大，温水淡盐水送下。

【功用】温补肾阳，养肾填精。

【主治】肾阳不足，命门火衰证。人老或久病后气衰身疲，畏寒肢冷，腰膝软弱，阳痿遗精，性欲减退，慢性腹泻，五更泄泻，便不成形，阳衰无子，或小便自遗，夜尿增多、舌淡苔白，脉沉而迟。

【说明】本方方中以附子、肉桂、鹿角胶培补肾之中之元阳，温里祛寒，为君药。熟地黄、山萸肉、枸杞子、山药滋阴益肾，养肝补脾，填精补髓，取“阴中求阳”的义，为臣药。佐以菟丝子、杜仲补肝肾，健腰膝；当归养血和血，与补肾之品相配，以补养精血。诸药合用，肝脾肾阴阳兼顾，仍以温肾阳为主，妙在阴中求阳，使元阳得以归原，故名“右归丸”。

右归丸系由《金匮要略》肾气丸减去“三泻”（泽泻、丹皮、茯苓），加鹿角胶、菟丝子、杜仲、枸杞子、当归而成，增加补阳的作用，减少用“泻”妨补之力，使药效能更专于温补。

【运用】治疗慢性肾炎、肾病综合征、老年骨质疏松症、精少不育症，以及贫血、白细胞减少症等属肾阳不足者，均可加减治疗。另有右归饮，熟地二三钱或加至一二两（9～30g）山药炒三钱（9g）、枸杞子三钱（9g）、山茱萸二钱（6g）、甘草二钱（3g）、肉桂一二钱（3～6g）、杜仲三钱（9g）、制附子二三钱（6～9g）、以水煎温服。功用：温补肾阳，填精补血。主治：肾阳不足证。气怯神疲，腹痛腰酸，肢冷脉细，舌淡苔白，或阴盛格阳、真寒假热之证。

十、地黄饮子

【组成】熟地黄四钱（12g），巴戟天、山茱萸、石斛、肉苁蓉各三钱（各9g），附子、五味子、官桂、白茯苓、麦门冬、石菖蒲、远志各二钱（各6g）。

【用法】上为粗末，每服三钱（9～15g），或加生姜五片，大枣一枚，薄荷五七叶，煎服。

【功用】滋肾阴，补肾阳，开窍化痰。

【主治】喑痱。舌强不能言，足废不能用，口干不欲饮，足冷面赤，脉沉细弱。

【说明】喑痱乃因下元虚衰，虚阳上浮，痰浊随之上泛，堵塞窍道所致。“喑”是舌强不能言语，“痱”是足废不能行走，下元虚衰，包括肾阴阳两虚。方用甘温的熟地黄与酸温的山茱萸相配，补肾填精；肉苁蓉、巴戟天温壮肾阳。配伍附子、肉桂之辛热，以助温养下元，摄纳浮阳，引火归原；石斛、麦冬、五味子滋阴敛液，壮水以济火。石菖蒲与远志、茯苓合用，功能开窍化痰、交通心肾。再加少许薄荷以疏郁而轻清上行，姜、枣以和中调药。综观全方，标本兼顾，上下并治，而以治本治下为主。诸药合用，使下元得以补养，浮阳得以摄纳，水火相济，痰化窍开，则喑痱可愈。

【运用】临床上治疗晚期高血压、脑动脉硬化、中风后遗症、脊髓炎等慢性疾病过程中出现阴阳两虚者，均可加减运用。

十一、龟鹿二仙胶

【组成】鹿角、龟板、人参、枸杞子。

【用法】原方载：上前二味袋盛，放长流水内浸三日，用铅坛一只，如无铅坛，底下放铅一大片亦可。将角并板放入坛内，用水浸高三五寸，黄蜡三两封口，放大锅内，柴火煮七昼夜。煮时坛内一日添热水一次，勿令沸起，锅内一日夜添水五次，候角酥取出，洗，滤净去滓。其滓即鹿角霜、龟板霜也。将清汁另放。另将人参、枸杞子用铜锅以水三十六碗，熬至药面无水，以新布绞取清汁，将滓置石臼水捶捣细，用水二十四碗又熬如前；又滤又捣又熬，如此三次，以滓无味为度。将前龟、鹿汁并参、杞汁和入锅内，文火熬至滴水成珠不散，乃成胶也。每服初起一钱五分（4.5g），十日加五分（1.5g），加至三钱（9g）止，空心酒化下。

【功用】滋阴填精，益气壮阳。

【主治】真元虚损，精血不足证。面色萎黄或㿠白，全身瘦弱或乏力，阳痿遗精，两目昏花，腰膝酸软，妇女月经不调，久不孕育等。

【说明】本方证为真元虚损，阴阳精血不足所致。方中鹿角胶甘咸而温，善于温肾壮阳，益精补血；龟板胶甘咸而寒，长于填精补髓，滋阴养血，二味均为血肉有情之品，能峻补阴阳以生气血精髓，共为君药。配伍人参补后天脾胃之中气，以增强化生气血之源；枸杞子益肝肾，补精血，以助龟、鹿之功，均为臣药。四味合用，阴阳并补，气血兼顾，故又能益寿延年，生精种子。

【运用】治疗各种慢性病久，体质亏乏，以及内内分泌障碍引起的发育不良、重症贫血、神经衰弱，以及性功能减退等属阴阳两虚者。

十二、七宝美髯丹

【组成】原方载：赤、白何首乌各一斤，米泔水浸三四日，瓷片刮去皮，用淘净黑豆二升，以砂锅木甑，铺豆及首乌，重重铺盖，蒸之。豆熟取出，去豆晒干，换豆再蒸，如此九次，晒干，为末（各18g），赤、白茯苓各一斤，去皮，研末，以水淘去筋膜及浮者，取沉者捻块，以人乳十碗浸匀，晒干，研末（各18g），牛膝八钱，去苗，酒浸一日，同何首乌第七次蒸之，第九次止，晒干（9g），当归三钱，酒浸，晒（9g），枸杞子八钱，酒浸，晒（9g）菟丝子八钱，酒浸生芽，研烂，晒（9g）、补骨脂二钱，以黑芝麻炒香（6g）。

【用法】上药石臼捣为末，炼蜜和丸，如弹子大。每次一丸，每天三次，清晨温酒下，午时姜汤下，卧时盐汤下。

【功用】补益肝肾，乌发壮骨。

【主治】肝肾不足证。早衰早老，须发早白，脱发，齿牙动摇，腰膝酸软，梦遗滑精，肾虚不育等。

【说明】白发、脱发与齿牙动摇，和肝肾密切相关。因发为血之余，齿为骨之余，若肝肾亏损，则上荣于须发、齿龈之精血不足，故须发早白、脱发及齿牙动摇。方中何首乌赤白并用，且量较重，功能补肝肾，益精血，乌须发，壮筋骨，为君药。枸杞子、菟丝子均入肝肾，能补肾益精，养肝补血，共为臣药。佐以当归补血养肝；牛膝补肝肾，坚筋骨，活血脉；补骨脂补肾壮阳，固精；赤、白茯苓补脾肾，渗湿浊。诸药合用，以滋阴益精养血为主，兼顾补阳，有阴阳并补，精血互生之妙。对于肾虚精少不育之症，亦甚适宜。

【运用】治疗中年早衰之白发及脱发、牙周病，以及男子不育症属肝肾不足者，均可应用。

十三、四　神　丸

【组成】肉豆蔻二钱（6g），补骨脂四钱（12g），五味子、吴茱萸各二钱（6g）。

【用法】上为末，生姜，红枣，制成丸剂，或水煎服。

【功用】温肾暖脾，固肠止泻。

【主治】慢性腹泻，五更泄泻，或饭后泄泻，不思饮食，食不消化，或腹痛肢冷，神疲乏力，舌淡，苔薄白，脉沉迟无力。

【说明】中医将大多数慢性腹泻归于脾肾阳虚，尤其是肾虚命门火衰，五更泄中医称为肾泄、鸡鸣泻。《素问·金匮真言论》说："鸡鸣至平旦，天之阴，阴中之阳也，故人亦应之。"脾肾阳虚，阳虚则生内寒，而五更正是阴气极盛，阳气萌发之际，阳气当至而不至，阴气极而下行，故为泄泻。方中重用补骨脂辛苦大温，补命门之火以温养脾土，《本草纲目》谓其“治肾泄”，故为君药。肉豆蔻辛温，温脾暖肾，涩肠止泻，配合补骨脂则温肾暖脾、固涩止泻之功益彰，故为臣药。五味子酸温，固肾益气，涩精止泻；吴茱萸辛苦大热，温暖肝脾肾以散阴寒，共为佐药。生姜暖胃散寒，大枣补脾养胃，为使药。诸药合用，火旺土强，泄泻自愈。方名“四神”，正如《绛雪园古方选注》所说：“四种之药，治肾泄有神功也。”

【运用】治疗适用于慢性结肠炎、过敏性结肠炎属脾肾虚寒者。但注意肠结核、肠息肉、肠癌等疗效较差。

十四、金锁固精丸

【组成】沙苑蒺藜、芡实、莲须各二钱，龙骨、牡蛎二钱（各10g）。

【用法】莲子粉糊为丸。温水或淡盐水送下。

【功用】补肾涩精。

【主治】遗精滑精，精神不振，体疲乏力，腰酸腰痛，耳鸣耳聋，舌淡苔白，脉细弱等。

【说明】方中沙苑蒺藜甘温，补肾固精，《本草纲目》谓其“补肾，治腰痛泄精，虚损劳气”，《本经逢原》谓其“为泄精虚劳要药，最能固精”，故为君药。芡实、莲子甘涩而平，俱能益肾固精，且补脾气，莲子并能交通心肾，共为臣药。佐以龙骨甘涩平，牡蛎咸平微寒，俱能固涩止遗，莲须甘平，尤为收敛固精之妙品。诸药合用，既能补肾，又能固精，补涩共用，标本兼顾，但终以治标，即以“涩、固”为主的良方。秘肾气，固精关，因专为肾虚遗精滑精所设，故美名曰“金锁固精”。

【运用】主治遗精、滑精、早泄等症，近年有人用于治疗蛋白尿、乳糜尿、重症肌无力，属肾虚精气不足、下元不固者。

十五、桑螵蛸散

【组成】桑螵蛸三钱（9g）、远志二钱（6g）、石菖蒲二钱（6g）、龙骨五钱（15g）、人参三钱（9g）、茯神四钱（12g）、当归三钱（9g）、龟甲五钱（15g）。

【用法】上为末，以人参汤二钱（6g）送下。

【功用】调补心肾，涩精止遗。

【主治】心肾两虚证。症见小便频数，或尿如米泔色，或蛋白尿、或遗尿遗精，心神恍惚，健忘，舌淡苔白，脉细弱等。

【说明】本方主治为心肾两虚，心肾不交之证。方中桑螵蛸甘咸平，补肾固精，为君药。臣以龙骨收敛固涩，且安心神；龟甲滋养肾阴，亦补心阴。桑螵蛸得龙骨则固涩止遗之力增，龙骨配龟甲则益阴潜阳，安神之功著。佐以人参大补元气，茯神宁心安神，石菖蒲善开心窍，远志安神定志，且通肾气上达于心，如此则水升火降，心肾相交；更以当归补心血，与人参合用，能双补气血。诸药相合，共奏交通心肾、补益气血、涩精止遗之效。

【运用】治疗糖尿病、神经衰弱等属于心肾两虚、心肾不交者，可以本方治之。

十六、缩泉丸

【组成】乌药二钱（6g）、益智仁三钱（9g）、山药二钱（6g）。

【用法】上为末制蜜丸，温水或淡盐水送下。

【功用】温肾祛寒，缩尿止遗。

【主治】肾气虚弱、肾脏虚寒证。症见小便频数，遗尿不止，舌淡，脉沉弱等。

【说明】方中益智仁辛温，温补脾肾，固精气，缩小便，故为君药。乌药辛温，调气散寒，能除膀胱肾间冷气，止小便频数，故为臣药。更以山药健脾补肾，固涩精气，为佐使药。三药合用，温肾祛寒，使下焦得温而寒去，则膀胱之气复常，约束有权，溺频遗尿可痊愈。

【运用】临床上神经性尿频、尿崩症等属肾气虚弱，肾脏虚寒者，可以本方治之。

第十三章　常用补肾及肾病药膳

"药膳"是指含有传统中药成分、具有保健防病作用的特殊膳食，是药与食相结合而形成的特殊"饮食"。"药膳"一词，最早见于《后汉书·列女传》，在长沙马王堆出土的医书中，涉及了大量药食结合的"药膳方"，《黄帝内经》中则不仅明确提出"药以祛之，食以随之"的观点，而且从五味入五脏、五味的不同功效、五味所伤等多个方面系统地论述了食物与药物的功效，从而系统地奠定了药膳学的理论体系。以后从秦汉至明清，在漫长的两千多年历史长河中，随着中医药学的不断发展，药膳学也在不断地丰富、不断地发展，元代的《饮膳正要》、明代的《食物本草》、清代的《食物本草会纂》、《食鉴本草》、《本草饮食谱》，以及专门介绍药膳粥食的著名医家黄鹄的《药粥》等，都为中医药膳学的发展做出了巨大的贡献。

以下我们介绍一些较为方便的，成本不太高的补肾与肾病的药膳，仅供参考。

1. 黄芪羊肉

材料：黄芪40g，当归20g，黄精10g，覆盆子10g，羊肉500g。

制法：各药先煎水取汁或以纱布包，羊肉切块，加水煨炖至肉熟，以生姜、盐调味，分4～5次吃。

适应证：糖尿病中阴阳两虚证患者。

2. 黑芝麻粥

材料：黑芝麻50g，五味子6g，粳米90g，蜂蜜40g，清水1200g。

制法：将粳米与黑芝麻和五味子分别用清水淘洗干净，放入锅内煮沸，先武火后文火，熬成粥状，调入蜂蜜，拌匀后即可服用。

适应证：肝肾阴虚之发白、脱发、肠燥便秘者。

3. 银耳山楂羹

材料：白木耳30g，山楂片30g，白糖一匙。

制法：先将白木耳洗净去杂质，加水适量浸泡一天。山楂切成小块，白木耳连同浸泡液放入沙锅内，慢火炖一小时许。将山楂、白糖加入银耳内炖至银耳烂（汁糊或羹）离火，稍冷却可服用。

适应证：脾虚胃弱，气血不足，心虚瘀阻等症。

4. 丹参黄豆汁

材料：丹参500g，黄豆1000g，蜂蜜200g，冰糖30g，黄酒一匙。

制法：黄豆洗净，去杂质，冷水浸泡一小时捞出，倒入锅内（砂锅），加水5～6碗，烧开，加黄酒一匙，改小火煮三小时，至黄豆烂，约剩下浓汁一碗半时，离火，将豆汁滤出。丹参洗净，放入砂锅内，冷水浸一小时，用中火烧开，改小火煎半小时许，约剩下药汁一大碗时，滤出头汁，复煎一次取汁半碗。丹参汁、黄豆汁合倒入瓷盆内，加蜂蜜、冰糖。加盖隔水蒸三小时，冷却，装瓶备用。每天服 2 次，每次一匙，开水冲服。

适应证：心脾两虚，瘀血内阻诸症。

5. 补骨脂蒸核桃肉

材料：补骨脂 50g，核桃 500g，甜杏仁 30g，生姜三片，白糖 500g。

制法：将核桃肉洗净，浸泡一刻钟，晒干或烘干。以细盐代沙，将盐炒热后，将核桃肉入内炒，拌炒约 10min 至微黄，筛出核桃肉内去皮，切成小块。把洗净的补骨脂、甜杏仁与核桃、白糖相掺，打碎，使部分成泥，放瓷盆内，上面放三片姜，复盖一层白糖、加盖，隔水蒸三个小时，冷却后收藏备用。每天 2 次，每次 1 ~ 2 匙，细嚼，温开水送。

适应证：肾虚咳喘。

6. 五味首乌蜜

材料：北五味子 250g，制何首乌 250g，冰糖 250g，蜂蜜 500g。

制法：五味子、何首乌洗净，倒入砂锅内浸一小时，小火煎一小时，约剩药汁一大碗，滤出，复煎滤汁半碗，弃渣。将二次汁与冰糖、蜂蜜倒入砂锅中煮一刻钟，冷却后装瓶。每天 2 次，每次 1 匙，温水送服。

适应证：肝肾不足，髓海空虚之发白、脱发、记忆力减退，老年痴呆症等。

7. 童子鳝鱼酒

材料：童子鳝鱼 500g，白酒 1000g。

制法：童子鳝鱼清水养一天一夜，水面滴小磨油十数滴，加盖以免鳝鱼窜出。取大口玻璃瓶一口，洗净后倒入白酒。次日将鳝鱼捞出后清洗，滤水，将活鳝收入酒瓶中（死的不要），加盖，外用数层纸或塑料食品袋包扎瓶口（扎紧），置阴凉处一个月后服用。每天 2 次，每次 1 匙，饮后漱口。

适应证：肝肾虚弱，外邪内侵之关节疼痛、麻木等症。

8. 青蒿茶

材料：青蒿 20g，绿茶 1 ~ 2g。

制法：以煮沸水将上二味冲泡大半杯，5min 后可代茶饮。

适应证：血虚长期低热者服用。

9. 黑豆粥

材料：黑豆 50g，红枣 50g，糯米 100g，红糖 150g，清水 1. 5kg。

制法：红枣洗净，去核，糯米、黑豆淘净去杂质，放入锅内，加清水，煮沸后改小火煮，将米开花时加红枣煮至米、豆烂煮后，再加红糖即成。

适应证：脾肾不足，气血虚弱之水肿、贫血、失眠等症。

10. 腊八粥

材料：糯米 200g，粳米 200g，粟米 200g，秫米 200g，赤豆 200g，菱角 200g，栗子 200g，红枣 200g，青丝 6g，红丝 6g，桂花卤 6g，花生仁 100g，瓜子仁 15g，核桃仁 15g，葡萄干 100g，红糖 500g，白糖 200g，清水 15kg。

制法：红枣洗净去核切成小丁块，菱角、栗子切小口、煮熟去壳，取肉切成小块。将糯米、粳米、粟米、秫米、赤豆淘净洗净去杂质，放大锅里加清水、红枣、栗子、菱角煮沸改小火煮，不停搅拌，以免糊底，待粥成时，加红糖、桂花卤、玫瑰卤即可。

用时，将粥盛入碗内，加青丝、红丝、花生米、葡萄干、瓜子仁、核桃，用白糖洒成各种字样，饮服随意。

适应证：脾肾气虚诸症。

11. 羊肉覆盆子粥

材料：羊肉 100g，覆盆子 10g，粳米 200g。

制法：先将覆盆子、粳米水煮，煮至半熟时，再将已切碎成粒的羊肉搅匀，煮烂服用。

适应证：肾阳虚弱之男子阳痿、遗精等症。

12. 蟹爪酒

材料：蟹爪 30g，杜仲 10g，冰糖 125g，白酒 1000g。

制法：将上述材料浸至白酒中，春夏季节 2 周，秋冬季节 4 周后，每晚服 15 ~ 30g。

适应证：肾虚寒凝之腰膝酸痛。

13. 枸杞莲子汤

材料：枸杞子 30g，莲子 120g，白糖适量。

制法：将枸杞子用清水洗净，莲子以开水泡软后剥去外皮，用莲子心与白糖一起加水煮沸 10min，放入枸杞子再煮 15min 即可。

适应证：脾肾气虚、心气不足诸症。

14. 山药猪肉粥

材料：山药 20g，猪肉末和大米适量。

制法：大米常法煮粥，大火烧开一段时间后，加入山药、猪肉末一起煮熟即可。

适应证：脾肾不足、肝血虚弱诸症。

15. 龙眼莲子汤

材料：龙眼肉、莲子、白糖适量。

制法：莲子加适量清水熬煮至开花后，放入龙眼肉再煮 10min 即可，可加入适量白糖调味。

适应证：有养心安神、健脾止泻、益肾固精功效。

16. 鹿茸蒸蛋

材料：鸡蛋 1 枚，鹿肉末 0. 3g。

制法：先将鸡蛋尖顶部打一小口，再将鹿肉末从小口中放入鸡蛋内，用湿纸糊住小口后，隔水蒸熟食用，每早 1 个，可连食 10 ~ 15 天。

适应证：此法补肾阳、益精血，可用于肾阳虚弱、精血不足的腰膝冷痛，四肢不温，畏寒肢冷、男子阳痿、夜尿频多等症。

17. 生地黄鸡

材料：生地黄 250g，雌乌鸡 1 只，饴糖 150g。

制法：鸡宰杀去净毛，洗净治如食法，去内脏备用。将生地黄洗净，切片，入饴糖，调拌后塞入鸡腹内。将鸡腹部朝下置于锅内，于旺火上上笼蒸 2 ~ 3 个小时，待其熟烂后，食肉，饮汁。

适应证：肝肾阴虚、心脾不足之虚热、骨蒸潮热、盗汗、烦躁、健忘、失眠等症。

18. 秋梨膏

材料：秋梨 3200g，麦冬 32g，款冬花 24g，百合 32g，贝母 32g，冰糖 640g。

制法：梨切碎，榨汁，梨渣加清水再煮蒸 1 次，过滤取汁，两汁合并备用；麦冬、款冬花、百合、贝母加 10 倍量的水煮沸 1 小时，滤出蒸液，再加 6 倍量的水煮沸 30min，滤出药液，两液混合，并兑入梨汁，文火浓缩至稀流膏时，加入捣碎之冰糖末，搅拌令溶，再煮片刻。每服 10 ~ 15ml，每天 2 次，温开水冲服。

适应证：肺肾阴虚之干咳无痰，口干咽燥，心烦音哑等症。

19. 杜仲腰花

材料：杜仲 15g，猪肾 250g，绍酒 25g，葱 50g，味精 1g，酱油 40g，醋 2g，干淀粉 20g，大葱 10g，生姜 10g，精盐 5g，白砂糖 3g，花椒 1g，混合油 100g。

制法：杜仲以水 300ml 熬成浓汁，去杜仲，再加淀粉绍酒、味精、酱油、白砂糖拌兑成芡糊，分成 3 份待用。猪腰子刻成两片，刮去筋膜，切成腰花，生姜去皮，切片。葱洗净切成片，待用。炒锅烧热，入油，烧至八成熟，放入花椒烧香，再投入腰花、葱、姜、蒜，快速炒散，沿锅倾入芡汁与醋，翻炒均匀，起锅装盘即成。

适应证：补肾益精，健骨强身，适于肾虚之腰膝酸痛，阳痿遗精，耳鸣耳聋，夜尿频多等症。

20. 慢性肾衰一日饮食举例

（1）早餐：牛奶 100g，法式煎麦淀粉面包（麦淀粉 30g、牛奶 20g、鸡蛋 5g），卧鸡蛋 20g，花生油 10g。

法式煎面包，将咸面包片中间切一刀，沾上牛奶、鸡蛋。煎盘上放少量油，将沾好面包放在煎盘上，煎成金黄色即可。

含量：总热能 294. 5kcal，蛋白质 7. 38g，脂肪 16. 03g，碳水化合物 30. 52g。

（2）午餐：清蒸桂鱼套餐。

清蒸桂鱼用料：活桂鱼 30g，油 10g，味精 0. 5g，葱 3g，姜，料酒，红椒 20g，香菜 3g，白胡椒粉，酱油 3g，香油 2g。

制法：将桂鱼收拾干净，鱼身两侧斜刀切一字，用料酒、盐、白胡椒粉、味精腌匀，蒸熟后，浇入酱油。葱、姜、红椒切丝，香菜切段撒在鱼身上。锅中放油和香油烧热，浇在鱼上即可。

清炒西兰花用料：西兰花 60g，油 10g，盐、味精各 0. 5g，水淀粉、香油各 2g，葱。

制法：西兰花洗净，用开水稍烫备用，葱切末。锅中放油加葱末炝锅，再加西兰花、盐、味精翻炒，最后加入水淀粉，香油出锅即可。

鸡蓉玉米汤用料：鸡蛋 25g，鸡肉 15g，玉米粒 15g，盐、鸡粉、香油少许，水淀粉。

制法：鸡肉切末，鸡蛋打开。锅中放入水煮玉米粒，再加入鸡肉末，稍煮，再加入盐、鸡粉、水淀粉，然后加入鸡蛋液，香油即可。米饭一碗。

含量：总热能 633kcal、蛋白质 20. 14g，脂肪 32g，碳水化合物 67. 65g。

（3）晚餐：金瓜炒肉片套餐。

金瓜炒肉片用料：南瓜 100g，猪肉 50g，油 10g，盐、味精、水淀粉、大葱适量。

制法：猪肉切片上浆，南瓜去皮切片，葱切末。锅中放油加入葱末炒香，加味精、水淀粉即可。

黄油素菜用料：黄油 5g，青椒、红椒共 50g，胡萝卜 50g，菠菜 100g，盐、鸡粉。

制法：青椒、红椒、胡萝卜洗净切片，菠菜洗净切段。锅中放入水加胡萝卜煮熟捞出。锅中放黄油加入青椒、红椒、菠菜、胡萝卜翻炒，再加盐、鸡粉，出锅即可。

麦淀粉米饭：生的麦淀粉米 50g。

含量：总热能 594. 8kcal，蛋白质 11. 67g，脂肪 34. 39g，碳水化合物 60. 35g。

第十四章　临床常用的肾脏检查

临床肾病检查在肾脏疾病的诊断上起着重要的作用，以下仅从尿液检查、特殊生化检查、肾功能检查、超声检查、影像学检查、核素检查及肾活检的病理学检查等方面，简单介绍。

一、尿 液 检 查

（一）一般性状检查

1. 尿量

成人24小时尿量在1500～2000ml，尿量的多少与肾血流量、肾小球滤过率及肾小管、集合管重吸收的能力有直接关系。

（1）少尿：24小时尿量少于400ml或每小时不足17ml为少尿，其原因可分为肾前性、肾性和肾后性少尿。24小时尿量少于100ml为无尿或尿闭，见于严重的急性肾衰竭。

（2）多尿：24小时尿量超过2500ml为多尿，常见原因：生理性多尿；内分泌疾病；肾脏疾病如肾小管功能不全。

2. 尿色泽

常见尿色异常有以下几个方面。

（1）食物和药物因素，胡萝卜、维生素B_2、呋喃唑酮和利福平可使尿呈黄色。

（2）血尿，每升尿量含血量超过1ml尿呈红棕色洗肉水样。

（3）血红蛋白尿，呈浓茶色或酱油色，见于血管内或泌尿系统内溶血。

（4）胆色素尿，尿呈深黄色，见于肝细胞黄疸和阻塞性黄疸。

（5）乳糜尿为白色乳糜样尿液，见于丝虫病或其他原因引起的肾周淋巴管阻塞。

3. 透明度

正常尿液澄清透明，排出后不久变混浊，是由于盐类结晶析出或细菌生长繁殖所致。新鲜尿排出的尿液混浊可鉴于血尿、脓尿、菌尿、脂尿、乳糜尿或尿液含有多量上皮细胞。

4. 气味

新鲜尿有氨味，是慢性膀胱炎及尿潴留的表现；苹果味是酮尿。氨尿一是膀胱、尿道和直肠或阴道存在瘘管，二是产气菌泌尿道感染。

5. 酸碱度

正常尿液一般为弱酸性，pH约为6.5，有时中性或弱碱性。酸性尿常见于：食用动物蛋白，呼吸性酸中毒，代谢性酸中毒，低钾性酸中毒，严重缺钾，痛风，服用某些药物如氯化铵、维生素 C。碱性尿常见于：进食多量植物性及乳类物、呼吸性碱中毒、代谢性碱中毒。

6. 比重

正常人每日尿比重在 1.005 ~ 1.030。尿比重降低见于慢性肾功能损害、肾小管浓缩能力减退、尿崩症、大量饮水和补液。尿比重上升见于糖尿病、饮水不足、大量出汗、呕吐、腹泻和高热等脱水状态。

（二）生化检查

1. 尿蛋白检查

健康成人残留在尿液中蛋白质甚少，一般 24 小时尿蛋白<100mg，定性检查阴性。当尿中蛋白质 24 小时>150mg，为蛋白尿，可用尿常规即定性法测知。尿蛋白定性检查可根据其阳性程度不同大致估计蛋白的含量，如定性（+）为 30mg/dl，（++）为 100mg/dl，（+++）为 300mg/dl，（++++）则在 1000mg/dl 以上。24 小时尿蛋白定量检查可将蛋白尿分为：轻度蛋白尿（>1g/d），中等度蛋白尿（1 ~3.5g/d）和重变蛋白尿（>3.5g/d）三种。

2. 葡萄糖尿

正常人尿糖定性检查阴性。葡萄糖在尿中排出主要由于血糖过高和肾小管重吸收能力降低所致。前者称高血糖糖尿，见于糖尿病、皮质醇增多症、肢端肥大症、甲状腺功能亢进等。后者为非高血糖糖尿，系指肾小管重吸收功能减退，如先天性异常、家族性肾性糖尿或后天性肾脏病所致。

3. 尿酮体检查

正常人血浆及尿中均含有少量的酮体。尿中酮体过多称酮尿症，可见于糖尿病酮症酸中毒、妊娠呕吐、神经性厌食和全身麻醉后。

4. 代谢产物的测定

（1）尿素：降低可见于重症肝病、酸中毒；增高可见于高热、急性风湿热、严重感染等。同时测定血中尿素可鉴别肾前性少尿和急性肾衰竭，肾前性少尿时尿尿素/血尿素>20，急性肾衰竭时则<10。

（2）肌酐：肌酐系数是指 24 小时尿的肌酐排出量与体重的比值。正常男性为 20 ~26mg/（kg · 24h），女性为 12 ~22mg/（kg · 24h）。肾衰竭时尿肌酐降低，如急性少尿时血肌酐/尿肌酐>1/20，表示急性肾衰竭已形成。

（3）尿酸：正常人 24 小时尿酸<3.5mmol/L。尿酸增多见于原发性痛风、继发性高尿酸血症等，降低见于肾功能不全的患者。

（三）尿沉渣的显微镜检查

1. 尿红细胞

尿沉渣镜检，若高倍视野中红细胞超过 3 个或持续出现 1 ~2 个为镜下血尿，使用 Addis 计数法>50 万/12h 也谓镜下血尿。血尿可能是泌尿系统疾患的信号，必须详细检查。

2. 白细胞

正常人尿中有少量白细胞存在，采用 1 小时尿沉渣白细胞计数应<20 万，20 万～40 万者为可疑，40 万以上为增多，高倍视野内未见白细胞则 1 小时排泄率在 20 万以下。尿沉渣白细胞每高倍视野>5 个称白细胞尿，见于泌尿系化脓性炎症，如肾盂肾炎、膀胱炎、尿道炎和泌尿系结核等。

3. 管型

正常尿中也有微量蛋白，故显微镜下可偶见透明管型。大量透明管型可见于有蛋白尿的肾脏病患者。颗粒管型见于肾小球肾炎、肾病和肾硬化；透明管型和颗粒管型也可见于剧烈运动、发热和心力衰竭者；红细胞管型常见于链球菌感染后肾炎、急进性肾炎、狼疮性肾炎；白细胞管型为活动性肾盂肾炎；脂肪管型见于肾病综合征；蜡状管型见于慢性肾衰竭及肾淀粉样变性。

（四）尿液细菌学检查

尿液细菌学检查对尿路感染的诊断有决定意义。健康人尿道内有一定数量的细菌，因此尿培养阳性率高。中段尿培养菌落计数<104/ml 认为无意义或污染，菌落计数>105/ml 可作为尿路感染的根据，当菌落计数 104～105/ml 为可疑。

二、特殊生化检查

（一）尿蛋白盘状电泳测定

尿蛋白盘状电泳，又称为 SDS 盘状电泳，可鉴别尿蛋白一天排泄量在 150mg 以下的生理性及病理性尿蛋白类型。正常型电泳图谱为生理性蛋白尿，反之则病理性可能性大。肾病综合征主要是高分子或中分子蛋白尿，在好转过程中尿常规蛋白检查转为微量时，如肾小管功能没有恢复，则出现低分子蛋白尿。慢性肾衰竭氮血症者，如残存肾单位正常或代偿性肥大则为正常类型尿蛋白，如病变继续活动的肾单位，则见异常类型尿蛋白。

（二）血、尿补体测定

血清总补体（CH_{50}）增高见于各种炎症、某些恶性肿瘤、急性阶段的反应物。血清 CH_{50} 降低常见急慢性肾小球肾炎、溶血性贫血和系统性红斑狼疮。血清 C_3 降低见于急性肾小球肾炎、膜增殖性肾小球肾炎、狼疮性肾病、原发性肾病、急进性肾炎、过敏性紫癜肾炎、遗传性肾炎、无症状性血尿等。

尿 C_3 含量增加，表明肾小球基膜通透性增加，使正常时不易滤过的大分子物质 C_3 得以通过。尿 C_3 阳性多见于慢性肾炎肾病型、膜增殖性肾炎、狼疮性肾炎；尿 C_3 阴性多见于原发性肾小球肾病、微小病变肾病、急性肾炎。尿 C_3 阴性的肾病综合征对激素反应良好。

三、血清免疫球蛋白测定

急性链球菌感染后肾小球肾炎，IgG 和 IgA 增高；肾病综合征时 IgG 降低、IgM 增高；IgA 肾病时 IgA 增多；IgM 肾病时 IgM 增多；红斑狼疮性肾炎时 IgG 升高显著，同时 IgA、IgM 也上升。

四、尿酶测定

临床常用包括乳酸脱氢酶（LDH）、碱性磷酸酶（AKP）、亮氨酸氨基肽酶（LAP）、尿溶菌酶（LYS）等。

五、β2-微球蛋白的测定

β2-微球蛋白（β2-M）血清正常值为1.0±4.6μg/ml，β2-M肾清除率为22～60μl/min，平均为133μg/L。血清β2-M增高常见于：①肾脏排泄减少，如各种疾病导致肾小球滤过功能障碍，体内生成过多。②恶性病变，如多发性骨髓瘤、白血病等。③结缔组织病和慢性炎症，如系统性红斑狼疮、急慢性肝炎、酒精性肝硬化、肝肾综合征、干燥综合征。④尿β2-M减少临床偶见镰状细胞贫血性肾病。

六、肾功能试验

（一）血中含氮代谢废物的测定

1. 血尿素氮（BUN）

正常值为3.2～7.1mmol/L（90～20mg/dl）。

（1）增高：①肾前性：包括生成增加（假性氮质血症）如高蛋白饮食、消化道出血、组织分解加快（感染、高热、外伤、手术、皮质类固醇、饥饿早期）、蛋白合成受抑制（用四环素）和肾血流灌注减少（低灌注性氮质血症），如绝对血容量减少（脱水、失血、肾上腺皮质功能减低）、有效血容量减少（严重心力衰竭、急性心肌梗死、心包填塞症、肝硬化、肾症综合征）。②肾性：包括各种肾实质性病变，如肾小球肾炎、间质性肾炎、急慢性肾衰竭、肾内占位性和破坏性病变等。③肾后性：尿路梗阻导致滤过减少和重吸收增加。

（2）减低：①生成减少（低蛋白饮食、肝衰竭）；②输出增多（吐、泻、多尿）。

2. 血清肌酐（Scr）

正常值男性70.0～106μmol/L（0.8～1.2mg/dl），女性53.0～88.0μmol/L（0.6～1.0mg/dl）。甲状腺功能亢进、巨人症或肢端肥大症等及引起肾小球滤过率减低的疾病均可增高，肾小球滤过率（GFR）降到50%以前Scr可正常，即慢性肾功能不全代偿期，Scr为176.8μmol/L（2mg/dl）。GFR降到25%以下时Scr可达440 mol/L（5mg/dl）以上，此时一般为尿毒症期。

3. 血清尿酸（SUA）

正常值男性237.9～356.9 μmol/L（4～6mg/dl），女性178.4～297.4 μmol/L（3～5mg/dl）。

（1）增高：在排除原发性和其他继发性高尿酸血症后，血尿酸增高提示肾功能减退。早期发现肾功能减退的顺序为SUA>BUN>Scr，急性肾衰的SUA增高程度比慢性大，痛风肾发展到肾衰时在肾衰竭发生前后血尿酸水平均较高，慢性肾衰过程中，开始时SUA与Scr同步增高，Scr到265.2μmol/L后Scr继续增高，SUA仅稍增。

（2）减低：与肾功能有关的病为Fanconi综合征，此外一些药物如大剂量水杨酸类、丙磺舒等也可阻止肾小管对尿酸的重吸收。

（二）肾脏清除率

肾脏清除率是指肾脏在单位时间内（分或日）能将多少毫升（或升）血浆中的某物质清除出去。肾脏清除的物质不管是肾小球滤过、肾小管分泌或肾小管是否重吸收都经尿排出，因此肾脏每分钟清除率为尿中该物质的浓度/血浆中该物质的浓度×每分钟的尿量。

1. 菊糖清除率（Cin）

其正常值：成人按 1.73m^2 标准体百面积计算为，男性（125±10）ml/min，女性约低于男性 10%。

（1）增高：①妊娠；②糖尿病肾小球硬化症早期；③部分微小病变引起的肾病综合征。

（2）减低：影响 GFR 的各种肾性及肾外因素。可早期了解肾功能减退情况，估计功能性肾单位丧失的程度及发展情况，指导用药。

2. 内生肌酐清除率（Ccr）

其正常值：（180±15.1）ml/min。增高与减低的意义同 Cin，但不如 Cin 精确。

（三）肾小管功能检查

1. 酚磺肽或酚红（PSP）排泄试验

其正常值：15min 排泄量>25%（50 岁以上>20%），2 小时总排泄量 55%～75%。

（1）减低：①所有肾血流量减低的肾病和肾外因素（如心力衰竭、血压减低）；②近端肾小管病（如 Fanconi 综合征）；③高度水肿，由于 PSP 随水肿液到组织间隙。

（2）增高：①低蛋白血症无水肿时；②肝功能损害，使肝脏排出量减少而增加肾脏排出量。

2. 尿浓缩与稀释试验

（1）尿浓缩试验：通过禁水的分法，刺激肾脏浓缩功能达最大。正常值为禁水 8 小时尿渗透压为（781±149）mosm/（kg·H_2O）。

（2）尿稀释试验：通过饮水，饮水量 20ml/kg，在 20～30min 内分次饮完，分别测 2～4 小时内各次尿样的尿渗透压，取最低值。一般正常值应≤80mosm/（kg·H_2O）。其他如“尿、血渗比测定”、“纯水清除率测定”等。

3. 肾小管酸中毒的酸碱负荷试验

其包括酸负荷试验和碱负荷试验等。

4. 肾小管排泄和重吸收极量试验

其包括肾小管对氨马尿酸钠排泄极量试验（TmPAH）、肾小管葡萄糖重吸收极量试验（TmG）等。

七、肾脏的超声检查

（一）正常肾

正常肾包括正常的回声图和正常的声像图。

（二）肾盂积水、积脓

1. 回声图

肾盂、肾盏的高波分开，中间为液平，积脓时可在液平段间偶见微波。

2. 声像图

肾盂肾盏光点分开，中间为液性暗区，脓液黏稠的可稍有光点，横切图为圆形液性暗区，纵向扫描呈椭圆形液体性暗区为其特征。肾外形增大，但边缘整齐。

（三）多囊肾

多囊肾可见肾轮廓增大，厚度增加。

1. 回声图

回声图呈较密小波和高波，其间有段间隔液平，肾出波饱和，两侧肾常有同样改变，部分病例合并多囊肝。

2. 声像图

声像图呈多个间隔的液性暗区，常为长圆形且片源不完整似互有通连。伴有肾边缘失去正常形态的肾肿大。囊肿的大小变化较肾盂积水扩散的肾盏为多而域扩张的肾盂无关。

（四）孤立性肾囊肿

1. 回声图

回声图液平有良好的球体感。

2. 声像图

声像图可见肾内有边缘整齐的圆形液性暗区（其反壁反射增强）及被压迫的肾盂。

（五）肾肿瘤

1. 回声图

（1）肾癌呈实质性平段，有时可见从状波，出波衰减，肾各径增大，较正常厚度大于 1cm 者更可信。

（2）肾错构瘤和错构肉瘤呈杂乱高波，出波明显衰减。

（3）肾胚胎瘤有实质不均质、实质均质、部分实质部分囊性三种波型，患者大多是儿童。

2. 声像图

肾局部和全部增大。实质性肾肿瘤呈暗区，其中有少数散在光点，并可见肾盏光点移位。肾错构瘤正常灵敏度下即为密集光点反射。肾盂癌可见肾盂光带分开，中间出现暗区而肾盏光点不分开，可与肾盂积水相区分。

（六）肾结石

1. 回声图

如探及肾石时，肾盂反射中出现一波而强的肾石反射，大的结石因声能衰减其后见不到肾出波。

2. 声像图

在肾盂内有结石的密集光点或较强的光团反射，其后方可出现声影为其特征。

（七）肾功能减退和衰竭

一般地说，急性肾衰竭时，肾脏大小正常，慢性肾衰竭时两肾萎缩。

八、肾脏病的影像学检查

（一）X线检查

X线检查包括尿路平片、静脉肾盂造影、逆行肾盂造影、肾穿刺造影、肾血管造影等。其临床意义主要为以下六点。

（1）肾衰竭：肾衰竭时为了观察肾脏的大小及部位，若患肾缩小，应考虑慢性肾衰竭；若体积增大则应考虑肾囊肿性疾病、肾肿瘤性疾病、肾的淀粉样变等；若肾外形不规则，可能因慢性肾盂肾炎瘢痕变形所致。

（2）慢性肾炎与肾盂肾炎：此类疾患常不需X线检查，不过为了观察肾的体积变化，或有无瘢痕引起的肾盏肾盂的变形，以及晚期出现的肾萎缩，可做尿路平片、静脉肾盂造影等。

（3）肾血管性病变：此类疾患最有效的诊断方法是肾动脉造影，其次为快速注射连续静脉肾盂造影，这些方法可以明确有无血管病变存在，并可决定部位、程度、范围等细致变化。

（4）肾及其临近肿块性病变：静脉肾盂造影对诊断肾区肿块较为常用，对判断肾内、肾外肿是实性还是囊性肿块也起一定作用。选择性肾动脉造影可显示肿块与血管的关系。肾血管造影时，恶性肿瘤常为多血管性，并可见异常血管，而良性囊肿则血管很少，造影时呈现无血管区。

（5）肾源性骨病：慢性肾衰时，可继发甲状旁腺功能亢进、骨质脱钙等。

（6）尿路梗阻：表现为肾盂或肾盂输尿管积水。诊断不应限于有无积水、积水程度、还应寻找梗阻部位及可能的原因。尿路平片、尿路造影检查可进行初步诊断，如静脉肾盂造影不能确定有无阻塞或阻塞部位时，可做逆行造影或穿刺造影。

（二）计算机体层摄影

计算机体层摄影（computed tomography，CT）是用高灵敏探测器，收集扫描时透过人体薄层断面各个点被衰减后大量不同程度的X线，经信号转换装置和电子计算的处理，构成检查部位的横断面图像。虽然传统的 X 线检查已能较好解决肾疾病的诊断问题，但在肾功能不良而不显影或超声显像作为首选而得不出结论时，CT 是很好指征。

1. 适应证

（1）排泄性尿路造影为阴性而临床疑为肾肿瘤者，或不能用常规造影检查者。

（2）对肾肿块或用其他方法检查疑有肿块者，以鉴别病理性变化与解剖变异及良性囊肿和实质性肿块，确定肾肿瘤治疗前后的范围。

（3）对已发现或怀疑肾旁或肾周病变者，可鉴别病理性变化与解剖变异，确定病变的起源、部位和范围。

（4）对常规造影无功能肾者，以判断肾的大小、轮廓和肾实质厚度；探查梗阻，确定部位、原因和病变的范围；证实先天性肾缺如；探查出普通 X 线检查未能显示的细小钙化细小肾结石。

（5）其他，如判断肾外伤范围、部位和性质；明确肾和肾周钙化的原因；制订放射治疗计划；确定穿刺活检部位；对肾移植情况的评价。

2. 临床意义

（1）正常肾 CT：肾位于脊柱两旁腰大肌外侧，在不同层面上呈圆形、卵圆形和马蹄形。肾外形轮廓光滑锐利，肾实质密度均匀一致。增强扫描，可清楚区分肾皮质与肾髓质，在造影剂排泄至肾盂后，肾盂肾盏显示高密度。增强扫描还可显示出入肾的血管。肾周围有丰富脂肪时，肾周筋膜也可清楚显示。

（2）异常肾 CT：肾内囊肿与实性肿瘤在 CT 相上不同，前者为水样密度，后者接近肾实质密度，但不均匀。在肾周围肿块的病例，注射尿路造影剂后，可发现有无肾脏萎缩、瘢痕、尿路阻塞等病变。CT 检查也能较准确地显示肾脏解剖的异常或肾移植后有无排异反应等。

（三）磁共振影像学

磁共振影像学（magnetic resonance imaging，MRI）是利用磁对人体的作用通过电子计算机取得信号而做组织的多轴方向的断层检查，可展示肾脏多种层面的图像，并不用造影剂即可区分血管与实性组织，此外通过波谱分析，还可了解组织器官及病变组织的代谢功能、生理和生化信息。

1. 正常肾 MRI 表现

正常人肾周筋膜清楚显示为一层菲薄，低信号强度的暗影，而肾周、肾旁及肾窦脂肪 MRI 信号强呈白色影，出入肾门的血管可清楚显示为黑色条状影，MRI 可清楚分辨肾皮、髓质，但肾小盏形态及输尿管不能清楚显示。

2. 异常肾 MRI 表现

弥漫性肾实质病变 MRI 可见到肾皮质、髓质界限不清或消失。慢性肾小球肾炎，MRI 除显示双侧小肾外，可见肾皮质信号减低，皮质、髓质对比消失。肾血管狭窄，急性或慢性肾衰也可见肾皮质、髓质分界不清。肾病综合征，MRI 除可显示肾大小改变外，尚可比 CT 更易发现肾静脉血栓。肾移植 MRI 也是一很好指征。肾实质肿块，MRI 可显示肾内肿块及肾形态改变，在肾癌外侵的估价上，MRI 可较易区分侧支供应血管和肿瘤团块，小血管和肿大淋巴结及较易辨认静脉内癌栓，还能更好显示肾癌是否直接侵犯血管和临近器官。此外，对于肾盂积水、肾囊肿，MRI 也易显示。

九、肾脏核素检查

放射性核素检查法对于肾脏疾病的临床诊断具有一定价值，主要用于测定两肾各自的功能状态、总有效肾血浆流量、肾小球滤过率、膀胱输尿管反流与膀胱残余尿量。应用核素肾显像技术能综合反映肾脏血供、功能与形态的情况，以及尿流过程的异常表现。

（一）放射性核素肾图检查

用核探测仪器在体外肾区描绘放射性药物通过肾脏的时间——放射性曲线称放射性肾图。一般将异常肾图分为7个类型。

（1）急剧上升型：发生在一侧者，见于急性上尿路梗阻，两侧性则多见于急性肾衰竭的少尿期，或继发性下尿路梗阻的双侧性上尿路引流不畅，偶见于精神紧张者。

（2）抛物线型：主要见于肾缺血、肾功能受损和上尿路引流不畅伴轻度或中度肾盂积水，偶见于汗多尿少或脱水者。

（3）高水平延长线型：可见于上尿路梗阻伴中等度肾盂积水和肾功能明显受损者。

（4）低水平延长线型：常见于肾功能严重损害，或长期慢性上尿路梗阻且肾功能受损。

（5）低水平递降型：反映该侧肾脏功能极差、无功能或肾缺职。

（6）阶梯样下降型：此类常见于输尿管痉挛所致的功能性尿路梗阻。

（7）小肾图：比较两侧肾图曲线性，一侧肾图的幅度明显低于另一侧，但是图形呈正常，见于单侧性肾动脉狭窄。

（二）有效肾血浆流量或有效肾血流测定

正常情况下，有效肾血流量为心输血量的15%～25%，将有效肾血流量与心输血量测定相结合，可鉴别由心输血量变化或原发性肾脏疾病引起肾血流量减少。测定移植肾术后的有效肾血浆流量可帮助诊断并发症，早期急性排异超急性排异或延迟的超急性排异则两者皆降低。急性肾小管坏死时，有效肾血浆流量中等度减少，肾图曲线的峰时明显延迟，排泌不明显。肾后性不全性梗阻时，有效肾血浆流量正常或增高，肾图峰时延迟，排泌不显。

十、肾穿刺活组织检查

（一）适应证

肾活检对了解弥漫性肾小球病变最有价值。凡临床判断为肾脏弥漫性病变如肾小球肾炎、肾病综合征、无症状性蛋白尿、无症状性血尿、系统性红斑狼疮、结节性多动脉炎等在诊断上仍有疑问者，为肾活检首要指征。临床怀疑药物性急性间质性肾炎但不能确定病因，肾活检可协助诊断，指导用药治疗。少数病因不明、长期不能恢复的急性肾衰病例，肾活检可提供诊断线索。糖尿病、高尿酸血症者进行肾活检，可能有助于糖尿病肾病、尿酸性肾病的早期诊断。肺出血肾炎综合征的诊断有赖于肾活检，此病预后恶劣，但在早期血浆置换治疗，有可能终止疾病的进展。急进性肾小球肾炎并非不可逆，进行及时的肾活检明确诊断后，积极治疗，肾功能可以明显改善。肾移植术后，如患者发生排异反应，可根据肾活检决定是否将移植肾摘除。

（二）禁忌证

出血素质、先天性孤立肾、后天性一侧肾功能严重不全、肾血肿、肿瘤、囊肿、脓肿或感染、肾积水，为肾活检的绝对禁忌证。高血压、尿毒症、动脉硬化、明显肥胖、高度水肿、严重贫血者，为肾活检的相对禁忌证。肾活检对多囊性肾病、感染性肾病、肝肾综合征毫无帮助，这些疾病也可列为相对禁忌证。

（三）肾活检方法

1. 直视下开放性肾活检

直视下开放性肾活检是通过手术直接从肾脏采取组织。在局部麻醉下，于腰部肾穿刺点做皮肤切口，暴露肾下极，用穿刺针采取肾组织。此法所取肾组织量多，且可多部位穿刺，术后能直接止血。

2. 经皮穿刺肾活检

先可按体表解剖定位、静脉尿路造影电视荧屏直视下定位或B型超声波导向定位，确定穿刺点，用探针试探肾脏深度。一般情况下，男性成人深度在4～5.5cm，女性为3.5～4.5cm，随个体肥胖、水肿程度、提醒而有差异，最深可达6～6.5cm。在穿刺部皮肤切一小口，将穿刺针垂直刺入，深度同探针所探深度，采取肾脏组织。术后沙袋压迫，腹带包扎，原位静卧半小时后转病房。严格卧床休息24小时，密切观察血压、脉搏及每次尿液改变，嘱患者多饮水。肉眼血尿者应延长卧床时间，直至肉眼血尿消失。

（四）肾活检并发症及处理

1. 血尿

由于肾脏被刺入，镜下血尿几乎每例均发生。肉眼血尿的发生率因穿刺针、穿刺技术而异。其发生率为3%～16%，造成肉眼血尿的最常见原因是穿至肾小盏所致。血尿一般在1～6天消失。肉眼血尿可因血凝块堵塞输尿管和尿道引起腹痛和尿潴留，可对症处理。

2. 肾周血肿

采用CT检查，发现肾活检后肾周血肿发生率达60%～90%，小的血肿没有症状，一般无临床意义，大的血肿多为肾撕裂所致。大部分病例经输血等保守治疗多能自愈；出血不止、血压下降者须行手术结扎止血。

3. 消化道不适

消化道不适表现为腹胀、恶心和呕吐，消化道不适在1～3天内均可消失，症状显著者对症处理。

4. 损伤其他脏器

损伤的脏器如肝、脾、结肠、回肠、十二指肠、胰腺、胆囊、肾上腺、输尿管、肠系膜动脉、主动脉等，甚至有气胸的报告。

5. 感染

穿刺后感染多因无菌观念不严所致，或因原有肾感染在穿刺后细菌扩散，其发生率为2%～2.6%。肾穿刺术后如有发热、尿频、尿急、白细胞增高，要及时选用抗菌药物。

6. 动静脉瘘

高血压和血管炎是易发生动静脉瘘的因素，穿刺后肾区出现杂音提示有此合并症。动静脉可自然愈合，很少需要外科处理。当发生大出血、高血压和心力衰竭时，需手术结扎动脉、部分或全肾切除。

第十五章 先贤养生要论

摄生防病，《黄帝内经》中“正气内存，邪不可干”的论述历代医家都极为重视，并通过他们的医学实践加以运用和发挥，使其成为别具特色的预防医学理论。只有强身才能防病，只有重视摄生才能强身。摄生是以调摄精神意志为宗旨，思想上要保持安闲清静，没有杂念。精与神守持于内，避免过度的情志变动，心胸开朗，乐观愉快，这样就能达到补养真气的目的。对于外界不正常的气候和有害的致病因素，要及时避开，顺从四时寒暑的变化，保持与外界环境的协调统一。要求人们饮食有节制，生活起居有规律，身体虽劳动但不使其过分疲倦，同时还要节欲保精。反对“以酒为浆，以妄为常，醉以入房，以欲竭其精，以耗散其真”。否则，就会导致疾病、早衰。此外，在长期实践的基础上，创造了许多行之有效的强身健体的方法，如五禽戏、气功、太极拳、八段锦、易筋经等。中华民族有数千年的悠久历史，我们的祖先在长期的生活实践和社会实践中，创造了光辉灿烂的东方文化，也营造了绚丽多彩的中国传统文化宝库。

中国养生学也是中国传统文化宝库中一朵放射玄秘诱人五彩光环的瑰丽奇葩。其内容琳琅满目，丰富多彩。中华民族肥沃的文化土壤培育了独具特色的中国养生学。客观地讲，中国养生学可以归属为中国传统医药学的一个分支学科，因为其理论基础主要来自于中国传统医药学的基础理论，并且两者的学术思想和终极目标有着千丝万缕密切联系。中国养生学有其自身独特的发展轨迹和广泛的学术传承，发扬拓展了中国医药学“治未病”的内容。

数千年以来，中国传统医药学和中国养生学在维护中华民族健康的事业中，有着相辅相成的密切关系和异曲同工的神奇妙用，都是全人类不可多得的宝贵遗产。中国养生学主要包括养生之道和养生之术两部分内容：所谓养生之道，概指养生思想理论；所谓养生之术，概指养生具体方法。中国养生学属于生命科学范畴，其宗旨是保养生命、预防疾病、健康心身、益寿延年，其中蕴含着很多生命自我管理方面的知识和秘诀。收集整理的中华传统养生瑰宝，其中蕴含着中华民族的先民们的无穷智慧和辛勤探索。多年来，我们通过对中国养生学的研究与实践，深深体会到中国养生学的珍贵与神妙。为了进一步使之发扬光大，给人类带来更多福音，我们在浩如烟海的中国传统养生文献中，本着理论与实践相结合的宗旨和雅俗共赏、古为今用的原则，筛选与提炼，以达到古为今用、增长知识、健康心身、延年益寿的目的。

第一节 摄生三要

以下内容参考明代袁坤仪相关理论。

一、聚 精

经云，肾为藏精之府。又云，五脏各有藏精血，无停泊于其所。盖人未交感，精函于血中，未有形状。交感之后，欲火动极，而周身流行之血，至命门而变为精以泄焉。故以人所泄之精，贮于器，伴少盐酒，露一宿，则复为血矣，左为肾，属水，右为命门，属火。一水一火，一龟一蛇，互相罥硧，膀胱为左肾之腑。三焦有脂膜如掌大，正与膀胱相对，有二白脉自中而出夹脊，而上贯于脑。上焦在膻中，内应心。中焦在中脘，内应脾。下焦在脐下，即肾间动气。人身之血，散于三焦，昼夜流行，各有常度。百骸之内，一毛之尖，无弗贯撤者，此血也。而即精也。至命门化为精而输将以去。人之盛血，则周身流滥，生子毕肖其父。血微则形骸有不贯之处，生子不能相肖，血枯则不能育矣。

元精在体，犹木之有脂，神倚之如鱼得水，气依之如雾覆渊。方为婴孩也，未知牝牡之合而朘作，精之至也。纯纯全全，合于大方。溟溟清清，合于无沦。十六而真精满，五脏充实，始能生子。然自此精既泄之后，则真体已亏，元形已凿，唯藉饮食滋生精血，不知持满，不能保啬，所生有限，所耗无穷，未至中年，五衰尽见，百脉俱枯矣。是以养生者，务实其精，实精之要，莫如经年独宿，不得已为嗣续计，房帏之事，隔月一行，庶乎其可也。

聚精之道，一曰寡欲，二曰节劳，三曰息怒，四曰戒酒，五曰慎味。今之谈养身者，多言采阴补阳，久战不泄，此为大谬。肾为精之府，凡男女交接，必扰其肾。肾动则精血随之而流。外虽不泄，精已离宫，即能坚忍者，亦必有真精数点，随阳之萎而溢出，此其验也。如火之有烟焰，岂能复返于薪者哉，是故贵寡欲精成于血，不独房室之交，损吾之精。凡日用损血之事，皆当深戒。如目劳于视，则血以视耗。耳劳于听，则血以听耗。心劳于思，则血以思耗。吾随事而节之，则血得其养，而与日俱积矣。是故贵节老。主闭藏者，肾也。司疏火者，肝也。二脏皆有相火，而其系上属于心。心君火也。怒则伤肝而相火动。动则疏泄者用事，而闭藏不得其职。虽不及合，亦暗流，而潜耗矣。是故当息怒。人身之血，各归其舍则常凝。酒能动血，人饮酒则面赤，手足俱红，是扰其血而奔驰之也。血气既衰之人，数月无房事，其精必厚，然使一夜大醉，精随薄矣。是故宜戒酒。内经云精不足者补之以味。然醴都之味，不能生精，唯恬淡之味，乃能补精耳。盖万物皆有其味，调和胜而真味衰矣。不论腥素，淡煮之得法，自有一段冲和恬淡之气，益人肠胃。洪范论味，而曰稼穑作甘。世间之物，唯五谷得味之正。但能淡食谷味，最能养精。又凡煮粥饭而中有厚汁滚作一团者，此米之精液所聚也，食之最能生精，试之有效。炼精有诀，全在肾家下手。内肾一窍，名元关。外肾一窍，名牝户。真精未泄，乾体未破，则外肾阳气至子时而兴。人身之气与天地之气，两相吻合，精泄体破，而吾身阳生之侯渐晚。有丑而生者，次则寅而生者，又次则卯而生者，有终不生者，始与天地不相应矣。炼之之诀，须半夜子时，即披衣起坐，两手搓极热，以一手将外肾兜住，以一手掩脐而凝神于内肾，久久习之，而精旺矣。

二、养　气

人得天地之气以生，必有一段元气亭毒于受胎之先，道家所谓先天祖气是也。又有后天之气，乃呼吸往来，运行充满于身者，此与先天之气，同出而异名。先天絪絪缊缊，生于无形，而后天则有形而可见。先天恍恍惚惚，藏于无象，而后天则有象而可求。其实一物而已。故养气之学，不可不讲。孟子蹶赴动心之说，所宜细玩。养气者，行欲望徐而稳。立欲而恭。坐欲端而直。声欲低而和。种种施为，须端详闲泰。当于动中习存，应中习定，使此身常在太和元气中。行之久，自有圣贤前辈气象。举扇便有风，为满天地间皆是气也。孟子曰，塞乎天地之间。诚然诚然。故人在气中，如鱼在水中。气以养人之形而人不知。水以养鱼之形而鱼不觉。养气者须从调息起手。禅家谓息有四种。凡鼻息往来有声者，此风也。非息也。守风则散，虽无声而鼻中涩滞，此喘也。非息也。守喘则结，不声不滞而往来有迹者，此气也。非息也。守气则劳，所谓息者，乃不出不入之意。朱子调息铭云，静极而嘘，如春沼鱼，动极而吸，如百虫蛰。春鱼得气而动，其动极微。寒虫含气而蛰，其蛰无朕。调息者，须似之绵绵密密，幽幽微微。呼则百骸万窍气随以出。吸则百骸万窍气随以入。调之不发，真气从生，诚要诀也。人身之气，各有部分。身中有行气，横起气，诸节气，百脉气，筋气，力气，骨间气，腰气，脊气，上气，下气。如此诸气，位各有定，不可相乱，乱则贼，大则癫狂发绝。小则虚实相陵，虚则痒，实则痛。疾病之生，皆由于昔此。韩飞霞遇异人于黄鹤楼，授以一药。通治万病，投之立效，以香附子为君，佐以黄连而已，盖人气失其平，则为疾。故用香附理气，其时火运，故以黄连佐之，此非深达造化者哉。养身者，勿令身中之气，有所违诤。如行久欲坐，此从动入止也。将就坐时，先徐行数步，稍申其气，渐放身体，止气稍来，动气稍去，从此而坐，则粗不忤细矣。如坐久欲行，此从止出动也。必稍动其身，或申手足，如按摩状，然后徐行。不然，细气在身，与粗气相忤矣。其余种种，依此推之，习闭气而吞之，名曰胎息。漱舌下泉咽之，名曰胎食。春食朝霞者，日始出赤气也。秋食瀹汉者，日没后赤黄气也，冬食流瀣者，北方夜半气也。夏食三阳者，南方日中气也。勤而行之，可以辟谷，余试之良验。

人在胎中不以口鼻呼吸，唯脐带系于母之任脉。任脉通于肺，肺通于鼻，故母呼亦呼，母吸亦吸。其气皆于脐上往来。天台谓识神托生之始，与精血合，根在于脐，是以人生时唯脐相连。初学调息，须想其气，出从脐出，入从脐灭。调得极细，然后不用口鼻，但以脐呼吸，如在胞胎中，故曰胎息。初闭气一口，以脐呼吸，数之至八十一，或一百二十，乃以口吐气出之，当令极细，以鸿毛著于口鼻之上，吐气而鸿毛不动为度，渐习渐增，数之久可至千，则老者更少，日还一日矣，葛仙翁每盛暑辄入深涧之底，一日许乃出。以其能闭气胎息耳。但知闭气不知胎息，无益也。

人之气，吹之则凉，呵之则温。温凉变于吹呵之间，是故夏可使冷也，冬可使热也。行气者，可以入瘟疫。可以禁蛇虎。可以居水中，可以行水上，可以嘘水使之逆流千里，气之变化无穷，总由养之得其道耳。

气欲柔不欲强，欲顺不欲逆，欲定不欲乱，欲聚不欲散，故道家最忌嗔，嗔心一发，则气强而不柔，逆而不顺，乱而不定，散而不聚矣。若强闭之，则令人发咳，故道者须如光风霁月，景星庆云，无一毫乖戾之气，而后可行功。又食生菜肥鲜之物，亦令人气强难斗，食非时动气之物，亦令人气逆，又多思气乱，多言气散，皆当深戒。

三、存　　神

聚精在于养气，养气在于存神，神之于气，犹母之于子也。故神凝则气聚，神散则气消，若实惜精气而不知存神，是茹其华而忘其根矣，然神岂有形象之可求哉，孟子曰圣而不可知之之谓神，乃不可致思，无所言说者也。如作文不可发思，而文之奇妙者，往往得于不思之境，神所启也，符録家每举笔第一点要在念头未起之先，谓之混沌开基，神所运也。感人以有心者常浅，而无心所感者常深，神所中也。是故老人之心不灵，而赤子之心常灵。惺时之谋不灵，而昧时之梦常灵。皆神之所为也。易曰天下何思虑，此神之真境也。圣人不思不勉，此神之实事也。不到此际，总不能移易天命。识者慎之。

道宗观妙观窍，总是聚念之方，非存神之道。然攀缘既熟，念虑难忘，只得从此用功，渐入佳境。有存泥丸一窍者，谓神居最上顶，贯百脉，存之可以出有入无，神游八极。而失则使人善眩晕。有存眉间一窍者，谓无位真人，在面门出入，存之可以收摄圆光，失则使人火浮而面赤。有存上颚者，谓齿缝元珠，三关齐透，存可以通贯鹊桥，任督飞渡。而失则使人精不归源。有存心中正穴者，谓百骸万窍总通于心，存之可以养神摄念，鬒鬓常玄，而失则使人局而不畅，有存心下寸许皮肉际者，谓卫气起于上焦，行下脉外，生身所奉，莫贵于此，存之可以悠忽圆运，祛痰去垢，而失则使人卫胜荣弱，或生疮疖。有存心下脐上者，谓脾宫正位，四象相从存之可以实中通理，而失则使人善食易饥。有存脐内者，为命蒂所系呼吸所通，存之可以养育元神。厚肠开窍，而失则使人气沉滞。有存下丹田，谓气归元海，药在坤乡，存之可以鼓动元阳，回精入目，而失则使人阳易兴而妄泄。有存外肾一窍，以目观阳事者，谓心肾相交，其机在目，存之取坎填离，斯无弊耳。老子曰绵绵若存，谓之曰存，则常在矣。谓之曰若，则非存也。故道家宗旨，以空洞无涯为元窍，以知而不守为法则，以一念不起为功夫。检尽万卷丹经，有能出此者乎。

禅门止观，乃存神要诀。一曰系缘守境止。如上系心一处是也。二曰制心止。不复系心一处，但觉念动，随而止之，所谓不怕念起，唯怕觉迟者也。三日体真止。俗缘万殊，真心不动，一切顺逆等境，心不妄缘，盖体真而往也。观法多门，华严经事法界观，谓常观一切染净诸法，皆如梦幻。此能观智，亦如梦幻。一切众生，从无始来，执诸法为实有，致使起惑造业，循环六道。若常想一切名利怨亲，三界六道，全体不实，皆如梦幻，则欲恶自然淡泊，悲智自然增明，亦名诸法如梦幻观。又理法界观，于中复有三门，一者常观，偏法界唯是一味清净真如，本无差别事相。此能观智，亦是一味清净真如。二者若念起时，但起觉心。即此觉心，便名为观，此虽觉心，本无起觉之相。三者拟心即差，动念便乖，但栖心无寄，理自元会。亦名真如绝相观。又事理无碍观，谓常观一切染净事法，缘生无性，全是真理。真理全是染净事法。如观波全是淫，淫全是波。故起信论云，虽念诸法自性不生，而复即念因缘和合，善恶之业苦乐等报，不失不坏。虽念因缘善恶业，而即念性不可得。天台有假空中三观，大率类此。或单修一观，或渐次全修，或一时齐修，皆可以入道也。

第二节　因是子静坐法

静坐法，即古之导引术也。导引之说，人多不易解，故名曰“静坐”云而。古之医术，本有药饵、针砭、导引、按摩诸法。药饵、针砭治于已病；导引、按摩治于未病者也。自汉以后，专尚方药，其他寝以失坠，唯导引乃专为方士所用。附会阴阳、五行、砍离、铅汞诸说，其术遂涉于神秘，为搢坤先生所不道。夫世间事物，苟能积日力以研究之，必有真理存乎其间，本无神秘之可言。所谓神秘者，皆吾人为智识所限，又不肯加以研究，人人神秘之，我亦神秘之耳。余自幼多病，屡濒于死，弱冠以前，即研究是术。庚子之岁，乃实行之。以迄于今，未尝间断。盖十五年矣，不特痼疾竟瘳，而精神日益健康。久欲以科学的方法，说明是术之效用。顾以未肯自信，故操笔辄止。非敢自秘，将有待也。近闻日本冈田虎二郎，创设静坐，著《冈田式静坐法》一书，彼国人靡然从之。书出为逾两年，重版已数十次，乃取而读之，则慨然曰：“是吾国固有之术也。”冈田之书，平实说理，不为神秘之谈耳。以余所知，则其说理，犹多引而未伸，其方法则有改就日本之俗者。唯其所言正呼吸法，乃为吾国古书所未及耳，余于是乃不能自已矣。间当默察吾国民之根性，凡一切学术，以及百工技艺，苟有超绝恒蹊者，往往自视为秘术。私诸一已，不肯示人，以为公同研究。自古至今，卓绝之艺术，因是而不传者，盖亦伙矣。东邻之民则不然，得吾一术，必公同研究之。其结果且远胜于我，我方且转而取法之矣。如吾古者锻炼身体，本有外功、内功二法。外功其粗者为八段锦，精者为拳艺。然以自秘之故，不肯公同研究。卒至习者，多椎鲁而无学，学者又莫之能习。迨明季有陈元赟其人者，流亡至日本，以是术传福野七郎左卫门等。彼国人起而研究之，至今蔚成柔术。而我国之拳艺，如故也。内功，其粗者为导引，其精者乃可成道。然亦以自秘之故，不肯公同研究。卒至流为怪诞，趋入异端。今日本冈田氏得其术，加以研究，创为静坐法。彼国人自大学讲师、学生、军人、老幼、男妇，多起而效法之。且学校有以之加入课程。大学学生，更有联合为静坐会者。嘻！何其盛欤！而我国人则何如也。夫非以自秘之故，而失其传耶！亦可慨矣！余之为是书，一扫向者怪异之谈，而以心理的、生理的说明之，而其方法又悉合我国习俗。凡书中之言，皆实验所得，亦颇采冈田之说。至于精之成道，则屏而不言。以余尚未深造，不敢以空言欺人也。抑吾国之民性，至今日浮动甚矣。一事当前，多不能体察其理，为盲从，为被动，一哄之市，有初鲜终，民性如此，国几不国矣。以静坐之术救之，其诸为扁卢之良药欤！吾将以是书卜之也。

要得谷神长不死，须凭元牝立根基，真精既返黄金屋，一颗明珠永不离。

【注】阴阳不测之谓神，神无形也，感而遂通，若谷之应声，故曰谷神。夫神因气而立，气因精而立，精能生气，气能生神，故气为一身之主，一身为神气之府，形不得神气则不生，神气不得形则不立，二物相须，始有生也。若欲长生，根基立元牝，然后长生可致也。万物莫不由此二物而生，因此二物而死，实为天地之根，五得之祖，阴阳之蒂，万物之基。圣人凭此而成外药，藉此以变内丹，故得真精运动不停，复还黄金土釜之室，变为一颗灵珠，明光永不飞走。渐渐形化为气，气化为神，神形俱妙，隐显莫测也。胎从伏气中结，气从有胎中息。

太虚氤氲，一气孔神，伏始结胎，胎结乃息。胎初如花，脐如蒂，蒂带连胞。母呼亦呼，母吸亦吸，呼吸为息。静极纯阳日长，弥月形全诞生。此原始以示人，欲专气致柔如婴儿也。气入身来为之生，神去离形为之死。形，身也。神，气之灵觉，形之主也。气成形，形神不离，即气入身来，神住形固长生也。神去则气散，形败乃死。故曰：生之根。死者生之根。知神气可以长生，固守虚无，以养神气。

神气，一也。从虚无中来，浑润而无减增，故曰：谷神不死。人能无视无听，不识不知，即固守以养。若认实有而迷，自促其生也。神行则气行，神住则气住。神即志也。气，体之充也。志，气之帅也。气随神，神帅气，气行住由神，神气宜交养也。若欲长生，神气相注。谷神不死，是谓玄牝。乃先天祖气中虚也，玄牝又名气穴。闭目返观，凝神入之，则神气相注守中也，可以长生。心不动念，无去无来，不出不入，自然常住。心，神之舍也，动念则去来出入，不能长住矣。胎中婴儿，神住气住，无念，亦无去来出入。今能专气抱神，如婴儿然，则一团纯阳，返老还童长生也。即固守虚无，以养神气。故曰：委志归虚无，无念以为常。勤而行之，是真道路。

此总结，勉常行也。老子曰：用之不勤，不助也。此曰：勤不忘也，即绵绵若存也。曰：真非假，是正路，非旁门也。

静坐中内心治病法亦有多种，然仍不出止观二者。先言用止治病法。其最普通者，即将心意凝集于脐下小腹，止心于此，牢守勿失，经时既久，百病可治。其理即是心意凝集于此处，血液即随之凝集于此处，凝集之力愈充，则运行之力亦强，运行力强，血液之阻滞可祛，血液无阻滞，则百病之根本拔除矣。其余方法尚多。如察知病在何处，即将心意凝集于病处，止而勿失，默想病患必除，亦能治病。又如常常凝集心意，止于足底，不论行住坐卧，皆作此想，即能治病。此其理由乃系一切病患，皆由气血上逆所致，今止心足底，则气血下降，身心自然调和而病瘳矣。又如了知世间一切皆空，毫无所有，即种种病患，亦是虚诳现象，心不取着，寂然止住，亦能治百病，此为最上乘之用止治病法。维摩经云：" 何为病，所谓攀缘，云何断攀缘，谓心无所得。" 此之谓也。次言用观治病法。其最普通者，为观想运心，以六种气治病是也。云何六种气，一吹、二呼、三嘻、四呵、五嘘、六呬。假如肾脏有病，则于静坐开始，观想肾脏，口中微念吹字以治之，每次或七遍，或十遍，或数十遍，均随各人之便。如脾胃有病，则观想脾胃，口中微念呼字以治之。如脏腑有壅滞之病，则观想脏腑，口中微念嘻字以治之。如心脏有病，则观想心脏，口中微念呵字以治之。如肝脏有病，则观想肝脏，口中微念嘘字以治之。如肺脏有病，则观想肺脏，口中微念呬字以治之。此六种气治病，或因病择用其一，或无病者兼用其六，均无不可。余则每于入坐时，每字各念七遍，如念呵字时，确与心脏有感觉，念呼字时，确与脾胃有感觉，余字亦然，学者试行之便知。又有于呼吸出入时，心中观想，运作十二种息以治众病者，此则纯属心理治病之法。何谓十二息，一上息、二下息、三满息、四焦息、五增长息、六灭坏息、七暖息、八冷息、九冲息、十持息、十一和息、十二补息。此十二息皆从观想心生。如身体患滞重之病，则呼吸时，心想此息，轻而上升，是为上息。如身体患虚弱之病，则呼吸时，心想此息，深而下降，是为下息。如身体患枯瘠之病，则呼吸时心想此息充满全身，是为满息。如身体患臃肿之病，则呼吸时，心想此息，焦灼其体，是为焦息。如身体患羸损者，则呼吸时，心想此息，可以增长气血，是为增长息。如身体患肥满者，则吸呼时，心想此息，可以灭坏机体，是为灭坏息。如身体患冷，则心想此息出入时，身中火炽，是为暖息。如身体患热，则心想此息出入时，身中冰冷，是为冷息。如内脏有壅塞不通时，则心想此息之力，能冲过之，是为冲息。如肢体有战栗不宁时，则心想此息之力，能镇定之，是为持息。如身心不调和时，则心想此息，出入绵绵，可以调和之，是为和息。如气血败衰时，则心想此息，善于摄养，可以滋补之，是为补息。以上十二息治病，盖利用一种假想观念，以心意之力，渐渐影响于身体，久久行之，自然有效耳。至于最上乘用观治病法，但须返观吾身吾心，本来是虚妄不实。求身求心，既不可得，更何有于病，故疾病为虚诳中之虚诳现象。如此观察，众病自瘳矣。

第三节 调　　心

养生自以绝欲为第一义。欲望是幸福的敌人，人类的欲望是多样的，生存需要、享受需要、发展需要构成一个复杂的需要结构，并随着人们的生活的社会环境和社会历史条件的变化而变化。正如弗洛伊德指出的："本能是历史地被决定的。"作为一种本能结构的欲望，无论是生理性或心理性的，不可能超出历史的结构，它的功能作用是随着历史条件的变化而变化的。因此欲望的有效性与必要性是有限度的，满足不是绝对的，总有新的欲望会无休止地产生出来。由于欲望这种不知厌足的特性，欲望的过度释放会造成破坏的力量。先贤警语，悟生理之易失，修心养性，修性以保神，安心全身，体气和平，使形神相亲，表里俱济。

吾人自有生以来即系妄心用事。所谓意马心猿，极不易调。静坐之究竟功夫，即在妄心之能调伏与否耳。人之动作，不外行、住、坐、卧，所谓四威仪也。未入坐时，除卧以外，即是行与住二威仪。当于此两者常常加功，一言一动，总须检束吾心，勿令散想，久久自易调伏。是为坐前调心之法。至于坐时，每有两种景象，一者心中散乱，支持不定。两者心中昏沉，易致瞌睡。大凡初坐时，每患散乱，坐稍久妄念较少时，即患昏沉，此用功人之通病也。治散乱之病，当将一切放下，视我身亦如外物，搁在一边不去管他，专心一念，存想脐间，自能徐徐安定。治昏沉之病，可注意鼻端，令心向上，使精神振作。大概晚间静坐，因昼间劳倦，易致昏沉。早晨静坐，则可免此患。又用前之数息方法，从一至十务使不乱，久久习熟，心息相依，则散乱、昏沉二病皆免。是为坐时调心之法。静坐将毕，亦当随时调伏妄心，不可听其胡思乱想。若不坐时，亦能如坐时之心志静定，则成功不远矣。是为坐后调心之法。

《西山记》曰：形者气之舍，气者形之主。借形养气，气壮而形固矣；运气炼形，形全而气自真矣。故人之真气，大运随天，春在肝，夏在心，秋在肺，冬在肾；人之元气，小运随日，子在肾，卯在肝，午在心，酉在肺。古先达士，识破天机，以气度合天度，以日用参年用。自子至午，气生之时，而用聚气还丹之法；自午至子，气散之时，而用收气炼丹之法。彭玉真人诀曰，午前炼乾，午后炼坤。自寅至午，乃升身静坐，冥目忘言，鼻息迟迟，密想心宫如夫妇相见之仪，久久成功，而得长生不死。昔元昉真人诀曰，自辰起不语，以舌搅上腭、下腭恶浊之津咽之，而呵出心中所积喜怒哀乐之气，真气上升，寄留面目，以手握之。次居静室，宴坐不语，至午未之间，气盛神昏，侧卧闭口而睡，积日安乐延年，亦可留形住世。此知其时候，悟其交合，而无采取之法也。西山上圣，知其子时肾气生，卯时肝气生，午时肾气交心气，积气生液，还于丹田，而曰玄珠。若火候无差，乃成大药。肾气之中，暗藏真一之水，心液之上，暗藏正阳之气，以阴抱阳，用水承气，此大道之本、长生之药，如何使之不走失？当辰巳之间，幽室静坐，神识内守，满口含津，勿咽勿吐，鼻息少入迟出，绵绵若存，自然二气相交，凝结如露。一百日无差药力全，二百日圣胎坚，三百日胎仙完而真气生，气中有气，而可炼气成神。故钟离曰，昔有三真，颂金丹六诀矣，若以修行不悟此，世人学道漫劳功。又曰，闲庭无事忆江南，华满春城水满潭，若见扬州风物好，是须稳驾虎龙船。此名曰龙虎交媾，又曰采药之法也。乃自午至子，而用收气炼丹之法者，而为火候古今不同。夫不悟真理，不识天机，而达造化之宜者，唯扁鹊解《灵枢》，以鼻引清气，入而留之，四息为一铢，二十四铢为一两火。夏至之后，以巽卦天霊，运二十五度行之，炼真汞而为阴胎；冬至以乾卦灵符，运二十五度行之，炼真铅而为阳息。阳息投阴胎，而变金丹，金丹一粒，可长生不死。广成子教黄帝，自辰至暮，静坐忘念，屏绝外虑，神识内守，一意不散，降心火于丹田，存脐下如净瓶，净瓶之中有一珠如弹丸，用炎炎火，不计昼夜而下烧之，至于胎成息住，自然不饥不渴，不畏寒暑，可以留形住世。此进火得时，亦无聚气之法。西山有颂曰，佳人才子正当年，华落黄昏聚会难，不避主公肠欲断，时来须索团阳关。此戌末亥初，气随真液还丹之际，阴交阴而气欲散失，当居静室，息不必闭也，但少入迟出，心火下降，至意留在丹田，恐肾气升而不停，心火降而不住，乃微以肚腹轻胁，丹田自热。炼日中所得之药，始也一百日乾卦，次一百日兑卦至乾卦，次一百日坤卦至乾卦，乾坤相见，火候无差，若此加减合宜，如说抽添，须肘后飞金晶也。故古先上圣，于离卦采药，乾卦进火，三百日结就内丹，而为陆地神仙，形神俱妙，浩劫不死。故炼形之道，非真气不可也。

吕公曰：因看崔公《入药镜》，令人心地转分明，阳龙言向离中出，阴虎还于坎上生，二物会时为道本，五方行尽得丹名，修真上士如知此，定跨赤龙归玉京。《入药镜》曰，肾中生气，气中暗藏真一之水，名曰阴虎；心中生液，液中暗藏正阳之气，名曰阳龙。龙虎非肝肺也，乃玄之又玄，知之修炼，而为圣人。《传道集》曰，肾气传心气，积气生液，液中有正阳之气，名曰阳龙，是谓出于离宫；心液传肾液，积液生气，气中有真一之水，名曰阴虎，是谓生于坎位。二物会时，在人生人，在己生神。龙虎古今有识者，或以多知广记，知其龙不在肝，而虎不在肺，如何得达交会之时，而悟采取之法，故少有不长生与升仙者，良以此也。

《中黄秘诀》曰：阴生水，水性常冷，而有华阳温泉，濡之不胜其暖也。阳生火，火性常热，而有萧丘寒焰，向之终不能暖也。外之水火，尚有返复之性；内之阴阳，安无颠倒之宜？如肾水也，水中生气，气为火矣；心火也，火中生液，液为水矣。水可以滋流百脉，火可以熏蒸四大，人之水火也如此。

《通玄论》曰：道原一判而分二仪，天以乾道而轻清在上，在上以阳为用，暗抱一点真阴在其中也。故冬至后地中阳升，夏至到天，积阳所以生阴，其阴感阴，而阴不得耗散，散为雾，凝为露，雾露之气，天之所出，阴而真水也。地以坤道而重浊在下，在下以阴为用，暗抱一点真阳在其中也。故夏至后天中阴降，冬至到地，积阴所以生阳，盖其阳感阳，而阳不散耗，升为云，施为雨，云雨之气，地之所出，阳而真火也。人亦若是，受胎之初，父精母血，二气相合，阳气上升，心为气馆，气中暗藏真水在心也；阴气下降，肾为水府，水中暗藏真气在肾也。不然安得肾气到心，积气生液，一阴生于二阳之中；心气到肾，积液生气，一阳生乎二阴之中也？

《西山记》曰：凡人有三火八水。水者，一气传一气，积气生液，而五脏各有液，名曰色水；肾气之中，暗藏真一之水，而为阴虎者，名曰真水；肘后飞金晶入上宫，自上而下，与真火相逢，而既济成然，名曰神水；凡有疾病，闭口纳气，一口复一口，定中送在病处，皆可痊安，名曰法水。水之为用多矣，其名不一。丹就真气生，浇灌而为沐浴之法；炼形真气升，还返而为还丹之法。刘海蟾言，两曜注成七宝殿，一渠流转八琼浆，是玉液还丹也。吕公言，水火都来相作间，卦候飞成地天泰，一升一沉阳炼阴，阴尽方知此理深，是上下水火既济之候也。逍遥子曰，法水能朝有秘关，逍遥日夜遣循环，是法水治病也。此水之大概矣。三火者，膀胱民火，肾为臣火，心为君火。凡所无知，为物所扰，而怒且忧者，则为无明之火。若降而下烧丹田，一意不散，至诚守之，而曰烧炼丹药。火之升上起后过双关，而曰河车；升之前起上过重楼，而曰炼形；前后俱起，遍满四大，炎炎焚身。此火之大概矣。《九仙经》曰：病小用水，病大用火。病大者，无常之限也。若人误犯天神，或身不宁，急入静室，散发披衣，闭目冥心，正坐握固，叩齿集神，升身起火，微以留息，少入迟出。默想如脐下火轮大如斗，须臾焰起自身，可比轮盖，罩定自身，令阴鬼邪魔不敢近也。释教降魔火，道家焚身火，凡行此火，须是久绝嗜欲，丹元坚固，不然以水火交媾龙虎成丹，丹就而阴灵自散不敢近，阳神自不肯去也。神在形固，阴退气全，气全角坚，自可长年。

《西山记》曰：男子先生右肾，以外精而内血，阴为里也；女子先生左肾，以外血而内精，阳为里也。肾生脾，脾生肝，肝生肺，肺生心，心生小肠，小肠生大肠，大肠生胆，胆生膀胱，膀胱生三元，三元生三焦，三焦生八脉，八脉生十二经，十二经生十二络，十二络生一百八十系络，一百八十系络生一百八十缠络，一百八十缠络生三万六千孙络，三万六千孙络生三百六十五骨，三百六十五骨生八万四千毛窍，胎完气足，灵光入体，与母分离，而为人也。以内外言之，经络之内而为内，肌肤之外而为外。养命养其五脏，五脏为根，根固叶自茂矣；养形养其五气，五气为源，源深流自长矣。真气大运随天，元气小运随日。春肝旺脾弱，则养脾食甘物，五谷中粳米、五果中枣肉、五畜中牛肉、五菜中葵菜。清心无忧，忧则伤肝，隐坐避风，以肝恶风也。若日用之间，卯时以待小运，日生元气，传送在肝，闲居冥目以养肝，旬日见功，目可视秋毫。若修炼下功，不必如此。夏心旺肺弱，则养肺食辛物，五谷中黄黍、五果中桃子、五畜中鸡肉、五菜中葱菜。清心少喜，喜多伤心，静坐避热，以心恶热。若日用之间，午时以待小运，日生元气，传送在心，绝念安居以善心，旬日见功，可气通百脉。修炼下功，亦不必如此。秋肺旺肝弱，则养肝食酸物，五谷中豆、五果中李子、五畜中犬肉、五菜中藿菜。静居避寒，寒则伤肺，不要多悲，悲则损肺。若日用之间，酉时以待小运，日生元气，传送在肺，升身静坐以养肺，旬日见功，肌肤光泽。若修炼下功，不必如此。冬肾旺心弱，则养心食苦物，五谷中小麦、五果中橘子、五畜中羊肉、五菜中薤菜。清心无恐，恐则伤心。若日用之间，子时以待小运，日生元气，传送在肾，敛身正坐以养肾，旬日见功，丹田自暖，气力刚健。若修炼下功，不必如此。当四季脾旺，养肾食咸物，五谷中粟米、五果中山药、五畜中猪肉、五菜中韭菜。安心无畏，畏则伤脾，静坐避湿，湿则损脾也。若日用之间，戌辰丑未以待小运，日生元气，风急震雷，透过膀胱，变为精华。真气走失而火上起，肺开心冲，肝浮瞻横，万神以真火烧之，弃体外游，骨解筋神，与死无异。

《金诰》曰：太元初判而有太始，太始之中而有太无，太无之中而有太虚，太虚之中而有太空，太空之中而有太质，太质者，天地清浊之质也。其质如卵而玄黄之色，乃太空之中一物而已。阳升到天，太极而生阴，以窈冥抱阳而下降；阴降到地，太极而生阳，以恍惚负阴而上升。一升一降，阴降阳升，与天地行道，而万物生成也。

《真原》曰：天如覆盆，阳到难升；地如盘石，阴到难入。冬至而地中阳升，夏至到天，其阳太极而生阴。所以阴生者，以阳自阴中来，而起于地，恍恍惚惚，气中有水，其水无形，夏至到天，积气成水，是曰阳太极而阴生也。夏至而天中阴降，冬至到地，其阴太极而生阳。所以阳生者，以阴自阳中来，而出于天，杳杳冥冥，水中有气，其气无形，冬至到地，积水生气，是曰阴太极而阳生也。

《比喻》曰：以身外比太空，以心肾比天地，以气液比阴阳，以子午比冬夏。子时乃曰坎卦，肾中气生；午时乃曰离卦，心中液生。肾气到心，肾气与心气相合，而太极生液。所以生液者，以气自肾中来，气中有真水，其水无形，离卦到心，接着心气，则太极而生液者如此。心液到肾，心液与肾水相合，而太极复生于气。所以生气者，以液自心中来，液中有真气，其气无形，坎卦到肾，接着肾水，则太极而生气者如此。可以比阳升阴降，至太极而相生，所生之阴阳，阳中藏水、阴中藏气也。

《真诀》曰：肾中生气，气中有真水；心中生液，液中有真气。真水真气，乃真龙真虎也，阳到天而难升，太极生阴；阴到地而难入，太极生阳。天地之理如此，唯人也，不得比天地者，六欲七情，感物丧志，而耗散元阳，走失真气。当离卦肾气到心，神识内定，鼻息少入迟出，绵绵若存，而津满口，勿吐咽下，自然肾气与心气相合，太极生液；及坎卦心液到肾，接着肾水，自然心液与肾气相合，太极生气。以真气恋液、真水恋气，液与真水本自相合，故液中有真气，气中有真水，互相交合，相恋而下，名曰交媾龙虎。若以火候无差，而抽添合宜，三百日养就真胎，而成大药，乃炼质焚身，朝元超脱之本也。

《道要》曰：一气初回元运，真阳欲到离宫，捉取真龙真虎，玉池春水溶溶。此恐泄元气而走真水于身外也。气散难生液，液少而无真气，气水不交，安成大药？当此年中用月，以冬至为始，日中用时，以离卦为期。或以晚年奉道，根源不固，自度虚损而气不足之后，十年之损，一年用功补之，名曰采补还丹。补之过数，止行此法，名曰水火既济，可以延年益寿，乃曰人仙，功验不可备纪。若补数足而口生甘津，心境自除，情欲不动，百骸无病，而神光暗中自见，双目时若惊电。以冬至日为始，谨节用法，三百日脱其真胎，名曰胎仙。解曰：在外午时为离宫，太阳为真阳；在人心为离宫，元阳为真龙也。真虎乃肾中之水也，真龙心液中之气。口为玉池，津为春水。

第四节 先贤修心妙论笺

《彭祖故事》“养寿之道，但莫伤之而已。夫冬温夏凉，不失四时之和，所以适身也。美色淑姿，幽闲娱乐，不致思欲之惑，所以通神也。车服威仪，知足无求，所以一志也。八音五色，以悦视听，所以导心也。凡此皆以养寿，而不能斟酌之者，反以速患。古之至人，恐下才之子，不识事宜，流遁不还，故绝其源。故有上士别床，中士异被。服药百裹，不如独卧。五音使人耳聋。五味使人口爽。苟能节宣其宜适，抑扬其通塞者，不以减年，得其益也。凡此之类，譬犹水火，用之过当，反为害也。不知其经脉损伤，血气不足，内理空疎，髓脑不实，体已先病，故为外物所犯，因气寒酒色以发之耳。若本充实，岂有病也”。

《吕氏春秋·尽数》“圣人察阴阳之宜，辨万物之利以便生，故精神安乎形，而年寿得长焉”。

《参赞书》曰：年高之时，阳气既弱，觉阳事辄盛，必慎而抑之，不可纵心竭意。一度不泄，一度火灭；一度火灭，一度添油。若不制而纵情，则是膏火将灭，更去其油。故《黄庭经》云：急守精室勿妄泄，闭而宝之可长活。

麻衣道者曰：天地人等列三才，人得中道，可以学圣贤，可以为神仙。况人之数，与天地万物之数等。今之人，不修人道，贪爱嗜欲，其数消减，只与物同也，所以有老病夭殇之患。鉴乎此，必知所以自重，而可以得天元之寿矣。

《嵇康养生论》善养生者，则不然也。清虚静泰，少私寡欲。知名位之伤德，故忽而不营，非欲而强禁也；识厚味之害性，故弃而弗顾，非贪而后抑也。外物以累心不存，神气以醇泊独著。旷然无忧患，寂然无思虑。又守之以一，养之以和，和理日济，同乎大顺。

薛子曰：养得胸中无一物，其大浩然无涯。有欲则邪得而入之，无欲则邪无自而入。且无欲则所行自简，又觉胸中宽平快乐，静中有无限妙理。

又曰：常沉静则含蓄，义理深而应事有力。故厚重、静定、宽缓，乃进德之基，亦为老人养寿之要。

一念之非即遏之，一动之妄即改之，一毫念虑杂妄，便当克去。志固难持，气固难养。主敬可以持志，少欲可以养气。

人若不以理制心，其失无涯。故一念之刻即非仁，一念之贪即非义，一念之慢即非礼，一念之诈即非智，此君子不可一念起差。至大之恶，由一念之不善，而遂至滔天。

修德行义，守道养真，当不言而躬行，不露而潜修，外此一听于天。若计较成仙作祖，邀名延誉，则日夕忧思，况未必遂，徒自劳扰，是为不知天命。

才舒放即当收敛，才言语便思简默。不可乘喜而多言，不可乘快而多事。须有包含，则有余味。发露太尽，恐亦难继。故慎言语，养德之大；节饮食，养生之大。

积德积善，不知其善，有时而得用。弃礼背义，不知其恶，有时而蒙害。故庄敬日强，轻肆日偷。

圣人不怨天，不尤人，心地多少洒落自在。常人才与人不合即尤人，才不得于事即怨天，其心忿忮劳扰，无一时之宁泰，是岂安命顺时之道？

心诚色温，气和词婉，必能动人。若人未己知，不可急求其知；人未己合，不可急求其合。觉人之诈，不形于言，有无限余味。

佛言苦乐逆顺，道在其中。夫素富贵行乎富贵，素贫贱行乎贫贱，素患难行乎患难，素夷狄行乎夷狄，随寓而安，圣贤也，何有苦乐逆顺之异哉？苦乐逆顺固外也，以吾道处之，则无不可。

世人所以不达道者，正以浮幻相缠，役役无了时也。苟能具天眼，勘破世故，则虚名薄利，皆为吾累。古之人所以适其适，而不适人之所共适者，为己重也。

人生世间，要见识高远，见识高远，则不为浅近眩惑。日观世事之盛衰，夜观气运之消长。由其盛衰也，吾以出处应之；由其消长也，吾以进退随之，则祸可避，而害可禳。不然，奔役昏梦，几何不为时势所害？

世间陷阱，在在有之，要人醒醒耳。眼一少昧，足一少偏，心一少惑，则堕落阱中，安能出哉？身在阱中，心悔前日之非，晚矣！此君子贵乎知微。

敬者，德之聚也。敬则众善毕集，不敬则怠惰放僻随至，而德败矣。持敬而无间断，则诚矣。未能诚者，由敬而入，敬以存心，其体湛然，自无杂虑。况庄敬亦是保养身心元气的工夫。

衣垢不湔，器缺不补，对人犹有惭色。行垢不湔，德缺不补，对天岂无愧心？

君子对青天而惧，闻雷震而不惊。履平地而恐，涉风波而不惧。

破爪伤肤，坏梳摘发，色为之变。聚珍瘗身，列艳靡骨，心为之安。

倚富者贫，倚贵者贱，倚强者弱，倚巧者拙。倚仁义道德者，不贫，不贱，不弱，不拙。

化于未明之谓神，止于未为之谓明，禁于已著之谓察，乱而后制之谓瞽。故于事物之扰，不可不先此三者。

为家以正伦理，别内外为本，以尊祖睦族为先，以勉学修身为次，以树艺牧畜为常。守以节俭，行以慈让，足己而济人，习礼而畏法，可以寡过，可以静摄，而无扰扰于前矣。

吾人不可以不知命，矧老人乎。人之所志无穷，而所得有限者，命也。命不与人谋也久矣，安之故常有余，违之则常不足。唯介以植内，和以应外，听其自来，是安命也。

心本可静，事触则动。动之吉为君子，动之凶为小人。孟子曰：我四十不动心。是不为外物动也。

泛交不若寡交，多求不若慎守。

易损而难復者，精也；易躁而难静者，神也。唯养元气充满，则精神融和，遇损遇躁，常有主以制之矣。

造道者可谓之富，失学者可谓之贫，听天者可谓之达，无耻者可谓之穷。

《书》曰：必有容，德乃大。必有忍，道乃济。君子立心，未有不成于容忍，而败于不容忍也。容则能恕人，忍则能耐事。一毫之怫，即勃然而怒，一事之违，即愤然而发，是无涵养之力，薄福之人也。是故大丈夫当容人，不可为人容；当制欲，不可为欲制。

东坡曰：蜗涎不满壳，聊足以自濡。升高不知疲，竟作粘壁枯。此言深可为不知进退者戒也。夫人事之役役，计谋之敝敝，人皆以人事可以致富贵，计谋可以立功名，殊不知一作一辍，有造物以宰之。为之而成者，非其能也，命之至也，适与造物侔也。况为之而不成者多乎。造物无言也，人不可以惑其听；造物无形也，人不可以渎其公。世之人役役敝敝于百年之间，无顷刻之自安者，不亦深可哀也。不足为造物挠，深足为造物笑。

心上有刃，君子以含容成德。川下有火，小人以忿怒殒身。

唯心与天一，故理之所得者独明，而能开人心之迷。心与地一，故水之所汲者独灵，而能涤人心之陋。故以一杯之水，而能疗医所不治之疾，罔不瘳者，岂由水之灵哉？实资于道之用也。不知者为妄诞。

人心思火则体热，思水则体寒，怒则发竖，惊则汗滴，惧则肉颤，愧则面赤，悲则泪出，慌则心跳，气则麻痹。言酸则垂涎，言臭则吐唾，言喜则笑，言哀则哭。笑则貌妍，哭则貌媸。又若日有所见，夜必梦扰，日有所思，夜必谵语。梦交则泄精，气怒则发狂。此皆因心而生者也。人可于灵君使令一刻不在绛宫以统百属乎？

太一真人曰：予有经三部，共只六字，儒者诵之成圣，道士诵之成仙，和尚诵之成佛，而功德甚大，但要体认奉行。一字经曰忍，二字经曰方便，三字经曰依本分是也。三经不在大藏，只在灵台。有味乎言哉！

又曰：心静可以通乎神明，事未至而先知，是不出户知天下，不窥牖见天道也。盖心如水也，久而不挠则澄澈见底，是谓灵明。故心静可以固元气，万病不生，百岁可活。若一念挠浑，则神驰于外，气散于内，荣卫昏乱，百病相攻，寿元自损。

嵇中散曰：君子知形恃神以立，神须形以存，悟生理之易失，知一过之害生。故修性以保神，安心以全身，爱憎不栖于情，忧喜不修于意，泊然无感，而体气和平。又呼吸吐纳，服食养身，使形神相亲，表里俱济也。

神农曰：上药养命，中药养性。诚知性命之理，因辅养以通也。而世人不察，唯五谷是见，声色是耽，目惑玄黄，耳务淫哇。滋味煎其脏腑，醴醪煮其肠胃，馨香腐其骨髓，喜怒悖其正气，思虑消其精神，哀乐殃其平粹。夫以蕞尔之躯，攻之者非一途，易竭之身，而内外受敌，身非木石，何能久乎？

又曰：善养生者，清虚静泰，少思寡欲。知名位之伤德，故忽而不营，非欲而强禁也。识厚味之害性，故弃而不顾，非贪而后抑也。外物以累心不存，神气以守白独著。旷然无忧患，宁然无思虑，又守之以一，养之以和，和理自济，同乎大顺。然后蒸以灵芝，润以醴泉，晞以朝阳，和以五弦，无为自得，体妙心玄。亡欢而后乐足，遗生而后身存。若此以往，庶可与羡门比寿，王乔争年。

《贞白书》曰：质像所结，不过形神。形神合，则是人是物；形神若离，则是灵是鬼。非离非合，佛法所摄；亦离亦合，仙道所依。何以能致为仙？是修铸炼之事极，感变之理通也。譬之为陶，当埏埴为器之时，是土而异于土，虽燥未烧，遇湿即败，烧而未熟，不久尚坏。火力既足，表里坚固，河山有尽，此形无灭。假令为仙者，以药石炼其形，以精灵莹其神，以和气濯其质，以善德解其缠，万法皆通，无碍无滞。欲合则乘云驾雾，欲离则尸解质化，不离不合，则或存或亡。各随所业，修道進学，以跻仙路，永保长年。

夫人只知养形，不知养神，只知爱身，不知爱神。殊不知形者，载神之车也，神去人即死，车败马即奔也。

养寿之法，但莫伤之而已。冬温夏凉，不失时序之和，所以适身也。若重衣厚褥，体不甚苦，以致风寒之疾；厚味脯腊，醉饱肥甘，以致结聚之疾；美色妖冶，嫔妾盈房，以致虚损之祸；淫声艳曲，怡心悦耳，以致荒耽之惑。故世人不终耆寿，咸多夭殁者，皆由不自爱惜，忿争尽意，邀名射利，聚毒攻神，内伤骨髓，外消筋肉，血气枯槁，经络壅闭，内里空虚，招来众疾，一有所感，便不可支。是由正气日衰，邪气日盛故耳。

《太上日用经》曰：饮食餐完，禁口端坐，莫起邪念，世事俱忘，存神定意，眼不视物，耳不听声，息心内守，调息绵绵，呼吸自在，似有如无。心火下降，肾水上升，口中津生，灵真附体，得至长生，与天齐寿。

《道林摄生论》曰：老人养寿之道，不令饱食便卧，及终日久坐久劳，皆损寿也。时令小劳，不致疲倦，不可强为不堪之事。食毕，少行百步，以手摩腹百过，消食畅气。食欲少而数，恐多则难化。先饥而食，先渴而饮，先寒而衣，先热而解，勿令汗多。不欲多唾，唾不令远。勿令卧熟扑扇，勿食生冷过多，勿多奔走，勿露卧空阶，而冒大寒、大热、大风、大雾。勿伤五味，酸多伤脾，苦多伤肺，辛多伤肝，咸多伤心，甘多伤肾。此数者，老人犹当加意。

老人摄生，卧起有四时之早晚，兴居有至和之当制，调引筋骨有偃仰之方，杜疾闲邪有吞吐之术，流行荣卫有补泻之法，节宣劳逸有予夺之要。忍怒以全阴气，忍喜以全阳气。然后将草木药饵以救亏缺，后炼金丹以定无穷。他若自己修为，要当居贫须要安贫，居富切莫矜富。居贫富之中，恒须守道，勿以贫富改志易性。识达道理，似不能言，作大功德，勿自矜伐。年至五十以外，以至百年，美药勿离于手，善言勿离于口，乱想勿生于心。勿令心生不足，好恶常令欢喜，勿得求全于人，勿得怨天尤命。常当少思、少念、少欲、少事、少语、少笑、少愁、少乐、少喜、少怒、少好、少恶，此十二少者，养性之都契也。多思则神殆，多念则神散，多欲则智乱，多事则形劳，多语则气丧，多笑则脏伤，多愁则心慑，多乐则意溢，多喜则妄错昏乱，多怒则百脉不定，多好则专述不理，多恶则憔悴无欢。此十二多不除，丧生之本也。唯无多无少，几于道矣。

《要记》曰：一日之忌，暮无饱食。一月之忌，暮无大醉。终身之忌，暮常护气。久视伤血，久卧伤气，久立伤骨，久行伤筋，久坐伤肉。大饱伤肺，大饥伤气。勿当屋梁脊下睡卧。卧勿头向北。勿点灯烛照卧，六神不安。大汗勿脱衣，多得偏风，半身不遂。卧处勿令有孔隙，风入伤人最寒。勿令火炉安向头旁，令人头重目赤鼻干。冬日温足冻脑，春秋脑足俱冻。寅日剪指甲，午日剪足甲，烧白发，并吉。勿食父母本生所属禽兽之肉，令人魂魄飞扬。勿忍溺并怒抛，以致膝冷成痹。勿忍后并强努，以致气痔腰疼。入庙宇必恭敬，勿姿意注目。见怪勿得惊恐，以怪为怪。数者是亦养生之大者，当究心焉。

《关尹子》曰：人之平日，忽焉目见非常之物者，皆精有所结而然；病目忽见非常之物，皆心有所歉而然。苟于吾心能于无中示有，则知吾心能于有中示无，但不信之，自然不神。或曰：彼识既昏，谁能不信？应曰：如捕蛇人而不畏蛇，彼虽梦蛇而心亦不怖。道无鬼神，独往独来。

又曰：困天下之智者，不在智而在愚；穷天下之辩者，不在辩而在讷；服天下之勇者，不在勇而在怯。少言者不为人所忌，少行者不为人所短，少智者不为人所劳，少能者不为人所役。壮者当知三在四少，以遵吾生，矧高年之人，于此可不更加珍重，以保全天年？

长生之法，保身之道，因气养精，因精养神，神不离身，乃得常健。

《养生大要》：一曰啬神，二曰爱气，三曰养形，四曰导引，五曰言语，六曰饮食，七曰房室，八曰反俗，九曰医药，十曰禁忌。又曰：无劳尔形，无摇尔精，归心静默，可以长生。

天地以生成为德，有生所甚重者身也，身以安乐为本。安乐所可致者，以保养为本。先其本则本固，本既固，疾病何由而生？寿岂不永？故摄生有三：曰养神，曰惜气，曰防疾。忘情去智，恬淡虚无，离事全真，内外清淨，如是则神不内耗，境不外惑，真一不杂，神自宁矣，是曰养神。抱一元之本根，固归真之精气，三焦定位，六贼忘形，识界既空，参同斯契，虚实相通，名曰大通，则气自定矣，是曰惜气。饮食适时，温凉合度，出处无犯于八邪，动作不可为勉强，则身自安矣，是曰防疾。

又曰：善养生者养内，不善养生者养外。外贪快乐，姿情好尚，务外则虚内矣。所谓养内者，使五脏安和，三焦守位，饮食得宜，世务不涉，是可长寿。

《庄子》曰：人之可畏者，衽席饮食之间为最，而不知预为之戒者，过也。若能常自谨畏，病疾何由而起？寿考焉得不长？贤者造形而悟，愚者临病不知，诚可畏也。

劳者，劳于神气，伤者伤于形容。饥饱过度则伤脾，思虑过度则伤心，色欲过度则伤肾，喜怒过度则伤肝，悲愁过度则伤肺。又如风寒暑湿则伤于外，饥饱劳役则伤于内。昼感则伤于荣，夜感则伤于卫。经行内外，劳一而二，由二而十，真气外散，五邪入内，使人肌肉内消，神气短少，饮食渐减，行步无力，虽欲久生，恐无能矣。

《道院集》曰：游心虚静，结志玄微，委虑无欲，归计无为，凝神灭想，气和体舒，达延生命，寿与天齐。

又云：检情摄念，息业养神。悟妄归真，观空见性。常习静明，不为魔动，心我两忘，神气自满。

又云：止念令静，观理令明。念静理明，不死可能。导气令和，引体令柔。气和体柔，长生可求。此皆至妙要论。

一人之身，一国之象也。胸臆之设，犹宫室焉。支体之位，犹郊境焉。骨节之分，犹百川焉。腠理之间，犹四衢焉。神犹君也，血犹臣也，气犹民也。故至人能理其身，亦犹明君能治其国。爱民安国，爱气全身。民弊国亡，气衰身谢。故上士施医于未病之先，防守于未败之日。故摄生者，先除六害：一曰薄名利，二曰禁声色，三曰廉货财，四曰损滋味，五曰屏虚妄，六曰除嫉妒。六者若存，真经空念，不能挽其衰朽矣。

又曰：冬则朝勿饥，夏则夜勿饱。早起不在鸡鸣前，晚起不过日出后。心内澄则真人守其位，气内定则邪秽去其身。行欺诈则神悲，好争竞则神沮。轻侮于人则减算，杀害于物必伤年。行一善则神魂欢，作一恶则心气乱。人能宽泰自居，恬淡自守，则神形安静，灾病不生，仙禄注名，鬼簿落籍，寿福安宁，由此兆始。

《上古天真论》曰：女子之数七，丈夫之数八。女子过七七四十九数，则任脉虚，冲脉衰，天癸竭，地道不通，以渐枯槁，华色失荣。丈夫过八八六十四数，则五脏皆衰，筋骨解弛，血脉短促，精气耗散，天道闭塞，日就憔悴，肌肉无华。故上寿之人，年过常数，皆由衣食充足，药饵扶护，孝子贤孙，承欢爱养，调其朝夕，适其寒温，上顺天心，下契人理，顺天之道，寿命无疆。

岱翁曰：常见世人治高年之人疾患，竟同少年，乱投汤药，妄行针灸，以攻其病，务欲速愈。殊不知上寿之人血气已衰，精神已散，至于视听聪明不及，手足举动，肢体不随，心志沉昏，头目眩晕，气脉妄行，则宿疾时发，或秘或泄，或冷或热，此皆老人常态。不慎治之，急投峻药取效，或吐或汗，或解或利，老弱之人，不能禁架。汗则阳气泄，吐则胃气逆，泻则元气脱，立致不虞，此老病大忌。更不可用市中买药，并他人闻说病源，不知药味，送来服饵，及虎狼之药，切宜仔细。若身有宿疾，或时发动，则随其疾状，用温平顺气，开胃补虚，中和汤药，调停饮食，或随食物变馔治之，最为要法。

养寿之道，与仙佛二教，最是捷径，故清净明了四字最好。内觉身心空，外觉万物空，破诸妄相，无可执着，是曰清净明了。

故《说心法》曰：前不接灭，后不引起，前后断绝，中间自孤。当体不顾，应时消灭，知体已灭，豁然如空。古事过去空，今事眼前空，未来决定空。一切尘劳，是大虚妄，不可执而为有，自障吾心，结成烦恼。

《金经大乘法》云：身便是幻，幻时所化，又是幻中之幻。世即是梦，梦时所见，又是梦中之梦。展转虚妄，如声外有响，形外有影，形声影响，起于一真。影外影为三等妄，梦中梦是两重虚。

一切诸有，如梦如幻；一切烦恼，是魔是贼。人生一世中，其梦无数，梦中一一称我，梦中之我，岂非空乎？要知梦既是空，身亦如梦，何以迷著。

谛思身之未生，有象乎？有名乎？有我乎？身之既化，有象乎？有名乎？有我乎？身前身后，两不可知，安得于中偏执为我，爱恋忧怖，终日戚戚？

物之生成谓之造，物之变灭谓之化，性之分别谓之识，一切含识谓之相。相续有情，名随因报，流转无穷。有能遗物离人，超出造化之外，卓然独存，其唯大觉圣人乎！

万物自万物，二仪中虚空自无碍；万念自万念，一心中虚空自无碍。

无数之形，自古生化而不停；无数之情，自古差别而不平；无数之事，自古烦恼而不定；无数之有，自古成坏而不久。往者无迹，来者无极。若悟一一皆空，即当心如太虚，洞然无碍，有何介怀，更生色相？

天地万物，因妄相和合而生；人世万事，因妄情交结而成。念起念止皆自心，念起则一切烦恼起，念止则一切烦恼止。何不见心，以息此念？念起即觉，如川欲泄，篑土可塞，襄陵势绝；如火欲燃，杯水可沃，燎原势灭。觉念止念，宜速而切。

晁文元曰：修行之法，两熟居先。智断之理熟，则事事皆空，岂容留碍。力制之功熟，则念念不起，自然安闲。智断即观，力制即止也。

万沤起而复破，水性常存；千灯明而复灭，火性原在。忘情之心，不住于相，如汤消冰，冰汤俱尽，无可分别。触境之心，未能不动，如谷应声，即应即止，无复有余。

不茹荤饮酒，是祭祀斋，非心斋也。汝能一志，无以耳听以心听，无以心听以气听。疏瀹汝心，除嗜欲也；澡雪汝精，去秽累也；掊击其志，绝思虑也。无思无虑，则心专于道；无嗜无欲，则乐于道；无秽无累，则合于道。心无二想，名曰一志。

《太上九行》曰：行无为，行柔弱，行守雌，勿先于动，是名上三行。行无名，行清淨，行诸善，是名中三行。行忠孝，行知足，行推让，是名下三行。

不止之心，妄心也；不动之心，真心也。归心不动，方是自心。此是止息之义，故其文以自心为息。又曰：息者气也，自者从也，气从心起，故心住则息住，心行则息行。所以禅道二宗，以息心为最切要。

《楞严圆觉注》曰：心息相依，息调心静，入胜定地，似尤简径。念起即觉，觉之即无，入三菩提，此最权舆。神气相合，气和神清，清和久久，自然长生。

晁公曰：梦觉之初，未念诸念，方寸之室虚白生，此清境可爱。昧爽之初，群动未动，方丈之室虚白生，此静又更可爱。此时进道，表里相应，真可乐也。五鼓之后，睡觉而坐，自觉神清气清，耳中音清，其妙无比。

又曰：垢渐去而鉴渐明，魄渐销而月渐满。攻竹木，先节干则枝叶易去，迎刃而解。日损妄念，先去其胸中尤甚者。惩忿窒欲，老人最要一事。

了知起灭意，决定生死根，不复随缘转，是名不动尊。在造化中，身不由己，在情境中，心亦如此。悟妄识真，妄缘入理，率以为常，至于殁齿。

十魔军最要提防，一欲，二忧愁，三饥渴，四触爱，五睡眠，六怖畏，七疑悔，八瞋恚，九利养虚称，十自高慢人。

圭峰曰：随时随处，息业养神。昙伦云：行住坐卧，离念淨心。人可以利济通达者，常力行之，患难困苦者，力救之，皆如己身之事，此外功德也。修此勿责人报，勿希天祐，天若有灵，人若有知，理合何如哉！清心释累，惩忿窒欲，求自然智，住无碍行，此内功德也。修此勿期道胜，勿思瑞应，经若不诬，教若不虚，理合何如哉！

斋戒沐浴，此外清净也。息心玄妙，此内清净也。

所见有是有不是，此世间妄眼也，无是无不是，方为出世真眼。所知有可有不可，此为世间妄心也，无可无不可，方为出世真心。高一步者，眼界常不分别，心界常得安和。

浮世乃生老病死之洪都，忧悲苦恼之窟宅，此八字无人无之。明悟之人，知彼我同，当于事过即空，不留妄想。

《三根六如论》曰：对眼根之尘，如见梦时物，如观幻化像。对耳根之尘，如闻空中风，如听禽兽语。对意根之尘，如汤释冰雪，如冶销金铁。

歆然之欲，憋然之忿，隐然之忧，皆逆道心，于身心有损。翛然自得，怡然自适，恬然自息，皆顺道心，于心为益。去彼取此，服之无斁。

《心经》曰：色即是空，非无色之空，恐人执色为碍耳。空即是色，非有色之色，恐人执空为碍耳。色空双泯，心境一如无纤尘可拂，方是了然旷达。

恣口腹者，神仙目之为啄腐吞腥；佞富贵者，高士比之为吮痈舐痔。

《造化因心偈》曰：赋象各由心，影响无欺诈。原无造化工，群生自造化。

贯休曰：举世遭心使，吾师独使心。万缘随日尽，一句不言深。

仕宦之间，暗触祸机；衽席之上，密涉畏途；轮环之中，枉入诸趣。故世间有怨府畏途，祸胎鬼趣，积习宴安于其中，不自觉悟者，可为贤乎？

见彼如意极快之事，不当羡慕。世事皆有倚伏，如意处常有大不如意之变，事难缕述，理可尽思。以此对治，自然甘处。

颜回如愚，王湛为痴，士有隐德，人何由知？权要之门，喧烦会合；道义之宅，阒寂荒凉。

齐己诗云：心清鉴底潇湘月，骨冷禅中太华秋。陈陶诗云：高僧示我真隐心，月在中峰葛洪井。二诗读之，令人气格爽拔。

阴淡语索袭曰：先生弃众人之所收，收众人之所弃。宅不弥亩而志忽九州，形居尘俗而栖心天外。

《庄子》曰：得者时也，失者顺也。安时而处顺，哀乐不能入也。

孔旻曰：怒气剧炎火，焚烧徒自伤。触来勿与竞，事过心清凉。

《关尹子》曰：无一心，五识并驰，心不可一；无虚心，五行皆具，心不可虚；无静心，万化密移，心不可静。借能一则二偶之，借能虚则实满之，借能静则动摇之。唯圣人能敛万有于一息，故无有一物可役吾之明彻；散一息于万有，故无有一物可间吾之云为。

又曰：运者车也，所以运者，是牛非车。思者心也，所以思者，是意非心也。不知所以然而然，唯不知所以然而然，故其来无从，往无在，故能与天地本原，不古不今。

《谭子化书》曰：爪发者我之形，何爪可割而无害，发可截而无痛，荣卫所不至也。则知我本无害而筋骨为之害，我本无痛而血肉为之痛。所以喜怒非我作，哀乐非我动。我为形所昧，形为我所爱。达此理者，可以出生死之外。

又曰：动而不知其动者，超乎动者也；静而不知其静者，超乎静者也。超乎动，阳不可得而推；出乎静，阴不可得而移。阴阳不能变，而况万物乎？故不为物所诱者，谓之至静。

形动而心静，神凝而迹移者，无为也；闲居而神扰，拱默而心驰者，有为也。无为则理，有为则乱。无为至易，非至明者，不可致也。

阳之精曰魂与神，阴之精曰尸与魄。神胜则为善，尸强则为恶。制恶兴善则理，忘善纵恶则乱。理久则尸灭而魄炼，乱久则神逝而魂消。尸灭魄炼，神与形合而为仙；神逝魂消，则尸与魄同而为鬼，自然之道也。夫目以娱艳为华，心以声名为贵，身好轻鲜之饰，口欲珍奇之味，耳快美好之音，鼻悦馨香之气，此六者，皆败德伤性，伐其灵根者也。有之则宜远，无之不可求，忘其所趣，任其自然。

心上一毫不留，若有心求乐，则有所着。功名富贵固无可乐，道德性命亦无可乐。庄子所谓至乐无乐，可以进道。

孔子五十而知天命。知天命，是至诚之道，则与数参而无待于推数矣。

人心本无思虑，只是将以往未来之事，终日念想。故知事未常累人心，人心自累于事，不肯放耳。

《老子》曰：持而盈之，不如其已；揣而锐之，不可长保。金玉满堂，莫之能守；富贵而骄，自遗其咎。功成名遂身退，天之道。

又曰：五色令人目盲，五音令人耳聋，五味令人口爽，驰骋田猎，令人心狂，难得之货，令人行妨。是以圣人为腹不为目，故去彼取此。

曲则全，枉则直，洼则盈，弊则新，少则得，多则惑。是以圣人抱一，为天下式。不自见，故明；不自是，故彰；不自伐，故有；不自矜，故长。唯不争，故天下莫与之争。所谓曲则全，岂虚言哉？诚全而归之。

善行无辙迹，善言无瑕谪。善计不容筹策，善行无关键而不可开。是圣人常善救人，故无弃人；常善救物，故无弃物，是谓袭明。

又曰：知人者智，自知者明。胜人者力，自胜者强。知足者富。强行者有志。不失其所者久，死而不亡者寿。

名与身孰亲？身与货孰多？得与亡孰病？甚爱必大费，多藏必厚亡。知足不辱，知止不殆，可以长久。

《四十二章经》云：断欲去爱，识自心源，内无所得，外无所求，心不系道，亦不结业，是亦为道。

又曰：佛教十恶，吾亦当戒。身恶三者：杀，盗，淫。口恶四者：两舌，恶口，妄言，绮语。意恶三者：嫉，妒，恚。此十事不顺圣道，名曰大业。

有骂佛者，骂止，问：子以礼从人，其人不纳，礼归子乎？今子骂我，我亦不纳，子自持，祸归子身矣。犹响应声，影之追形，终无免离，慎勿为恶。

恶人害贤，犹如仰天吐唾，唾不至天，还堕自身。

佛经有二十难，在吾人切身似有十四难，不可不勉。贫穷乐舍难，豪贵好善难，忍色忍欲难，被辱不嗔难，有势不临难，触事无心难，广学博究难，除人灭我难，心行平等难，不说是非难，睹境不动难，善解方便难，不轻贫贱难，见货不贪难。

行道守真者善，志与道合者大。

色欲之患，甚于牢狱，牢狱有解脱之时，色交无合魂之礼。情欲所爱，岂惮驰驱，虽有虎口之祸，心存甘伏，投泥自溺。故曰：凡夫透得此门，出尘罗汉。

又曰：人欲爱生，爱从忧生，忧从怖生。若离于爱，何忧何怖？

《仙经》云：觉与阳合，寐与阴并。觉多则魂强，寐久则魄壮。魂强者生之人，魄壮者死之徒也。若餐元和，彻滋味，使神清气爽，至于昼夜常醒，是得长寿。

又曰：性本至凝，物感而动，习动既久，胡能遽宁？既习动而播迁，可习静而恬宴。故善习者，寂而有裕；不善习者，烦而无功。是以将躁而制之以宁，将邪而闲之以正，将求而抑之以舍，将浊而澄之以清。于此习久，则物冥于外，神鉴于内，不思静而心自静矣。

《大道歌》曰：大道不远在身中，万物皆空性不空。性若不空和气住，气归元海寿无穷。欲得身中神不出，莫向灵台留一物，物在心中神不清，耗散真精损筋骨。神御气兮气留形，不须药物自长生。术则易知诀难遇，纵然遇了不专行，所以千人万人学，毕竟终无一个成。神若出兮便收来，神返身中气自回，如此朝朝并暮暮，自然赤子产灵胎。

重阳师曰：老人于十二时中，行住坐卧，一切动中，要把心似泰山，不摇不动，谨守四门眼耳鼻口，不令内入外出，此名养寿紧要。

又曰：断缘者，断尘俗事也。弃事则形不劳，无为则心自足。恬简自安，尘累日远。经云：塞其兑，闭其门，终身不勤。或显德露能，或求人扶己，或遗问庆吊，以事往还，或假修隐逸，以希誉望，或酒食结朋，以图厚报，此皆巧蕴心机，以干时利，既非顺道，更防养寿。凡此之类，悉令远去。

《收心论》曰：烦邪乱想，随觉即除；毁誉善恶，闻即拨去，莫将心受。心受则满，心满则道无所居。要令闻见是非不入于心，是心不外受，名曰虚心。使心不逐外，是名安心。心安而虚，道自来居。

《真观论》曰：真观者，智士之先觉，能人之善察也。一餐一寐，俱为损益之源；一行一言，乃系祸福之本。虽则巧持其末，不如拙戒其本。观本知末，又非躁竞之情。是故收心简事，日损有为，体静心闲，方可观妙。

人居尘世，难免营求。虽有营求之事，而无得失之心，即有得无得，心常安泰。与物同求而不同贪，与物同得而不同积。不贪即少忧，不积则无失，迹虽同人，心常异俗。

又曰：若色病重者，当知染色都由是想之一字上来。想若不生，终无色事。色想外空，色心内忘，妄想心空，谁为色主？经云：色者想尔。想悉是空，何关于色。

心如眼也，纤尘入眼则不安，小事关心，心必乱动。既有动病，难入定门。养性静心，急除此病。

《西升经》曰：形神合同，故能长久。《生神经》曰：身神并一，则为真身。入道之人，力有浅深，深则兼被于形，浅则唯及于心。被形者，神人也。及心者，但得慧觉，不免凋谢。何者？慧是心用，用多则心劳，初得少慧，悦而多辨，神气漏泄，无灵光润身，遂致早终。若大人含光藏辉，以期全备，凝神宝气，神与道合。故山有玉，草木以之不凋；人怀道，形骸以之永久。

《坐忘枢要》曰：人心当先去邪僻之行，外事都绝，无以干心，然后内观正觉。觉一念起，即须除灭，随起随灭，务令安静。唯灭动心，不灭照心；但宜虚心，不宜有心。不依一法，而心常住，此法玄妙，利益甚深。

又曰：得道之人，心身有五时七候。心有五时者，一、动多静少；二、动静相半；三、静多动少；四、无事则静，事触还动；五、心与道合，触而不动。进至此地，罪垢灭尽，无复烦恼，始得安乐。七候者，一、举动顺时，容色和悦；二、宿疾并消，身心轻爽；三、填补夭伤，还元复命；四、延数千岁，名曰仙人；五、炼形为气，名曰真人；六、炼气成神，名曰神人；七、炼神合道，名曰至人。虽久学定，心身无五时七候者，促龄秽质，色谢归空。

《坐忘铭》曰：常默元气不伤，少思慧烛内光，不怒百神和畅，不恼心地清凉。不求无谄无媚，不执可圆可方，不贪便是富贵，不苟何惧公堂？味绝灵泉自降，气定真息自长。触则形弊神逸，想则梦离尸僵。气漏形归厚土，念漏神趋死乡。心死方得神活，魄灭然后魂昌。转物难穷妙理，应化不离真常。至精潜于恍惚，大象混于渺茫。造化不知规，鬼神莫测行藏。不饮不食不寐，是谓真人坐忘。

文逸《曹仙姑歌》云：我为诸君说真的，命蒂从来在真息。照体长存空不空，灵鉴涵天容万物。太极布妙人得一，得一须教谨防失。宫室虚闲神自居，灵腑煎熬枯血液。又曰：朝丧暮损人不知，气乱精神无所据。细细消磨渐渐衰，用竭元和神乃去。无心心即是真心，动静两忘为离欲。神是性兮气是命，神不外驰气自定，本来二物互相亲，失却将何为本柄？混合为一复忘一，可与元化同出没。又曰：念中景象须除灭，梦里精神牢执持。元气不住神不安，蠹木无根枝叶干。休论涕唾与精血，达本穷源总一般。此物何曾有定位，随时变化因心意。在体感热即为汗，在眼感悲即为泪，在肾感合即为精，在鼻感风即为涕，纵横流转润一身，到头总是神水溃。神水难言识者稀，资生一切由真气。但知恬淡无思虑，斋戒宁心节言语。一味醍醐甘露浆，饥渴消除见真素。

又云：不去夺名与逐利，绝了人情总无事。自然决裂滞何人，在我更教谁制御。掀天声价又何如，倚马文章何足贵！荣华衣食总无心，积玉堆金成何济。又曰：名与身兮果孰亲？半生岁月太因循。比来修炼赖神气，神气不全空苦辛。可怜一个好基址，金屋玉堂无主人。

谭景升曰：忘形以养气，忘气以养神，忘神以养虚。只此忘之一字，是无物也。六祖曰：本来无一物，何处惹尘埃？其斯之谓欤。

白玉蟾曰：薄滋味以养气，去嗔怒以养性，处卑下以养德，守清净以养道。名不系簿籍，心不在势利，此所以出人之彀，与天为徒。

又曰：大道以无心为体，忘言为用，柔弱为本，清净为基。若施于身，必节饮食，绝思虑，静坐以调息，安寝以养气。心不驰则性定，形不劳则精全，神不拔则丹结。然后灭性于虚，宁神于极，可谓不出户庭而妙道得矣，岁月其有穷乎？

郝太古曰：道不负人，人自负道。日月不速，人算自速。勇猛刚强，不如低心下气；游历高远，不如安静养素；图名逐利，不如穷居自适；饱饫珍羞，不如粗粝充腹；罗绮盈箱，不如布袍遮体；说古谈今，不如缄口忘言；逞伎夸能，不如抱元守一；趋炎附势，不如贫穷自乐；怀怨记仇，不如洗心悔过；较长量短，不如安心自怡。道气绵绵，行之得仙，得意忘言，自超太玄。

释兴曰：六般神用空不空，一颗圆明色非色。人为六根贪使，不能自神其神。人能眼不贪视美色，耳不贪听淫声，鼻不贪闻香馥，舌不贪嗜珍羞，身不贪恋色欲，意不贪妄思虑，一心不动，六门严守，物物头头，左右护持，不伤真性，神聚气全，与天长年。

栖云先生曰：心随境转，境逐心生。若要心定，世人爱的我不爱，世人做的我不做，红尘万缘勾引不动，自然心清意静，阴阳不能陶铸。

书曰：喜乐无极则伤心，心伤则意不存而皮革焦枯。怒忿炎烁则伤肝，肝伤则血不荣而筋萎破阴。临食更忌暴嗔，令人神惊梦逸。

心之神发于目，久视则伤心。肾之精发于耳，久听则伤肾。

书云：唾者，溢为醴泉聚，流为华池府，散为津液，降为甘露。溉脏润身，宣通百脉，化养万神，肢节毛发，华采坚固。故曰：远唾不如近唾，近唾不如不唾。

又曰：息心以养气，息机以死心。

经曰：精气神为内三宝，耳目口为外三宝。常使内三宝不逐物而流，外三宝不诱中而扰。

《天隐子》曰：洁身虚心，深居静室，收心复性，遗形忘我，万法通灵，是为五渐之门。

孙真人《卫生歌》曰：天地之间人为贵，头像天兮足像地。父母遗体能宝之，洪范五福寿为最。卫生切要知三戒，大怒大欲并大醉。三者若还有一焉，须防损失真元气。欲求长生须戒性，火不出兮心自定。木还去火不成灰，人能戒性还延命。贪欲无穷忘却精，用心不已失元神，劳形散尽中和气，更仗何因保此身？心若太费费则劳，形若太劳劳则怯，神若太伤伤则虚，气若太损损则绝。世人欲识卫生道，喜乐有常嗔怒少，心诚意正思虑除，顺理修身去烦恼。春嘘明目夏呵心，秋呬冬吹肺肾宁，四季常呼脾化食，三焦嘻出热难停。发宜多梳气宜炼，齿宜数叩津宜咽。子欲不死修昆仑，（注曰：昆仑，即人之头面也，当如下句修之。）双手揩摩常在面。（注曰：以双手扯摄两耳，抱头摇摆，以两手一呵十搓，擦面四围，以合骨摩拂双眼，以双手抱脑后，以中食二指互击天鼓，皆修昆仑法也。）春月少酸宜食甘，冬月宜苦不宜咸，夏日增辛聊减苦，秋来辛减少加酸，季月大咸甘略戒，自然五脏保平安。若能全减身康健，滋味能调少病难。春寒莫着绵衣薄，夏月汗多须换着，秋冬觉冷渐加添，莫待病生才服药。唯有夏月难调理，伏阴在内忌冰水，瓜桃生冷宜少餐，免至秋冬成疟痢。身旺肾衰色宜避，养肾固精当节制，常令肾实不空虚，日食须知忌油腻。太饱伤神饥伤胃，太渴伤血多伤气，饥餐渴饮莫太过，免致膨脝损心肺。醉后强饮饱强食，去此两者不生疾。人资饮食以养生，去其甚者自安逸。食后徐行百步多，手摩脐腹食消磨。夜半灵根灌清水，丹田浊气切须呵。饮酒可以陶情性，剧饮过多防百病。肺为华盖倘受伤，咳嗽劳神能损命。慎勿将盐去点茶，分明引贼入人家。下焦虚冷令人瘦，伤肾伤脾防病加。坐卧防风吹脑后，脑内受风人不寿。更兼醉饱卧风中，风入五内成灾咎。雁有序兮犬有义，黑鲤朝北知臣礼，人无礼义反食之，天地鬼神俱不喜。养体须当节五辛，五辛不节反伤身，莫教引动虚阳发，精竭容枯百病侵。不问在家并在外，若遇迅雷风雨大，急宜端肃畏天威，静坐澄心须谨戒。恩爱牵缠不自由，利名萦绊几时休？放宽些子留余福，免致中年早白头。顶天立地非容易，饱食暖衣宁不愧？思量难报罔极恩，朝夕焚香拜天地。身安寿永事如何？胸次平夷积善多。惜命惜身兼惜气，请君熟玩卫生歌。

《西升经》曰：凡人见人之死亡而哀之，何不哀自身？哀身不如爱神，爱神不如舍神，舍神不如守身，守身长久长存也。神生形，形成于神。形不得神不能自生，神不得形不能自成。形神合同，相生相成。神常爱人，人不爱形。故绝去圣智，归无为也。

《大有经》曰：形生愚智，天也；强弱寿夭，人也，天道自然，人道自己。始而胎气充实，生而乳哺有方，长而滋味不偏，壮而声色有节者，强而寿。始而胎气虚耗，生而乳哺不足，长而滋味过多，壮而声色恣放者，弱而夭。生长而合度，加之以道养，寿年未可量也。

胡孔明曰：常人不得无欲，又复不得无事，但当和心约念，静身损物，先去乱神犯性者，此亦啬神之一术耳。

《黄帝中经》曰：静者寿，躁者夭。静而不能养，减寿；躁而能养，延年。然静易御，躁难持，尽慎养之宜者，静亦可养，躁亦可养也。凡重贵势者，虽不中邪，精神内伤，亦多死亡。

又曰：养性者，要使习以成性，性自为善，外病不得而侵。能治病于未病之先，不特饵药餐霞。其于平居，五常俱全，百行周备，虽无药饵，亦可长年。德行不足，纵有金丹，寿亦不永。

嵇中散曰：养生有五难：名利不去为一难，喜怒不除为二难，声色不去为三难，滋味不薄为四难，神荡精散为五难。五者不去，心虽希寿，口诵至言，咀嚼英华，呼吸太阳，不能挽其夭且病也。五者能绝，则信顺日济，道德日全，不祈生而有神，不求寿而延年矣。

扁鹊论曰：食能排邪而安脏腑，神能爽志以资血气。摄生者，气正则味顺，味顺则神气清，神气清则合真之灵全，灵全则五邪百病不能干也。故曰：水浊鱼瘦，气昏人病。夫神者，生之本，本者，生之真。大用则神劳，大劳则形疲也。

《彭祖摄生论》曰：目不视不正之色，耳不听不正之声，口不尝不正之味，心不起不正之念。四者忘魂丧精，减折寿算者也。

《黄帝内传》曰：食风者，灵而延寿算。食谷者，多智而劳形神。食草者，愚痴而足力。食肉者，鄙勇而多嗔。服气者，常存而得道。

《小有经》曰：才所不胜而强思之，伤也；力所不任而强举之，伤也。深忧而不解，重喜而不释，皆伤也。

《太上》曰：天之道，利而不害；圣人之道，为而不争。故与时争之者昌，与人争之者凶。夫不祥者，人之所不争；垢辱者，人之所不欲。能受人所不欲则足矣，得人所不争则宁矣。

《妙真经》曰：视过其目者明不居，听过其耳者精不守，爱过其心者神不居，牵过于利者动即惧。

道言：吉凶祸福，窈冥中来。其灾祸也，非富贵者可请而避；其荣盛也，非贫贱者可欲而得。唯修福则善应，为恶则祸来。

又曰：神者魂也，降之于天；鬼者魄也，经之于地。是以神能服气，形能食味。气清则魂爽，形劳则魄浊。服气者，绵绵而不死，身腾于天；食味者，混混而殂，形归于地，理自然也。

《上仙经》曰：有者因无而生，形者须神而立。故有乃无之宫，形乃神之宅也。莫不全宅以安主，修身以养神。若气散归空，游神为变，犹火之于烛，烛靡则火不居；水之于堤，堤坏则水不住。魂劳神散，何以长年？

《定观经》曰：有事无事，常若无心；处静处喧，其志唯一。制而不著，放而不动，处喧无恶，涉事无恼者，此是真定。以无事为真定，有事为应迹。

《群仙语录》曰：专精养神，不为物杂谓之清；反神服气，安而不动谓之静。制念以定志，静身以安神，保气以存精，思虑兼忘，冥想内视，则身神并一，以近于道。

《理论要记》曰：性耽玄虚，情寡嗜好。不知荣华之可贵，非强身以自高；不见淫僻之可欲，非闲防以自正。体至仁，含至静，超迹尘滓，栖真物表，想道结襟，以无为为事，近于仙道，一也。其次，希高敦古，克意尚行，知荣华为浮寄，忽之而勿顾；知声色能伐性，捐之而勿取。剪阴贼，树阴德，惩忿欲，齐毁誉，处山林，修清真，近于仙道，二也。其次，身居禄位之场，心游道德之乡，奉上以忠，临下以义。于己薄，于人厚，仁慈和易，博爱弘施，外混嚣尘，内含澄寂，潜迹密修，好生恶死，近于仙道，三也。其次，潇洒荜门，乐贫甘贱。抱经济之才，泛然若无；洞古今之事，旷然若虚。爵之不动，禄之不受，确乎以方外为尚，恬乎以摄生为务，近于仙道，四也。其次，禀明颖之资，怀秀拔之节，奋志机之旅，当锐巧之师，所攻无敌，一战而胜。然后静以安身，和以保神，精以致真，近于仙道，五也。其次，追悔既往，洗心自新，虽失之于壮齿，冀收之于晚年。以功补过，过落而功全；以正易邪，邪忘而正在。轗轲不能易其操，喧哗不能乱其性，唯精唯一，积以诚著，近于仙道，六也。其次，至忠至孝，至贞至廉，按《真诰》之言，不待修学而自得。比干剖心而不死，惠风溺水而复生，伯夷、叔齐之高风，曾参、闵子之大孝。人见其殁，而道见其存。如此善行，充塞天地，谓之隐景潜化，死而不忘，此亦自然，人品超越，近于仙道，七也。人能得此七近，谓之拔陷区，出溺途，碎祸车，登福舆，可与涉养生之玄，神仙之津矣。

《阴阳论》曰：阴阳交泰，万物化生。故阴阳自少至老，化为五行。少阳成木，老阳成火，少阴成金，老阴成水，参土而和之，以成夫妇。故木以发之，火以化之，水以滋之，土以和之，金以劲之，故得品物成焉。五胜者，皆以生我为利，克我为用，利用相乘，故有成败。动静者，终始之道，聚散者，化生之门也。阳其动乎？阴其处乎？动以生之，静以息之。

发宜多栉，齿宜多叩，液宜常咽，气宜清炼，手宜在面。此为修昆仑之法，五者为不死之道。

《太玄经》曰：喜怒伤性，哀乐伤神。伤性则害生，伤神则侵命。故养性以全气，保神以安心，气完则体平，心安则神逸，此全生至要诀也。

寒山子曰：修生之道，除嗜去欲，啬神保和，所以无累也。内抑其心，外检其身，所以无过也。先人后己，知柔守谦，所以安身也。善推于人，不善归己，所以积德也。功不在大，过不在小，去而不二，所以积功也。然后内行充而外丹至，可以冀道于仿佛耳。

益州老父曰：凡欲身之无病，必须先正其心，使心不乱求，心不狂思，不贪嗜欲，不著迷惑，则心先无病矣。心君无病，则五脏六腑虽有病不难疗矣。

真西山先生《卫生歌》：万物唯人为最贵，百岁光阴如旅寄。自非留意修养中，未免病苦为心累。何必餐霞饵大药，妄意延龄等龟鹤，但于饮食嗜欲间，去其甚者即安乐。食后徐徐行百步，两手摩胁并腹肚，须臾转手摩肾堂，谓之运动水与土。仰面仍呵三四呵，自然食毒气消磨。醉眠饱卧俱无益，渴饮饥餐犹戒多。食不欲粗并欲速，宁可少餐相接续，若教一饱顿充肠，损气损脾非是福。生食黏腻筋韧物，自死禽兽勿可食。馒头闭气不相和，生冷偏招脾胃疾。鲊酱胎卵兼油腻，陈臭腌藏皆阴类，老年切莫喜食之，是借寇兵无以异。炙爆之物须冷吃，不然损齿伤血脉。晚食常宜申酉前，向夜须防滞胸膈。饮酒莫教饮大醉，大醉伤神损心志。酒渴饮水并吃茶，腰脚自兹成重坠。尝闻避风如避箭，坐卧须教预防患，况因饮后毛孔开，风才一入成瘫痪。不问四时俱暖酒，大热又须难向口。五味偏多不益人，恐随肺腑成殃咎。视听行藏不必久，五劳七伤从此有。四肢亦欲常小劳，譬如户枢终不朽。卧不压缩觉贵舒，饱则入浴饥则梳，梳多浴少益心目，默寝暗眠神晏如。四时唯夏难将摄，伏阴在内腹冷滑，补肾汤药不可无，食肉稍冷休哺啜。心旺肾衰何所忌？特忌疏通泄精气。卧处尤宜绵密间，宴居静虑和心意。沐浴盥漱皆暖水，卧冷枕凉皆勿喜。瓜茄生菜不宜食，岂独秋来多疟痢。伏阴在内三冬月，切忌汗多阳气泄。阴雾之中毋远行，暴雨震雷宜远避。道家更有颐生旨，第一令人少嗔恚。秋冬日出始求衣，春夏鸡鸣宜早起。夜后昼前睡觉来，瞑目叩齿二七回。吸新吐故无令缓，咽漱玉泉还养胎。摩热手心熨两眼，仍更揩擦额与面，中指时将摩鼻频，左右耳眼摩数遍。更能干浴遍身间，按髀暗须扭两肩，纵有风劳诸冷气，何忧腰背复拘挛。嘘呵呼吸吹及呬，行气之人分六字，果能依用力其间，断然百病皆可治。情欲虽云属少年，稍知节养自无愆。固精莫妄伤神气，莫使苞羽火中燃。有能操履长方正，于名无贪利无竞，纵向邪魔路上行，百行周身自无病。

涪翁《食时五观》：

一曰计功多少，量彼来处。

此食垦植收获，舂磨淘汰，炊煮乃成，用功甚多，何况杀害生灵，为己滋味。一人之食，十人作劳。家居则食父母心力所营，纵是己财，亦承余荫。仕宦则食民之膏血，大不可言。

二曰忖己德行，全缺应供。

始于事亲，中于事君，终于立身。全此三者，应受供养，无愧缺则已。否当愧耻，不敢尽味。

三曰防心为过，贪等为宗。

于上味食，务远物而求难得，是之谓贪。于下味食，起恚怒，以口腹之故鞭扑人，是之谓嗔。食不过充饥，而求食前方丈，是之谓痴。君子食无求饱，离此过也。

四曰正事良药，为疗形苦。

五谷五蔬以养人，鱼肉以养老。形苦者，饥渴为主病，四百四病为客病，故须食为医药，以自扶持。是故知足者，举箸常如服药。

五曰为成道业，方受此食。

君子无终食之间违仁，先结款状，然后受食。既食，不可怠于道业。

《达庄论》曰：恬于生而静于死，恬生则不惑死，静死则神不离生。故能与阴阳化而不易，从天地变而不移，生究其寿，死终其宜，心气平治，消息不亏。故求得者丧，争明者失，无欲者自足，空虚者受实。是以作智巧者害于物，明是考非者危其身。修饰显洁者惑于生，畏死而崇生者失其贞。

庾阐《神论》曰：天地者，阴阳之形魄；变化者，万物之游魂。神籁与无穷并吹，大冶与造运齐根。生资聚气之迹，死寄玄牝之门。视荣辱其犹尘埃，邈高尚而不顾。故能外安恬逸，内体平和。

北宫子曰：衣其短褐，有狐貉之温；进其茙菽，有稻粱之味；庇其蓬室，若广厦之荫；乘其荜辂，若文轩之饰，终身怡然，不知其为贫也。

《象山要语》曰：此道非争竞务进者能知，唯静退者可入。

又曰：君子役物，小人役于物。夫权皆在我，若在物，则为物役矣。

学者不可用心太紧，深山有宝，无心于宝者得之。

《嵇康养生论》“至于导养得理，以尽性命，上获千余岁，下可数百年，可有之耳。而世皆不精，故莫能得之。何以言之？夫服药求汗，或有弗获；而愧情一集，涣然流离。终朝未餐，则嚣然思食；而曾子衔哀，七日不饥。夜分而坐，则低迷思寝；内怀殷忧，则达旦不瞑。劲刷理鬓，醇醴发颜，仅乃得之；壮士之怒，赫然殊观，植发冲冠。由此言之，精神之于形骸，犹国之有君也。神躁于中，而形丧于外，犹君昏于上，国乱于下也。夫为稼于汤之世，偏有一溉之功者，虽终归焦烂，必一溉者后枯。然则，一溉之益固不可诬也。而世常谓一怒不足以侵性，一哀不足以伤身，轻而肆之，是犹不识一溉之益，而望嘉谷于旱苗者也。是以君子知形恃神以立，神须形以存。悟生理之易失，知一过之害生，故修性以保神，安心以全身，爱憎不栖于情，忧喜不留于意，泊然无感，而体气和平。又呼吸吐纳，服食养身，使形神相亲，表里俱济也。

纵闻养生之事，则断以所见，谓之不然；其次狐疑，虽少庶几，莫知所由；其次自力服药，半年一年，劳而未验，志以厌衰，中路复废。或益之以畎浍，而泄之以尾闾，欲坐望显报者；或抑情忍欲，割弃荣愿，而嗜好常在耳目之前，所希在数十年之后，又恐两失，内怀犹豫，心战于内，物诱于外，交赊相倾，如此覆败者。

《象山要语》曰：精神不运则愚，血脉不运则病。

又曰：志固为气之帅，然至于气之专一，则亦能动志。故不但持其志，又戒之以无暴其气也。居处饮食，适节宣之宜；视听言动，严邪正之辩，皆无暴其气之功。

内无所累，外无所累，自然自在。才有一些他意，便沉重了。彻骨彻髓，见得超然于一身，自然轻清，自然灵大。

陆文达公有二歌曰：听、听、听，劳我以生天理定。若还懒惰受饥寒，莫到穷来方怨命，虚空自有神明听。又曰：听、听、听，衣食生身天付定，酒食贪多折人寿，经营太甚违天命。定、定、定。

肾，水也，水生气，气即火矣。心，火也，火生液，液即水矣。水可以滋流百脉，火可以熏蒸四大。

经曰：心牵于事，火动于中。有动于中，必摇其精。

天之助人为善也，至快至周，而略无毫发之或悭。天之报人之恶也，亦至信至密，而略无毫发之或漏。细考远计，自当见尔。

虚斋云：食服常温，四体皆春；心气常顺，百病自遁。至哉斯言！

又曰：乐莫乐于日休，忧莫忧于多求。古之人虽疾雷破山而不震，虽货以万乘而不酬，唯胸中一点堂堂者以为张主。

张氏曰：一念之善，则天地神祇，祥风和气，皆在乎此。一念之恶，则妖星厉鬼，凶荒祸害，皆在乎此，可不慎欤？

劝君莫存半点私，若存半点私，终无人不知。劝君莫用半点术，若用半点术，终无人不识。

祸莫大于纵己之欲，恶莫大于言人之非。人非贤莫交，物非义莫取，念非善莫行，事非善莫说。

君子对青天而惧，闻雷霆而不惊；履平地而恐，涉风波而不惧。以责人之心责己则寡过，以恕己之心恕人则全交。

凡人伤巧，则可悔之事多；全拙，则可悔之事少。

知止自能除妄想，安贫须要禁奢心。故云：良田千顷，日食二升；大厦千间，夜眠八尺。

治生莫若节用，养生莫若寡欲。

戒酒后语，忌食时嗔，忍难忍事，顺不明人。口腹不节，致病之由；念虑不正，杀身之本。

又曰：世人之寿，悉可百岁，而以喜怒哀乐汩没心源，爱恶嗜欲，戕伐性根。而又扬人之短，掩人之长，颠倒方寸，顷刻万变，神倦思劳，难全天和。如彼淡泉，汩以五味，欲其不害，其可得乎？

造物劳我以生，逸我以老。少年不勤，是不知劳；老年奔驰，是不知逸。天命我逸而我自劳，可乎？

旧缘渐断，新缘莫结，醴交势合，自致日疏。无事安闲，方可修道。

又曰：口中言少，心头事少，肚中食少，自然睡少。依此四少，神仙可了。

心牵于事，火动于中，心火既动，真精必摇。故当死心以养气，息机以死心。

又曰：戒满意之食，省爽口之味。冬食不得太暖，夏食不得太凉。

气清则神畅，气浊则神昏，气乱则神劳，气衰则神去。故油尽灯灭，髓竭人亡。添油灯焰，补髓人强。

溺爱冶容，而作色荒，禅家谓之外感之欲。夜深枕上，思得艳丽，或成宵寐之感，禅家谓之内感之欲。二者之欲，绸缪染著，皆消耗元精。若能离之，则肾水自然滋生，可以上交于心。又若思索文字，忘其寝食，禅家为之理障。经纶职业，不告劬勚，禅家为之事障。二者之障，虽非人欲，亦损性灵。若能遣之，则心火不至上炎，可以下交于肾。故曰：尘不相缘，根无所偶，返流全一，六用不行。

《洞神真经》曰：养生以不损为延年之术，不损以有补为卫生之经。居安虑危，防未萌也。虽少年致损，气弱体枯，若晚年得悟，防患补益，血气有增，而神亦自足，可以延生。

嵇叔夜云：服药求汗，或有勿获；愧情一焦，涣然流离，是皆情发于中，而形于外也。因知喜怒哀乐，宁不伤人？故心不挠者神不疲，神不疲则气不乱，气不乱则身泰寿延矣。

宠辱不惊，肝木自宁；动静以敬，心火自定；饮食有节，脾土不泄；调息寡言，肺金自全；恬然无欲，肾水自足。此皆吾生药石，人当请事斯语。

人若知得觉字，便知我大物小，物有尽，我无尽也。四大形骸，皆外物也；荣辱生死，物固有之，安能使我戚戚哉？

有蔽则昏，无蔽则明。耳之蔽声，目之蔽色，口鼻蔽于嗅味，四肢蔽于淫乐。一掬之力不胜，则群蔽交杂，去禽兽不远。人要优游自足，心无外想，嗒然坐忘。在身忘身，在事忘事，在家忘家，其受用无量。

无视无听，抱神以静，形将自正。必静必清，无劳汝形，无摇汝精，可以长生。目无所见，耳无所闻，心无所知，汝神守形，形乃长存。

慎内闭外，多知为败。靖节之乞食而咏，康节之微醺而歌，非有所得，若是乎哉！病从口入，祸从口出，可不慎欤？人不自重，斯召侮矣，人不自强，斯召辱矣。自重自强，侮辱斯远。人能改过，则善日长，而恶日消矣。人能安贫，则用长足，而体长舒矣。祸福无不自求之者，后世有星数之说行而反求诸天，有堪舆之说行而尤之地矣，于人事独委焉。万起万灭之私，乱吾之心久矣，今当扫去，以全吾湛然之心。

人能愈收敛则愈充拓，愈细密则愈广大，愈深厚则愈光明。万事不责于人，则无寒冰烈火之扰吾心。

多言多败，多事多累，虚中无我，唯善是从。守约者心自空，知止者心自足。

《七部要语》曰：神静而心和，心和而形全；神躁则心荡，心荡则形伤。欲全其形，先在理神。故恬和养神以安于内，清虚栖心不诱于外也。

七窍者，精神之户牖也。志气者，五脏之使役也。耳目诱于声色，鼻口悦于芳味，肌体之于安适，其情一也。则精神驰骛而不守，志气縻于趣舍，五脏滔荡而不安。嗜欲连绵于外，心气壅塞于内，蔓衍于荒淫之波，留连于是非之境，鲜有不败德伤生者矣。

人之禀受，性情具焉。性之所感者情也，情之所安者欲也。情出于性，而情违性；欲由于情，而欲害情。情之伤性，性之妨情，犹烟冰之于水火也。烟生于火而郁火，冰生于水而遏水，故烟没而火盛，冰泮而水通。性贞则情销，情灭则性灭。夫明者刳情以遗累，约欲以守贞。食足以充饥养气，衣足以盖形御寒，美丽之华不为滑性，哀乐之感不以乱神，处于止足之泉，立于无害之岸，此全性之道也。

海蚌未剖，则明珠不显；昆竹未断，则凤音不扬；情性未炼，则神明不发。譬诸金木，金性包水，木性藏火，故炼金则水出，钻木则火生。人能务学，以钻炼其性，则才慧发矣。

身尝居善，则内无忧虑，外无畏惧，独立不惭影，独寝不愧衾，上可以接神明，下可以对蛮貊，德迥幽明，祯祥毕集。

灵气谓之神，休气谓之鬼，烦气谓之虫鱼，杂气谓之禽兽，奸气谓之妖邪。气之浊者，愚痴凶虐；气之刚者，高严壮健；气之柔者，仁慈敦笃。所以君子行正气，小人行邪气。

形者，气之聚也，气虚则形羸。神者，精之成也，精虚则神悴。形者，人也，为万物之最灵；神者，生也，是天地之大德。最灵者，为万物之首；大德者，为天地之宗。万物以停育为先，天地以清净是务。故当养其形以爱其神，敬其身以重其生。

理好憎之情，则爱勿近也；和喜怒之情，则怨不犯也。故喜怒乱气，嗜欲伤性。性相近也，习之以远，如水性欲清，泥沙污之；人性欲平，嗜欲害之，与性相害，不可两立。一起一废，不可俱兴。

夫生死之道，弘之在人。生死，常也，确乎在天。但禀以自然，则生死之道，无可而无不可也。或未生而已死，或已死而重生，或不可以生而生，或不可以死而死，或可以死而不死，或可以生而不生，或有生而不如无生，或惜死而所以致死。是以致死之地则生，致生之地则死。或为知而不可以死，或为时而不可以生。或云：劳我以生。生者好事也，不可恶其生。又云：休我以死。死者恶事也，不可好其死。凡人心非不好其生，不能全其生；非不恶其死，不能远其死，哀哉！

口舌者，祸福之宫，危亡之府；语言者，大命之属，刑祸之部也。言出患入，言失身亡。故圣人当言发而忧惧，常如临渊履冰。以大居小，以富若贫，处盛卑之谷，游大贱之渊。微为之本，寡为之根，惧为之宅，忧为之门。可不戒欤？

福者祸之先，利者害之源，治者乱之本，存者亡之根。故上德质而不文，不视不听，而抱其玄，无心无意，若未生焉，执守虚无，而生自然。原道德之意，揆天地之情，祸莫大于死，福莫大于生。是以有名之名，丧我之橐；无名之名，养我之宅；有货之货，丧我之贼；无贫之贫，养我之福。

施观吾曰：存我之道，切在去机。机去身存，机住身死。无机胸中，纯白自处。

《景行录》曰：以忠孝遗子孙者昌，以智术遗子孙者亡。以谦接物者强，以善自卫者良。

又曰：知足常足，终身不辱；知止当止，终身不耻。

《荀子》曰：自知者不怨人，知命者不怨天。怨人者穷，怨天者凶。又曰：荣辱之大分，安危利害之常体也。先义而后利者荣，先利而后义者辱。荣者常通，辱者常穷。通者常制人，穷者常制于人。

古人云：会做快活人，凡事莫生事。会做快活人，省事莫惹事。会做快活人，大事化小事。会做快活人，小事化无事。

又云：忍是心之宝，不忍身之殃。舌柔常在口，齿折只因刚。思量一忍字，真是快活方。片时不能忍，烦恼日月长。

又曰：木有所养，则根本固而枝叶茂，梁栋之材成；水有所养，则泉源壮而流派长，灌溉之利溥；人有所养，则心神安而识见达，修道之事成。

《真诰》曰：镜以照面，智以照心。镜明则尘垢不染，智明则邪恶不生。

《虚皇经》曰：财为患之本，聚财为聚业；财为爱欲根，能招一切罪。若以财非财，始可入道境。

又曰：汝知见世因缘，则知宿世因缘。汝修见世因缘，则知来世因缘。一气无偏倚，所种还自生。植此荆棘根，如何望乔林？

又云：慈悲之力，最为广大，能化一切，能服一切。恶者无与争，暴者无与抗，所向无与敌，是为广大无边。

又曰：口无是非言，心无人我相，身不受染着，方契无为道。众生俱幻化，随彼色相因，须知乐是苦，一念了无为。

《仙经》云：专精养神，不为物杂谓之清；反神复气，安而不动谓之静。制念以定志，静身以安神，保气以存精。思虑兼忘，冥想内视，则身神并一。身神并一，则近真矣。

《延命禄》曰：五谷充肌体而不能益寿，百药疗疾延年而不能甘口。充肌甘口者，俗人之所珍；若口延年者，道士之所宝。

《禁忌篇》曰：善摄生者，卧起有四时之早晚，兴居有至和之常制，筋骨有偃仰之方，闲邪有吞吐之术，流行营卫有补泻之法，节宣劳逸有与夺之要。忍怒以养阴气，抑喜以养阳气，然后先将草木以救亏缺，服金丹以定不穷。养性之道，尽于此矣。

《列子》曰：少不勤行，壮不竞时，长而安贫，老而寡欲。闲心劳形，养生之方也。

《太平御览》曰：道者气也，宝气则道长存。秘者精也，宝精则神长生。精者血脉之川流，守骨之灵神，精去则骨枯，骨枯则死矣。是以为道者，务宝其精。

《庄子》曰：圣人休休焉则平易矣，平易则恬淡矣。平易恬淡，则忧思不能入，邪气不能袭，故其德全而神不亏。

又曰：养志者忘形，养形者忘利，致道者忘心。

《真诰》曰：衰年体羸，多为风寒所乘，当深颐养，晏此无事。上味玄元，栖守绛津，体寂至道，心存内观，屏波万累，荡濯他念，乃始近其门户耳。若忧累多端，人事未省，虽复憩灵空洞，存心淡泊，缠绵亦弗能达也。

《玄关秘论》曰：无心于事，则无事于心。故心静生慧，心动生昏。

《仙经》曰：子欲长生，当由所生之门，游处得中，进退得所，动静以法，去留以度，可以延命而愈疾矣。

《本草总篇》曰：摄生之道，莫若守中，守中则无过与不及之害。经曰：春秋冬夏，四时阴阳，生病起于过用。盖不适其性而强，云为逐强，处即病生。五脏受气，盖有常分，用之过耗，是以病生。善养生者，既无过耗之弊，又能保守真元，何患乎外邪所中也？故善服药，不若善保养；不善保养，不若善服药。世有不善保养，又不善服药，仓卒病生，而归咎于神天。噫，是亦未尝思也，可不谨欤！

又曰：未闻道者，放逸其心，逆于生乐，以精神徇知巧，以忧畏徇得失，以劳苦徇礼节，以身命徇利财，四徇不置，心为之病矣。极力劳形，躁暴气逆，当风纵酒，食嗜辛咸，肝为之病矣。饮食生冷，温凉失度，久坐久卧，大饱大饥，脾为之病矣。呼叫过常，辩争陪答，冒犯寒暄，恣食咸苦，肺为之病矣。久坐湿地，强力入水，纵欲劳形，三田漏溢，肾为之病矣。五病既作，故未老而羸，未羸而病，病至则重，重则必毙。呜呼！是皆弗思而自取之也。卫生之士，须谨此五者，可致终身无苦。经曰：不治已病治未病，正为此矣。

《吕氏春秋》曰：凡生之长也，顺之也，使生不顺者，欲也，故圣人必先适欲。适，节也。室大则多阴，台高则多阳，多阴则蹶，多阳则痿。蹶者逆寒疾也，痿躄不能行。此阴阳不适之患也。是故先王不处大室，不为高台，味不众珍，春不辉热。热则理塞，脉则闭结，理塞则气不达；味众珍则胃充，胃充则中大懑，中大懑则气不达。以此求长生，其可得乎？

《三因极一方》曰：夫人禀天地阴阳而生者，盖天有六气，人有三阴三阳而上奉之；地有五行，人有五脏五腑而下应之。于是资生皮肉、筋骨、精髓、血脉、四肢、九窍、毛发、齿牙、唇舌，总而成体。外则气血循环，流注经络，喜伤六淫。内则精神魂魄志意思，喜伤七情。六淫者，寒暑燥湿风热是也。七情者，喜怒忧思悲恐惊是也。若持获得宜，怡然安泰。役冒非理，百痾生焉。

崔公《入药镜》曰：物之最灵，唯其人也。身者，乃神化之本。精于人也，若水浮航；气于人也，如风扬尘；神于人也，似野马聚空。水涸则航止，风息则尘静，野马散而大空长有。精能固物，气能盛物，精气神三者，心可不动。其变化也，外忘其形，内养其神，是谓登真之路。嗜欲纵乎心，孰能久去？哀乐伤乎志，孰能久忘？思虑役乎神，孰能久无？利禄劳乎身，孰能久舍？

五味败乎精，孰能久节？酒醴乱乎情，孰能久绝？食佳肴，饮旨酒，顾以姝丽，听以淫声，虽精气强而反祸于身，耳目快而致乱于神，有百端之败道，以一介而希真，安有养身之验耳。夫学道者，外则意不逐物而移，内则意不随心而乱，湛然保于虚寂，造乎清净之域矣。

上元夫人谓汉武帝曰：汝好道乎？勤而不获，实有由也。汝胎性暴，胎性淫，胎性奢，胎性酷，胎性贼。暴则使气奔而攻神，是故神扰而竭。淫则使精漏而魂疲，是故精竭而魂消。奢则使真杂而魄秽，是故命逝而灵臭。酷则使丧仁而攻目，是故失仁而眼乱。贼则使心斗而口干，是故内战而外绝。此五事，皆是截身之刀锯，刳命之斧斤矣。虽复志好长生，不能遣兹五难，亦何为损性而自劳乎？

《文中子》曰：静漠恬淡，所以养生也。和愉虚无，所以据德也。外不乱内，即性得其宜；静不动和，即德安其位。养生以经世，抱德以终年，可谓能体道矣。

又曰：能尊生，虽富贵不以养伤身，虽贫贱不以利累形。

三茅君诀曰：神养于气，气会于神，神气不散，是谓修真。

《元始经》曰：喜怒损性，哀乐伤神，性损则害生，故养性以全气，保神以安身。气全体平，心安神逸，此全生之诀也。

《达磨胎息经》曰：元壮既立，犹瓜有蒂，暗注母气。母呼即呼，母吸即吸，绵绵十月，气足形圆。心是气之主，气是形之根，形是气之宅，神是形之真。神用气养，气因神住，神行则气行，神住则气住。此经要妙之义也。

《群仙诸玉》曰：炼精者，炼元精，非淫佚所感之精；炼气者，炼元气，非口鼻呼吸之气；炼神者，炼元神，非心意念虑之神。故此神气精者，与天地同其根，与万物同其体，得之则生，失之则死。以阳火炼之，则化成阳气；以阴符养之，则化成阴精。故曰：见之不可用，用之不可见。

《养生论》曰：大凡养生，先调元气。身有四气，人多不明，四气之中，各主生死。一曰乾元之气，化为精，精反为气。精者连于神，精益则神明，精固则神畅，神畅则生健。若精散则人疲，精竭则神去，神去则死。二曰坤元之气，化为血，血复为气。气血者通于内，血壮则体丰，血固则颜盛，颜盛则生全。若血衰则发变，血败则胸空，胸空则死。三曰庶气，庶气者，一元交气，气化为津，津复为气。气运于生，生托于气。阴阳动息，滋润形骸，气通则生，气乏则死。四曰众气，众气者，谷气也，谷济于生，终误于命。食谷气虽生，蕴谷气还死。精能附血，气能附生，当使循环，即身永固。乾元之阳，阳居阴位，脐下气海是也。坤元之阴，阴居阳位，胸中血海是也。生者属阳，阳贯五脏，喘息之气是也。死者属阴，阴纳五味，秽恶之气是也。气海之气，以壮精神，以填骨髓；血海之气，以补肌肤，以流血脉；喘息之气，以通六腑，以扶四肢；秽恶之气，以乱身神，以腐五脏。

《存神论》曰：物理所不可逃者四：曰生，曰心，曰性，曰情。有生必有心，有心必有性，有性必有情。性则定静，情则感通，感通之际，二气必交。交于外，则龙虎飞走，铅汞漏失；交于中，则龙虎相随，铅汞内结，气所生也。故来入身谓之生，所以通生谓之道。至人以道制情，氤氲之际，能住玄胎，恍惚之中，能擒物象。所以有道合一，神形俱妙之功也。

又云：从色来者，由阴阳之中；从化来者，出阴阳之外。由阴阳中来者，有留形住世之理，故无用之中有用，必夺造化于阴阳。出阴阳外者，有飞灵走性之道，故有为之中无为，方独超升于象外。进退之序，能炼色身而化形，能脱化身而化神。果无序而顿超，理所未闻。

《元道真经》曰：生可冀也，死可畏也。草木根生，去土则死；鱼鳖沉生，去水则死；人以形生，去气则死。故圣人知气之所在，以为身宝。

《庄子·养生主》曰：吾生也有涯，（向秀曰：生之所禀，各有涯也）而智也无涯。（嵇康曰：夫不虑而欲，性之动也。识而发感，智之用也。性动者，遇物而常足则无余，智从感而求，倦而不已。故世之所患，常在于智用，不在性动也。）以有涯随无涯，殆已。（郭象曰：以有限之性，寻无穷之智，安得而不困哉？）已而为智者，殆而已矣。（向秀曰：已困于智矣，又为智攻之者，又殆矣。）

《庄子》又曰：达生之情者，不务生之所无以为，（向秀曰：生之所无以为者，性表之事也。张湛曰：生理自全，为分外所为，此是以有涯随无涯也。）达命之情者，不务智之所无奈何。（向秀曰：命尽而死者是。张湛曰：乘生顺之理，穷所禀分，岂智所知。）

《西山记》曰：人之真气，大运随天；元气，小运随日，子肾、午心、卯肝、酉肺，故坐子午，取水火交也。

又曰：一体之盈虚消息，皆通于天地，应于万类。（张湛曰：人与阴阳通气。）和之于始，和之于终，静神灭想，生之道也。（始终和，则神志不散。）

《妙真经》曰：人常失道，非道失人；人常去生，非生去人。故养生者慎勿失道，为道者慎勿失生。使道与生相守，生与道相保。

《黄老经》玄禾曰：天道施化，与万物无穷；人道施化，形神消亡。转神施精，精竭形衰。形本生精，精生于神。不以精施，故能与天合德；不与神化，故能与道同式。

又曰：以形化者，尸解之类，神与形离，二者不俱遂。象飞鸟入海为蛤，而随季秋阴阳之气。以气化者，生可冀也；以形化者，甚可畏也。

《指归》曰：游心于虚静，结志于微妙，委虑于无欲，归指于无为，故能达生延命，与道为久。或疑者云：始同起于无外，终受气于阴阳，载形魄于天地，资生长于食息，而有愚有智，有强有弱，有寿有夭，天耶？人耶？解者曰：夫形生愚智，天也；强弱寿夭，人也。”

《河图·帝视萌》曰：侮天地者凶，顺天时者吉。春夏乐山高处，秋冬居卑深藏。吉利多福，寿考无穷。

《雒书·宝予命》曰：古人治病之方，和以醴泉，润以元气，药不辛不苦，甘甜多味，常能服之，津流五脏，系之在肺，终身无患。

《传》曰：杂食者，百病妖邪所锺。所食愈少，心愈开，年愈益；所食愈多，心愈塞，年愈损焉。

《真人大计》曰：奢懒者寿，悭靳者夭，放散劬劳之异也。田夫寿，膏粱夭，嗜欲多少之验也。处士少疾，游子多患，事务繁简之殊也。故俗人竞利，道士罕营。

彭祖曰：道不在烦，但能不思衣，不思食，不思声色，不思胜负，不思得失，不思荣辱，心不劳，形不极，常道引纳息，但尔可得千岁。欲长生无限者，当服上药。

仲长统曰：荡六情者，有心而不以之思，有口而不以之言，有体而不以之安。安之而能迁，乐之而不爱，以之图之，不知日之益也，不知物之易也。

远思强健伤人，忧恚悲哀伤人，喜乐过差伤人，忿怒不解伤人，汲汲所愿伤人，戚戚所患伤人，寒暖失节伤人，阴阳不交伤人。凡交须依导引诸术。若能避众伤人事，而复晓阴阳之术，则是不死之道。大乐气飞扬，大愁气不通。用精令人气力乏，多睡令人目盲，多唾令人心烦，贪美食令人泄痢。俗人但知贪于五味，不知有元气可饮。圣人知五味之毒焉，故不贪；知元气可服，故闭口不言，精气息应也。唾不咽则气海不润，气海不润则津液乏。是以服元气，饮醴泉，乃延年之本也。

《明医论》云：疾之所起，自生五劳；五劳既用，二脏先损；心肾受邪，腑脏俱病。五劳者，一曰志劳，二曰思劳，三曰心劳，四曰忧劳，五曰疲劳。五劳则生六极，一曰气极，二曰血极，三曰筋极，四曰骨极，五曰精极，六曰髓极。六极即为七伤，七伤变为七痛。七痛为病，令人邪气多，正气少，忽忽喜怒，悲伤不乐，饮食不生肌肤，颜色无泽，发白枯槁。甚者令人得大风，偏枯筋缩，四时拘急挛缩，百关隔塞，羸瘦短气，腰脚疼痛。此由早娶，用精过差，血气不足，极劳之所致也。

忧畏者，生死之门，礼教之主，存亡之由，祸福之本，吉凶之元也。

养性者，失其忧畏，则心乱而不治，形躁而不宁，神散而气越，志荡而意昏，应生者死，应死者亡，应成者败，应吉者凶。其忧畏者，其犹水火不可暂忘也。

太上畏道，其次畏物，其次畏人，其次畏身。故忧于身者，不拘于人；畏于己者，不制于彼；慎于小者，不惧于大；戒于近者，不悔于远。

九仙君论曰：形神相托，神形相成。口受外味以亡识，身受内役以丧精。神离形以散败，形离神以去生。殊不知皮肉相应，筋骨乃成。肝合筋，其外爪；心合脉，其外色；脾合肉，其外唇；肺合皮，其外毛；肾合骨，其外发。故外无五伤，以败五体。

《胎脏论》曰：先除欲以养精，后禁食以存命，是知食胎气，饮灵元，为不死之道，返童还年。

古云：众方嚣然，我独渊默，中心融融，自有真乐。是盖出乎尘垢之外，而与造物者游也。

轩冕不足为吾高，而尘埃在我或有所不得避。昔人谓居轩冕之间，当有山林之气，然则处尘埃之内，不可有市井之习。

瓦盆盛酒，与倾金注玉，同一醉也。蹇驴布鞯，与金鞍骏马，同一游也。松床莞簟，与绣衾玉枕，同一寝也。布袍蒲絮，与貂裘狐貉，同一暖也。蔬食菜羹，与烹龙炮凤，同一饱也。知此，则贫贱富贵可以一视矣。

康仲俊年八十六，极康宁。自言少时读《千字文》有所悟，谓心动神疲四字也。平生遇事，未尝动心，故老而不衰。

达磨曰：心不缘境，住在本源。意不散流，守于内息。神不外役，免于劳伤。人知心即气之主，气即形之根，形者气之宅，神形之具，令人相因而立。若一事有失，即不合于至理，何能久立焉？

又曰：心静即神悦，神悦即福生。

《真仙直指》曰：清静二字，清谓清其心源，静谓静其气海。心源清，则外物不能挠，性定而神明；气海静，则邪欲不能作，精全而腹实。

海天秋月道人曰：守清静恬淡，所以养道；处污辱卑下，所以养德；去嗔怒，灭无明，所以养性；节饮食，薄滋味，所以养气。然后性定则情忘，形虚则神运，心死则神活，阳盛则阴衰。

《庄》注云：众窍为风所鸣，万形为化所役。风不能鸣则众窍虚，化不能役则万形息。

玄英《疏》曰：藏舟船于海壑，正合其宜；隐山岳于泽中，谓之得所。然造化之力，担负而趋，变故日新，骤如逝水。昨我今我，新吾故吾，义亦然也。

《林君复集》曰：饱藜藿者鄙膏粱，乐贫贱者鄙富贵，安义命者轻生死，远是非者忘臧否。

饱肥甘，衣轻暖，不知节者损福。广积聚，骄富贵，不知止者杀身。

小人诈而巧，似是而非，故人悦之者众。君子诚而拙，似迂而直，故人知之者寡。

诚无悔，恕无怨，和无仇，忍无辱。

何恬庵录曰：张饱帆于大江，骤骏马于平陆，天下之至快，反思则忧。处不争之地，乘独后之马，人或我嗤，乐莫大焉。

口腹不节，致疾之因；念虑不正，杀身之本。骄富贵者戚戚，安贫贱者休休。故景公千驷，不如颜子一瓢。

武林莲池宏公《戒杀生文》曰：世人食肉，咸谓理所应然，乃恣意杀生，广积冤结，相习成俗，不自知觉。昔人有言，可为痛哭流涕长太息者是也。计其迷执，略有七条，开列如左，余可例推云。

其一曰：生日不宜杀生。哀哀父母，生我劬劳，己身始诞之辰，父母垂亡之日也。是日正宜戒杀，广行善事，以资宜福，使先亡者早获超升，见存者增延福寿。何得顿忘母难，杀害生灵？世习不觉其非，可为痛哭流涕长太息者此也。

其二曰：生子不宜杀生。凡人无子则悲，有子则喜，子母俱安则幸。不思一切禽兽，亦各有子，胡为庆我子生，令他子死母亡，于心安乎？婴孩始生，不为造福，而反造业，愚亦甚矣。可为痛哭流涕长太息者此也。

其三曰：祭先不宜杀生。亡者忌辰，及春秋二祭，俱当戒杀，以资冥福。虽罗列八珍于前，安能起九泉之遗骨而飨之也。无益于先灵而有伤生命，智者不为也。举世习行不以为非，可为痛哭流涕长太息者此也。

其四曰：祈禳不宜杀生。世人有疾，杀牲祀神，以祈福佑。不知己之祀神以求生，反杀他命而活我命，逆天悖理，神其有灵，绝不来飨。种种淫祀，亦复类此。举世习行而不觉其非，可为痛哭流涕长太息者此也。

其五曰：婚礼不宜杀生。世间婚礼，自问名纳采以至成婚，杀生不知其几。夫婚者生人之始也，生之始而行杀，理即逆矣。又婚姻，吉礼也，吉日而用凶事，不亦惨乎？此举世习行而不觉其非，可为痛哭流涕长太息者此也。

其六曰：燕客不宜杀生。良辰美景，贤主嘉宾，蔬食菜羹，不妨清致。何须广杀生命，穷极肥甘，笙歌燕饮于杯盘，宰割冤号于砧几。嗟乎，有人心者能不悲哉！世习不以为非，可为痛哭流涕长太息者此也。

其七曰：营生不宜杀生。世人为衣食故，或畋猎，或渔捕，或屠生灵，以资生计，我观不作此业者，亦衣亦食，未必其冻馁而死也。杀生营生，神理所怒，以杀昌裕，百无一人。种地狱之深因，受来生之恶报，莫此为甚。何不别求生计，乃执为此？七者皆为痛哭流涕长太息者此也。

《放生文》曰：盖闻世间至重者生命，天下最惨者杀伤。是故逢擒则奔，虮虱犹知避死；将雨而徙，蝼蚁尚且贪生。何乃网于山，罟于渊，多方掩取；曲而钩，直而矢，百计搜罗，使其胆落魄飞，母离子散？或囚笼槛，则如处囹圄；或被刀砧，则同临剐戮。怜儿之鹿，舐疮痍而寸断柔肠；畏死之猿，望弯弓而双垂悲泪。恃我强而凌彼弱，理恐非宜；食他肉而补己身，心将安忍？由是昊天垂悯，古圣行仁，解网著于成汤，畜鱼兴于子产。圣哉流水，润枯槁以囊泉；悲矣释迦，代危亡而割肉。天台圣者，凿放生之池；大树仙人，护栖身之鸟。赎鱼虾而得度，寿禅师之遗爱犹存；救龙子而传方，孙真人之慈风未泯。一活蝼蚁也，沙弥易短命为长年，书生易卑名为上第。一放龟也，毛宝以临危而脱难，孔愉以微职而封侯。屈师纵鲤于元村，寿增一纪；隋侯济蛇于齐野，珠报千余。拯已溺之蝇，酒匠之死刑免矣；舍将烹之鳖，厨婢之笃疾瘳焉。贸死命于屠家，张提刑魂超三界；易余生于钓艇，李景文毒解丹砂。孙良嗣解缴矰之危，下葬而羽虫交助；潘县令设江湖之禁，去任而水族悲号。信老免愚民之牲，祥符甘雨；曹溪守猎人之网，道播神州。雀解啣环报恩，狐能临井受术。乃至残躯得命，垂白璧以闻经；难地求生，现黄衣而入梦。施皆有报，事岂无闻？载在简编，昭乎耳目。普愿随所见物，发慈悲心；捐不悭财，行方便事。或恩周多命，大积阴功，若惠及一虫，何非善事？苟日增而月累，自行广而福增，慈满人寰，名通天府。荡空冤障，多祉萃于今生；培积善根，余庆及于后世。倘更助称佛号，加讽经文，为其回向西方，令彼永离恶道，则存心愈大，植德弥深，道业资之速成，莲台生其胜品矣。

处事不以聪明为先，而以尽心为急；不以集事为急，而以方便为上。

人当自信自守，虽称誉之，承奉之，亦不为之加喜；虽毁谤之，侮慢之，亦不为之加怒。

不可乘喜而多言，不可乘快而易事。

胆欲大，见义勇为；心欲小，文理密察；智欲圆，应物无滞；行欲方，截然有执。

静能制动，沉能制浮，宽能制褊，缓能制急。

偶读医书，有曰：洗心曰斋，防患曰戒。深有可取。

枚乘曰：欲人无闻，莫若勿言；欲人无知，莫若勿为。

轻言戏谑最害事，盖言不妄发，则言出而人信之。苟常轻言戏谑，遇有正事诚实之言，人亦不信。

无梦子时教化村落中，手持木牌，牌上书二诗云：身为车兮心为轼，车动轼随无计息。交梨火枣是谁无，自是不除荆与棘。身为客兮心为主，主人平和客安处。若还主客不康宁，精神管定辞君去。是为知道妙者。

高尚先生曰：形者，生之舍也；气者，生之元也；神者，生之制也。形以气充，气耗形病。神依气位，气合神存。修真之士，法于阴阳，和于术数，持满御神，专气抱一。以神为车，以气为马，神气相合，可以长生。

又曰：全生之术，形气贵乎安，安则有伦而不乱；精神贵乎保，保则有要而不耗。故保养之道，初不离于形气精神。

又曰：心为君主之官，得所养，则血脉之气王而不衰，生之本无得而摇也，神之变无得而测也。肾为作强之官，得所养，则骨髓之气荣而不枯，脏之本无得而倾也，精之聚无得而夺也。

《梓童宝章》曰：饶一着，添子孙之福寿；退一步，免驹隙之易过；忍一言，免驷马之难追；息一怒，养身心之精和。

言行拟之古人则德进，功名付之天命则心闲，报应念及子孙则事平，受享虑及疾病则用俭。

好辩以招尤，不若讱默以怡性；广交以延誉，不若索居以自全；厚费以多营，不若省事以守俭；逞能以诲妒，不若韬精以示拙。

《华严经》云：人从第一欢喜地，入第二离垢地，始能行此十善道：

一曰性自远离一切杀生。不蓄刀杖，不怀怨恨，有惭有愧，仁恕具足。于一切众心有命之者，常生利益之心，是菩萨尚不恶心恼诸众生，何况于他？起众生想，故以重意而行杀害。

二曰性不偷盗。于自资财，常知止足，于他慈恕，不欲侵损。若物属他，起他物想，终不于此而生盗心，乃至一草一叶，不与不取，何况其余资生之具。

三曰性不邪淫。于自妻知足，不求他妻。于他妻妾，他所护女亲族媒定，及为法所护，尚不生贪染之心，何况从事于非道。

四曰性不妄语。常作实语真语时语，乃至梦中亦不忍作覆藏之语。无心欲作、何况故犯。

五曰性不两舌。于众生，无离间心，无恼害心，不将此语为破彼，故而向彼说，不将彼语为破此，故而向此说。未破者不令破，已破者不增长。不喜离间，不乐离间，不作离间，不说离间语、若实若不实语。

六曰性不恶口。所谓毒害语、粗犷语、苦他语，令他嗔恨语、现前语、不现前语、鄙恶语、庸贱语、不可乐闻语、闻者不悦语、嗔忿语、如火烧心语、怨结语、热恼语、不可爱语、不可乐语、能坏自身他身语，如是等语，皆悉舍离。常作润泽语、柔软语、悦意语、可乐闻语、闻者喜悦语、善入人心语、风雅典则语、大小受乐语、多人悦乐语、身心踊悦语。

七曰性不绮语。常作思审语、时语、法语、顺道理语、巧调伏语、随时筹量决定语。乃至戏笑，尚恒思审，何况故出散乱之言。

八曰性不贪欲。于他财物，他所资用，不生贪心，不愿不求。

九曰性离瞋恚。于一切众生，恒起慈心、利益心、哀悯心、欢喜心、和润心、摄受心。永舍嗔恨怨害热恼，常思顺行仁慈祐益。

十曰性离邪见，住于正道。不行占卜，不取恶戒。心见正直，无诳无谄，于佛法僧，起决定信。

《清静经》曰：人神好清而心扰之，心好静而欲牵之。常能遣其欲而心自静，澄其心而神自清。

又曰：众生所以不得真道者，为有妄心。既有妄心，即惊其神。既惊其神，即着万物。既著万物，即生贪求。既生贪求，即是烦恼。烦恼妄想，忧苦身心，便遭浊辱，流浪生死。

《玉枢经》曰：道者以诚而入，以默而守，以柔而用。用诚似愚，用默似讷，用柔似拙。夫如是，则可与忘形，可以忘我，可以忘忘。入道者知止，守道者知谨，用道者知微。能知微则慧光生，能知谨则圣智全。圣智全则慧光生，慧光生则与道为一，是名真忘。唯其忘而不忘，忘无可忘，无可忘者，即是至道。

《金笥箓》曰：心不留事，一静可期，此便是觅静底路。

又曰：目不乱视，神返于心。神返于心，乃静之本。

《正法眼藏》曰：汝之本性，犹如虚空，返观自性，了无一物可见，是名正见；了无一物可知，是名真知。无有青黄长短，但见本源清淨，觉体圆明，即名见性成佛，亦名如来知见。

陈茂卿《夙兴夜寐箴》为吾人一日修行矩度，当熟读之。《箴》曰：鸡鸣而寤，思虑渐驰，盍于其间，淡以整之。或省旧愆，或紬新得，次第条理，了然默识。本既立矣，昧爽乃兴，盥栉衣冠，端坐敛形。提掇此心，皦如出日，严肃整齐，虚明静一。乃启方策，对越圣贤，夫子在坐，颜曾后先。圣师所言，亲切敬听，弟子问辩，反复参订。事至斯应，则验于为，明命赫然，常目在之。事去既已，我则如故，方寸湛然，凝神息虑。动静循环，唯心是监，静存动察，勿贰勿叁。读书之余，间以游咏，发舒精神，休养情性。日暮人倦，昏气易乘，斋庄恭敬，振拔精明。夜久斯寝，齐手敛足，不作思唯，心神归宿。养以夜气，贞则复元。念兹在兹，日夕干干。

崔子玉《座右铭》曰：毋道人之短，毋说己之长。施人慎勿念，受施慎勿忘。世誉不足慕，唯仁为纪纲。隐心而后动，谤议庸何伤？毋使名过实，守愚圣所臧。在涅贵不淄，暧暧内含光。柔弱生之徒，老氏戒刚强。行行鄙夫志，悠悠故难量。慎言节饮食，知足胜不祥。行之苟有恒，久久自芬芳。

范尧夫《布衾铭》曰：黎藿之甘，绨布之温，名教之乐，德义之尊，求之孔易，享之常安。绵绣之奢，膏粱之珍，权宠之盛，利欲之繁，苦难其得，危辱旋臻。舍难取易，去危就安，至愚且知，士宁不然？颜乐箪瓢，百世师模。纣居琼台，死为独夫。君子以俭为德，小人以奢丧躯。然则斯衾之陋，其可忽诸？

东坡云：释如白璧，道如黄金，儒如五谷，则近之矣。盖圣不徒生，生则必有所为，释迦孔老，易地则皆然也。

龙舒居士云：佛以杀生、偷盗、邪淫为身三业，而孔子言胜残、去杀，诗人言文王德及鸟兽昆虫，是岂不戒杀哉？盗固不在所言矣。孔子言吾未见好德如好色者，诗人多贪淫乱，是岂不戒邪淫哉？佛以妄言、绮语、两舌、恶口为口业，孔子谓人而无信，不知其可，岂不戒妄言也？谓巧言令色鲜矣仁，岂不戒绮语也？《书》称尔无面从，退有后言，岂不戒两舌也？《荀子》谓伤人之言，深于矛戟，是未尝不戒恶口也？佛以贪、嗔、痴为意三业，孔子言见得思义，则戒贪矣。言不念旧恶，则戒嗔矣。言困而不学，民斯为下，则戒痴矣。由此言之，儒释未尝不同也。其不同者，唯儒止于世间法，释氏又有出世间法，此其不同耳。

客有问曰：有生即有死，若能无生，即能无死。然则主于治生与长生者，得无死乎？答曰：明德者，心之神明，虚灵不昧。能明此而止于至善，与炼神还虚者，同一圆觉之性，皆不囿于形矣。夫有形则有生死，不囿于形，何生死之有？问曰：然则三教圣人皆不得死乎？答曰：儒云：生，寄也；死、归也。道曰：劳我以生，逸我以死。释曰：生如着衫，死如脱袴。皆离形而超脱耳，非真死也。问曰：三教学人亦能超脱乎？答曰：止至善，与炼神禅定功夫，极难下手，唯上智利根，可由顿渐而入，若下愚钝根，则未易至也。

龙舒居士曰：人生时，父母妻子，屋宅田园，牛羊车马，以至微细等物，不问大小，或祖传于已，或自已营为，或子孙或他人为已积累而得，色色无非已物。且如窗纸虽微，被人扯破，犹有怒心；一针虽小，被人将去，犹有吝意。仓库既盈，心犹不足，举眼动步，无非着爱。一宿在外，已念其家，一仆未归，已忧其失，种种事物，无不挂怀。一日大限到来，尽皆抛去，虽我此身，亦弃物也，况身外者乎。静言思之，恍如一梦。《庄子》云：有大觉者，然后知此其大梦也。

了明长老曰：身为死物，其内活泼泼地者为活物。莫于死物上作活计，宜于活物上作活计。予深爱此语。

《梵网戒》云：常须自知我是未成之佛，诸佛是以成之佛。汝心佛者，未成佛也；弥陀佛者，已成佛也。未成佛者，久沉欲海，具足烦恼，杳无出期。已成佛者，久证菩提，具足威神，能为物护。故诸佛劝令众生念佛，是以我未成之佛，求他已成之佛为救护耳。是故众生若不念佛，圣凡永离，父子乖离，长处轮回，去佛远矣。

朱陶父曰：欲脱轮回，立德为本；凡修净业，济物为先。忠君孝亲，固臣子之大节；恭兄友弟，实长幼之当然。夫妇别，朋友信，人伦乃正；道德亲，善良近，学行斯全。勿为善小而不为，莫以欲微而不窒。骨肉贫贱，虽有过而不疏；他人富显，纵无嫌而莫厚。婚丧冻馁，知不给而量力阴周；病老艰危，见有难而推诚急助。施恩于不报之地，防患于未然之前。毒害勿兴于心，谗言莫出诸口。瞒心者自坏其心，昧己者自残乎己。当爱物不可害物，宁誉人无宁毁人。谦受益，满则必损；惠迪吉，从逆必凶。经乘妙理，依宿德以参求；观念净因；访高人而精进。往生一念，莫更贪生；持念一心，休萌杂念。直下打并，勿令缠绵；奴仆卑幼，切戒欺凌；鹅鸭猪羊，慎毋畜养。埋暴露之枯骨，祭无主之孤魂。桥梁井道，随心修补；钱财饮食，量力惠施。怜饥寒之乞子，悯残废之苍生。常存利济，曲尽慈悲。或禽兽之罹于槛阱，系足倒悬；或鱼鸟之挂于网罗，穿腮反翼。虽知万死，尚冀一生，彼顾盼而哀鸣以求救，我施财而赎命以放生。既随物而广施利益，更逢人而普劝净因。谨三归，持五戒，悉庄严乎净土；扫六尘，修十善，皆回向于阿弥。凡若此，不止于下生；信如斯，必生于上品。

尘生便扫，莫论是否，百年偶聚，何苦烦恼？太虚之内，无物不有，万事从宽，其福自厚。(右除忿怒)

染性触物，粘于饴胶，淫爱贼人，毒于戈矛。片时意适，永劫灵消，一丝未断，尘网难超。(右断嗜欲)

不扣自鸣，钟鼓为妖，宁口之羞，斯气之浮。恂恂呐呐，立诚寡尤，如瓶是守，括囊无咎。(右戒多言)

夜结于梦，昼驰于想，起灭万端，尽属虚妄。要拔前根，须除后障，一剑当空，群魔消丧。(右澄妄想)

弇州山人《养心歌》：得岁月，延岁月，得欢悦，且欢悦，万事乘除总在天，何必愁肠千万结。放心宽，莫胆窄，古今兴废言可彻。金谷繁华眼里尘，淮阴事业锋头血。陶潜篱畔菊花黄，范蠡湖边芦花白，临潼会上胆气雄，丹阳县里箫声绝。时来顽铁有光辉，运去良金无艳色。逍遥且学圣贤心，到止方知滋味别。粗衣淡饭足家常，养得一生一世拙。

闽陈山人《逍遥说》：夫性有定分，理有至极，力不能与命斗，才不能与天争。而贪羡之流，躁进之士，乃谓富贵可以力掇，功名可以智取，神仙可以学致，长生可以术得，抱憾老死而终不悟，悲夫！使天下之富必尽如陶朱、倚顿邪，则原宪、黔娄不复为贤人矣；使天下之寿必尽如王乔、彭祖邪，则颜氏之子闵氏之孙不复为善人矣；使天下之仕，必尽如稷、契、伊、管邪，则乘田委吏不复为孔子矣；使天下之色，必尽如毛嫱、西施邪，则嫫母、孟光不复嫁于人矣。盖富者自富，贫者自贫，寿者自寿，夭者自夭，达者自达，穷者自穷，妍者自妍，丑者自丑，天地不能盈缩其分寸，鬼神不能损益其锱铢。是以达观君子，立性乐分，含真抱朴，心无城府，行无町畦。天下有道，则皎皎与世相清；天下无道，则混混与世相浊。压之泰山不以为重，付之秋毫不以为轻，升之青云不以为荣，坠之深渊不以为辱，震之雷霆不以为恐，劫之白刃不以为惧。视死生为旦暮，以盈虚为消息，仰观宇宙之廓落，俯视身世之卑慽。如一浮萍之泛大海，一稊米之寄太仓，又何足议轻重于其间哉！故所至皆乐，所处皆适，出于天为民，入于道为邻，若是则何往而不逍遥哉？

鸣呼！治乱，运也；贤否，道也；寿夭，数也；遇不遇，时也。世有才智不相上下，而所遇顿殊，览此足以自慰矣。

《洗心说》：福生于清俭，德生于卑退，道生于安静，命生于和畅，患生于多欲，祸生于多贪，过生于轻慢，罪生于不仁。戒眼莫视他非，戒口莫谈他短，戒念莫入贪淫，戒身莫随恶伴。无益之言莫妄说，不干己事莫妄为。默、默、默，无限神仙从此得；饶、饶、饶，千灾万祸一齐消；忍、忍、忍，债主冤家从此隐；休、休、休，盖世功名不自由。尊君王，孝父母，礼贤能，奉有德，别贤愚，恕无识。物顺来而勿拒，物既去而不追。身未遇而勿望，事已过而勿思。聪明多暗昧，算计失便宜，损人终有失，倚势祸相随。戒之在心，守之在志。为不节而亡家，因不廉而失位。劝君自警于生平，可叹可警而可畏。上临之以天神，下察之以地祇，明有王法相继，暗有鬼神相随，唯正可守，心不可欺。

道机曰：人生之命有长短者，非自然也，皆由将身不谨，饮食过差，淫泆无度，忤逆阴阳，魂神不守，精竭命衰，百病萌生，故不终其寿。

《老君西升经》曰：伪道养形，真道养神。通此道者，能亡能存。神能飞形，并能移山。形为灰土，其何识焉。又曰：凡人之哀人，不如哀身。哀身不如爱神。爱神不如舍神。舍神不如守身。守身长久，长存也。故神生于形，形成于神。形不得，神不能自生。神不得，形不能自成。形神合同，更相生，更相成。神常爱人，人不爱神，故绝圣弃智，归无为也。《雒书宝予命》曰：古人治病之方，和以醴泉，润以气药，不辛不苦，甘甜多味。常能服之，津流五脏，系在心肺，终身无患。《大有经》曰：或疑者云，始同起于无物，终受气于阴阳。载形魂于天地，资生长于食息。而有愚有智，有强有弱，有寿有夭，天耶人耶。解者曰：形生智愚，天也。强弱寿夭，人也。天道自然，人道自己。始而胎气充实，生而乳哺有余，长而滋味不足，壮而声色有节者，强而寿。始而胎气虚耗，生而乳哺不足，长而滋味有余，壮而声色自放者，弱而夭。生长而合度，加之以道，养年未可量也。颖川胡昭字孔明曰：常人不得无欲，又复不得无事，但当和心约念，静身损物，先去乱神犯性者，此涩神之一术耳。

真人曰：虽常服饵而不知养性之术，亦难以长生也。养性之道，不欲饱食便卧，及终日久坐，皆损寿也。人欲少劳，但莫大疲，及强所不堪耳。人食毕，行步踌躇，有所循，为快也。故流水不腐，户枢不蠹，其劳动故也。人不可夜食，食毕，但当步行，往来数里。饱食即卧，生百病也。夫欲快意任怀，自谓达识知命，不泥异正，极情肆力，不营持久者。闻此言，虽风之过耳，电之经目，不足喻也。故身枯于流连之中，气绝于绮纨之间，而甘心焉，亦安可告之以养性哉。匪为不纳，反谓妖讹也。而望彼信之。所谓明镜给于矇瞍。丝竹娱于聋夫者也。抱朴子曰：一人之身，一国之象也。胸腹之位，犹宫室也。四支之列，犹郊境也。骨节之分，犹百官也。神犹君也。血犹臣也。气犹民也。故能治民，则治国也。夫爱其民，所以安其国。爱其气，所以全其身。民散国亡，气竭人死。死者，不可生也。亡者，不可存也。是以至人消未起之患。治未病之病。医之于无事之前。不追之于既逝之后。民难养而易危。气难清而易浊。故审威德，所以保社稷。割嗜欲，所以固血气。然后真一存焉。三七守焉。百害却焉。年寿延焉。人年五十，至于一百。美药勿离手。善言勿离口。乱想勿经心。常以深心至诚，恭敬于物。慎勿诈善，以悦于人。

第五节　养生四要

全按：养生之法有四，曰寡欲，曰慎动，曰法时，曰却疾。夫寡欲者，谓坚忍其性也；慎动者，谓保定其气也；法时者，谓和于阴阳也；却疾者，谓慎于医药也。坚忍其性，则不坏其根矣；保定其气，则不疲其枝矣；和于阴阳，则不犯其邪矣；慎于医药，则不遇其毒矣。养生之要，何以加于此哉！

一、寡欲第一

夫食、色，性也。故饮食、男女，人之大欲存焉。口腹之养，躯命所关；不孝有三，无后为大。此屋庐子之无解于任人之难也。设如方士之说，必绝谷，必休妻，而后可以长生，则枵腹之瘠，救死不赡，使天下之人坠厥宗者，非不近人情者之惑欤？

孔子曰：少之时，血气未定，戒之在色。盖男子八岁肾气实，发长齿更，二八肾气盛，精气溢焉。精者血之液，气者精之导也。少之时，气方盛而易溢，当此血气盛，加以少艾之慕，欲动情胜，交接无度，譬如园中之花，蚤发必先痿也，况禀受怯弱者乎？古人三十而娶，其虑深矣。

古男子三十而娶，女子二十而嫁。大衍之数五十，天地之中数也，阳数二十五，阴数二十五。男子三十而娶，因其阳常不足，故益之以五；女子二十而嫁，因其阴常有余，故损之以五也。是故长男在上，少女在下，则震兑交而为归妹也；少男在上，长女在下，则艮巽交而为蛊也。归妹之吉，帝乙以之；蛊之凶，晋侯之疾不可为也。

人能知七损八益，则形与神俱，而尽终其天年，不知此者，早衰之道也。何谓七损八益？盖七者，女子之数也，其血宜泻而不宜满；八者，男子之数也，其精宜满而不宜泻。故治女子者，当耗其气以调其血，不损之则经闭而成病矣；治男子者，当补其气以固其精，不益之则精涸而成病矣。古人立法，一损之，一益之，制之于中，使气血和平也。

八益丸：男子常服，补气固精。熟地黄（酒拌，九蒸九晒，焙干，忌铁器）八两，黄柏（去皮，盐水炒褐色）四两，知母（去毛皮）四两，莲肉（去心）二两，芡实肉二两。共为细末，炼蜜杵千余下，如梧子大。每服五十丸，空心食前温酒下，以米膳压之，忌萝卜。

七损丸：女子宜服，抑气调血。香附米（童便浸三日，一日一换，取起舂烂，焙干）净一斤，当归（酒洗）四两，芎䓖六两。为细末，酒煮面糊为丸，如梧桐子大。每服五十丸，空心食前茴香汤送下。

今之男子，方其少也，未及二八而御女，以通其精，则精未满而先泻，五脏有不满之处，他日有难形状之疾。至于半衰，其阴已痿，求女强合，则隐曲未得而精先泄矣。及其老也，其精益耗，复近女以竭之，则肾之精不足，取给于脏腑，脏腑之精不足，取给于骨髓，故脏腑之精竭，则小便淋痛，大便干涩，髓竭则头倾足软，腰脊酸痛。尸居于气，其能久乎；故吕纯阳仙翁有诗云：二八佳人体如酥，腰间伏剑斩愚夫。分明不见人头落，暗里教君髓骨枯。

其男子伤精，病小便淋痛，大便干涩者，以肾开窍于二阴。前溺塞者，气病也；后便难者，血病也。宜补其气，则津液生而溺自长；补其血，则幽门通而便自润也。宜补肾利窍丸主之。

补肾利窍丸：熟地黄（制）四两，生地黄、川芎、白芍各二两，山药一两半，丹皮（去心）、白茯苓各一两，五味子、桂心各五钱，人参七钱。炼蜜为丸，如梧桐子丸。每服五十丸，空心食前温酒下。

男子梦交而泄精，女子梦交而成孕。或有淫气相感，妖魅为祟，神志昏惑，魂魄飞扬，日久不愈，如癫如狂，乃召巫觋以逐之，抑未矣。苟非得如许旌阳、萨守坚者，必不能驱治之也。唯务诚子萤火丸方可除也。

萤火丸：主辟疾病，瘟疫恶气，百鬼邪祟，五兵盗贼。萤火、鬼箭（削取皮羽）、白蒺藜各一两，雄黄、雌黄各二两，矾石（枯）二两，羚羊角、煅灶灰各一两半，铁锤柄（入铁处烧焦）一两半。为末，以鸡子黄及丹雄鸡头一个（毛无间色者），捣和为丸，如杏仁大样，做作三角，以绛囊盛之，带在左臂，或挂在户上，若从军者，系于腰中，勿离其身。

右上三条，皆不能清心寡欲之病。

孟子曰：养心莫善于寡欲。寡之者，节之也。非若佛老之徒，弃人伦，灭生理也。媾精者，所以续纲常也；寡欲者，所以养性命也。予尝集《广嗣纪要》，一修德，二寡欲。然则寡欲者，其延龄广嗣之大要乎？予尝读《易》，泽上有水曰节。满而不溢，中虽悦慕，若险在前，心常恐陷，节之时义大矣哉！若或反之，水在泽下，则以渐渗泄，其涸也可立而待矣。困于坎中，犹有悦心，困而又困，虽有卢扁，不可治也。生，人所欲也，所欲复有甚于生者乎？死，人所恶也，所恶复有甚于死者乎？唯有溺于声色之中。蛊惑狂悖，由是而生有不用也，由是而死有不辟也。《诗》云：士也罔极，二三其德。此之谓也。

有人于此，尝语人曰：欲不可纵，纵欲成灾；乐不可极，乐极生哀。可谓知养生矣。至于暗室独处之时，目有所接，心火歘起，虽有灾害，亦莫之顾，故曰寡欲只在谨独。

今之养生者曰：心者神之主也，肾者精之腑也，脾者谷气之本也。三者交养，可以长生。苟神太烦则困，精太用则竭，谷太伤则减，虽有补益之功，不能胜其旦暮之牿矣。广成子曰：服药千朝，不如独宿一宵。诚哉是言也。

今指利刃语人曰：是可蹈乎？曰：不可。指鸩毒语人曰：是可咽乎？曰：不可。因语人曰：佳丽之色，利于刃也；膏粱之味，毒于鸩也。远而疏之，不可狎也。则群笑而起。一朝病生，迎医治之，贶以百金不吝也。噫！曲突徙薪无恩泽，焦头烂额为上客。其此之谓也。

夫男子十六而精通，至六十四而精竭。女子十四而经行，至四十九岁而经断。初生之时，形体虽具，精血犹未生也。必待乳哺之养，水谷之气，日生月长。男子十六而精始溢，女子十四而血乃泻，成之何其难也。男子八八而精竭，女子七七而血尽，败之何其易邪？夫以十年所生之精血，尚不满于半百之用。譬诸草本，气聚于春者，复败于秋也。虽欲留之，只有许多分数。况以难成易败之精血，不知爱惜，反暴弃之，此所以不待八八、七七之期而早毙矣。

交接多则伤筋，施泄多则伤精。肝主筋，阴之阳也，筋伤则阳虚而易痿；肾主精，阴中之阴也，精伤则阴虚而易举。阴阳俱虚，则时举时痿，精液自出，念虑虽萌，隐曲不得矣。当是时也。猛省起来，远色断想，移神于清净法界，歌舞以适其情，谷肉以养其身，上药以补其虚，则屋破犹堪补矣。苟不悔悟，以妄为常，乃求兴阳之药，习铸剑之术，则天柱折，地维绝，虽有女娲氏之神，终不能起冢中之枯骨也。

今人好事者，以御女为长生之术。如九一采战之法，谓之夺气归元，还精补脑，不知浑浊之气，渣滓之精。其机已发，如蹶张之弩，孰能御之耶？己之精自不能制，岂能采彼之精气耶？或谓我神不动，以采彼之气，不知从入之路何在也，因此而成淋漓者有之。或谓我精欲出，闭而不泄，谓之黄河逆流，谓之牵转白牛，不知停蓄之处，为疽为肿者有之。非以养生，适以害生也。

古人有见色不动，如鸠摩罗什之受宫人。这是铁汉，如何学得！必如司马公之不置姬妾，关云长之屏美女，刘琦之却名姝，然后可养此心不动也。坚白不至，而欲自试于磨涅，其有不磷缁者几希！

项羽喑哑叱咤，千人自废，垓下之变，乃与虞姬对泣。汉高祖见太公置俎上，略无戚容，诛戮功臣，何其忍也，病革之时，乃枕戚姬之膝而垂涕焉。苏武在匈奴吞毡啮雪，所持节旄尽落而志不屈，何其强也，乃纳胡妇生子。虽曰项羽之泣虞姬，恨别也；汉高祖之泣戚姬，防患也；苏武之纳胡妇，为养也。然尤物移人，终是不免。

古人教子，舞刀、舞剑、学文，朝习夕游焉，所以涵养德性，禁其非心也。故能气质清明，德业成就，福寿绵长。今之人则不然，所以福德不及古者远矣。

配匹之际，承宗祀也；婚姻以时，成男女也；夫妇有别，远情欲也。故身无疴疾，生子贤而寿。今人不知宗祀为重，交接以时，情欲之感，形于戏谑，燕婉之私，朝暮阳台，故半百早衰，生子多夭且不肖也。故曰：寡欲者，延龄广嗣之第一紧要也。

《内经》曰：天食人以五气，地食人以五味。谷、肉、菜、果，皆天地所生以食人者也。各有五气五味，人食之先入本脏，而后养其血脉筋骨也。故五谷为养，五畜为助，五菜为充，五果为益，不可过也。过则成病矣。

又曰：阴之所生，本在五味，阴之五宫，伤在五味。阴者，五脏也。酸生肝，苦生心，甘生脾，辛生肺，咸生肾，此五脏之生，本在五味也。多食酸则伤肝，多食苦则伤心，多食甘则伤脾，多食辛则伤肺，多食咸则伤肾，此阴之五宫，伤在五味也。故五味虽所以养人，多食则反伤人也。

四方之土产不同，人之所嗜，各随其土之所产也。故东方海滨傍水，其民食鱼而嗜咸；西方金玉之域，其民食鲜美而嗜脂肥；北方高陵之域，其民野处而食奶酪；南方卑湿之域，其民嗜酸而食鲋；中央之地，四方辐辏，其民食杂。故五域之民，喜食不同，若令迁其居，变其食，则生病矣。孔子养生之备，卫生之严，其饮食之节，万世之法程也，何必求之方外哉！

孔子之慎疾，曰肉虽多，不使胜食气，尚澹泊也；不为酒困，慎礼节也；不多食，示俭约也。平日之养生者无所不慎如此。故康子馈药则不尝，自信其无疾也；子路请祷则不听，自知其不获罪于天也。苟不能自慎而获罪于天，虽巫医何益！

人之性有偏嗜者何如？鲁皙嗜羊枣之类是也。然嗜有所偏，必生有所偏之疾。观其多嗜鹧鸪、常食鸠子者，发皆咽喉之病。使非圣医知为半夏之毒，急以生姜解之，则二人未必不以所嗜丧其生也。

饮食自倍，肠胃乃伤。自倍者，过于常度也。肠胃者，水谷之所藏也。饮食多少，当有分数，苟过多则肠胃狭小不能容受，不能容受则或溢而上出，不上出则停于中而不行，水不行则为畜水，食不化则为宿食，畜水宿食，变生诸病。邵子曰：爽口物多终作疾，快心事过必为殃。岂虚语哉！因而大饮则气逆，饮者，酒也。味甘辛苦，气大热，苦入心而补肾，辛入肺而补肝，甘入脾和气血而行荣卫。《诗》云：为此春酒，以介眉寿。酒者，诚养生之不可阙。古人节之于酒器以示警，曰爵者，有差等也；曰钟者，中也；卮之象觞，云有伤之义。犹舟以载物，亦可以覆物也。若因而大饮，是不知节矣。大饮则醉，醉则肺先受伤，肺生气，肺气伤则气上逆，而病吐衄也。岂不危乎！岂不伤乎！信哉！颠覆而杀身矣。

酒虽可以陶情，通血脉，然耗气乱神，烂肠胃腐胁，莫有甚于此者。故禹恶脂酒，周公作《酒诰》，卫武公诵《宾筵》，谆谆乎戒人不可沉湎于酒也。彼昏不知，壹醉日富。

丹溪云：醇酒宜凉饮。醇酒谓不浓不淡，气味之中和者也。凉谓微凉也。昔司马公晚年得一侍妾，问其所能，答曰：能暖酒。即是此意。盖胃喜寒而恶热，脾喜温而恶寒。醇酒凉饮，初得其凉而养胃，次得其温以养脾。人之喜饮热酒者，善病胃脘痛，此热伤胃，瘀血作痛也；喜欢冷酒者，善病腹痛，不嗜食而呕，寒伤脾也。大寒凝海，唯酒不冰。酒入气中，无窍孔得出。仲景云：酒客中风，不可服桂枝汤，谓有热也。夫中风乃宜桂枝之症，而以桂枝为禁。何也？以酒也。日醇于酒，宁无呕血之病乎？

今人病酒者，与伤寒相似，切不可误作伤寒论之，反助其热，亦不可以苦寒之药攻之。盖酒性之热，乃无形之气也，非汗之何以得散？酒体之水，乃有形之质也，非利之何以得泄乎？故宜以葛花解醒汤主之，所谓上下分消以去其湿也。

葛花解醒汤：葛花、白豆蔻、砂仁各五钱，木香五分，青皮三钱，陈皮、人参、白茯苓、猪苓各一钱半，白术、神曲、泽泻、干生姜各二钱。为细末，每服三钱，白汤调下，但得发汗，酒病去矣。

酒客病酒，酒停不散，清则成饮，浊则成痰。入于肺则为喘、为咳；入于心则为心痛、为怔忡、为噫；入于肝则为胁痛、为小腹满痛、为呕苦汁、为目昧不明；入于脾为胀、为肿、为吞酸、为健忘；入于肾为溺涩、赤白浊、为腰痛、为背恶寒；入于胃为呕吐、为泄痢、为胃脘当心而痛。有诸症疾，种种难名，不亟去之，养虎为患，以十枣汤主之。只一剂根株悉拔，勿畏其峻而不肯服。《书》曰：若药不瞑眩，厥疾弗瘳。

十枣汤：芫花（炒研末）、甘遂末、大戟末，强者三分，弱者折半，大枣肥者十个。水一钟半，煮枣至八分，去枣入药末，搅匀服之，得快下清水，其病去矣。不动再作一服，动后糜粥自养。

因而饱食，筋脉横解，肠澼为痔。饱食者，太过也。食过常分则饱，饱则肠满，满则筋脉皆横，则解散不相连属矣。肠澼者，泄利也。痔者，积也。肠澼为痔，即便血也。近则成痢，久则为脾泄、为肠风、为脏毒矣。

脾者，卑职也，乃卒伍使令之职，以司转输传化者也，故脾谓之使。胃者，仓禀之腑，乃水谷之所纳出，故胃谓之市。人以谷气为主者，脾胃是也。脾胃强则谷气全，脾胃弱则谷气绝。全谷则昌，绝谷则亡，人于脾胃可不知所养乎？养脾胃之法，节其饮食而已。

脾胃者，土也。土寄旺于四季，脾胃寄养于四脏。故四时非土，无以成生长收藏之功；四脏非土，无以备精气筋脉之化。然有阳土、有阴土者，阴土坤也，万物之所归藏也，阳土艮也，万物之所以成始成终也。阴土阳土，非戊己之谓也。阳土备化，阴土司成。受水谷之入而变化者，脾胃之阳也；散水谷之气以成荣卫者，脾胃之阴也。苟得其养，无物不长，苟失其养，无物不消，此之谓也。

古人制食，早曰昕食，晏曰旰食，夕曰哺食，谓之三餐。三餐之外，不多食也。孙真人曰：早晨一碗粥，饭莫教人足。恐其过饱，伤脾胃也。

《周礼》曰：乐以侑食。故有初饭、亚饭、三饭、四饭之官。脾好乐，管弦之音一通于耳，脾即磨矣。叔和云：磨谷能消食。是以声音皆出于脾。夏月戒晚食者，以夜短难消化也。

五味稍薄，则能养人，令人神爽；稍多，随其脏腑，各有所伤。故酸多伤脾，辛多伤肝，咸多伤心，苦多伤肺，甘多伤肾，此乃五行之理。初伤不觉，久则成患也。

古人食必兼味者，相因欲其和也。无放饭、无流歠者，节之礼，谨防其过也。凡人食后，微觉胸中不快，此食伤也。即服消导之剂，以助脾之腑化，不可隐忍，久则成积矣。加味二陈汤主之。

加味二陈汤：橘红、白茯苓各七分，半夏（制）一钱，炙苷草三分，抚芎、苍术、白术各八分，山楂肉一钱半，砂仁五分，神曲（另研末炒）七分，香附一钱。右除麦蘖（炒为末另包）。余药捆切，水二盏，姜三片，大枣三枚，煎一盏，去渣调上神曲、麦芽末服之。

凡有喜食之物，不可纵口，常念病从口入，惕然自省。如上古之人，饥则求食，饱则弃余可也。苟不知节，必餍足而后止，则气味之偏，害其中和之气。传化之迟，斯成菀莝之积矣。为辟、为满、为痛，纵一时之欲，贻终身害，善养生者，固如是乎？即当明以告医，攻去之可也。宜分冷积热积，用原物汤攻而去之。

原物汤：即以所伤之物，同韭菜捣烂作团，火烧存性，取起研细，煎汤作引，故曰原物汤，又曰溯源汤，送三黄枳术丸。

如伤肉食面食，辛辣厚味之物，此热积也，宜三黄枳术丸。

三黄枳术丸：黄芩（酒洗）、黄连（酒洗）、大黄（湿纸包煨焙干）各一两，神曲、橘皮、白术各七钱半，枳实（麸炒）五钱。为细末，汤浸蒸饼为丸，如绿豆大。每服五十丸，食前服。

如伤瓜桃生冷冰水之类，此冷积也，宜木香清积丸。即以所食生冷物，用韭菜同捣作丸，如前法煎下。

木香清积丸：木香（去苞）、益智仁各二钱，青皮、陈皮各三钱，三棱（煨）、莪术（煨）各五钱，牙皂（烧存性）一钱半，巴豆肉（醋煮另研）五钱。为末，醋打曲糊为丸，绿豆大。每服二十丸至三十丸，食前服。

凡人早行，宜饮醇酒一二杯，或食糜粥，不可空腹而出者。昔三人晨行，一人饮酒，一人食饭，一人空腹。后空腹者死，食饭者病，饮酒者无恙。

凡辛热香美、炙煿煎炒之物，必不可多食，多食令人发痈。《内经》云：膏粱之变，足生大疔。足，太过也。大疔，疽之最毒者。凡人发疽，如麻如豆，不甚肿大，唯根脚坚硬如石，神昏体倦，烦躁不安，食减嗌干，即疔毒也。其外如麻，其里如瓜。宜真人活命散主之，多多益善。

真人活命散：瓜蒌根一钱，甘草节、乳香各一钱，穿山甲（蛤粉炒）三大片，赤芍、白芷、贝母各一钱，防风七分，没药、皂角各五分，当归尾（酒洗）、金银花各三钱，大黄（酒煨）一钱，木别肉八分。用金华酒二盏煎服，服药后再饮酒数杯，以助药力。体重者加黄芪一钱，减大黄五分，大便溏者，勿用大黄。

二、慎动第二

《易》曰：吉凶悔吝生乎动。动以礼则吉，动不以礼则凶。君子修之，吉，小人悖之，凶。悔者吉之萌，吝者凶之兆。君子修之，吉也；小人悖之，凶也。

周子曰：君子慎动。养生者正要在此体认，未动前是甚么气象，到动时气象比未动时何如。若只一样子，便是天理；若比前气象少有差讹，便是人欲。须从此处慎将去，却把那好生恶死的念头，莫要一时放空才好。

慎动者，吾儒谓之主敬，老氏谓之抱一，佛氏谓之观自在，总是慎独工夫。独者，人所不和，而己所独知之处也。方其静也，即喜怒哀乐未发时，所谓中也，与天地合其德，与日月合其明，与四时合其序，与鬼神合其吉凶。君子于此，戒慎乎其所不睹，恐惧乎其所不闻，不使离于须臾之顷，而违天地、日月、四时、鬼神也。及其动也，正是莫见莫显之时，如喜怒哀乐发开中节，这便是和。和者，与中无所乘戾之谓也。略有不知，便是不中，其违于天地、日月、四时、鬼神远矣。到此地位，工夫尤难，君子所以尤加戒谨于独也。故曰君子而时中。

广成子曰：必清必静，无劳汝形，无摇汝精，乃可长生。庄子曰：夫失性有五，一曰五色乱目，使目不明；二日五声乱耳，使耳不聪；三曰五臭熏鼻，困恼中颡；四日五味浊口，使口厉爽；五曰趣心滑心，使心飞扬。此五者皆性之害也。

人之性常静，动处是情。人之性未有不善，乃若其情，则有不善矣。心纯性情，吾儒存心养性，老氏修心炼性，佛氏明心见性，正养此心，使之常清常静，常为性情之主。

《悟真篇》云：西山白虎正猖狂，东海青龙不可当。两手捉来令死斗，化成一块紫金霜。谓以此心降伏性情也。

人身之中，只有此心，便是一身之主。所谓视听言动者，此心也。故心常清静则神安，神安则七神皆安，以此养生则寿，殁世不殆；心劳则神不安，神不安则精神皆危，便闭塞而不通，形乃大伤，以此养生则殃。

心之神发乎目，则谓之视；肾之精发于耳，则谓之听；脾之魂发于鼻，则谓之臭；胆之魄发于口，则谓之言。是以俭视养神，俭听养虚，俭言养气，俭欲养精。五色令人目盲者，目淫于色则散于色也；五声令人耳聋者，耳淫于声则散于声也；五味令人口爽者，口淫于味则散于味也；五臭令人鼻塞者，鼻淫于臭则散于臭也。是故古人目不视恶色，耳不听淫声者，恐其神之散也。

暴喜伤心，暴怒伤肝，暴恐伤肾，过哀伤肺，过思伤脾，谓之五伤。

久视伤血，久卧伤气，久坐伤肉，久立伤骨，久行伤筋，谓之五劳所伤。

视过损明，语过损气，思过损神，欲过损精，谓之四损。

人有耳目口鼻之欲，行住坐卧之劳，虽有所伤，犹可治也。唯五志之发，其烈如火，七情之发，无能解于其怀。此神思之病，非自己乐天知命者，成败利钝置之度外，不可治也。

喜伤心，恐胜喜；恐伤肾，思胜恐；思伤脾，怒胜思；怒伤肝，悲胜怒；悲伤肺，喜胜悲。所谓一脏不平，所胜平之，故五脏更相平也。

百病主于气也，怒则气上而呕血，喜则气缓而狂笑，悲则气消而息微，思则气结而神困，恐则气下而溲便遗。凡此类者，初得病也，积久不解，或乘其所胜，或所不胜者乘之，或所胜者反来侮之，所生者皆病也。故曰，他日有难名之疾也。

凡此五志之病，《内经》有治法，但以五行相胜之理治之。故悲可治怒，以怆恻苦楚之言感之；喜可以治悲，以谑浪亵狎之言娱之；恐可以治喜，以迫蹙死亡之方怖之；怒可以治思，以污辱欺罔之言触之；思可以治恐，以虑彼思此之言夺之。凡此五者，必诡诈谲怪无所不至，然后可动人之耳目，易人之视听，若胸中无材，负性使气，不能体此五法也。

人之怒者，必因其拂逆而心相背，受其污辱而气相犯，及发则气急而上逆矣。其病也为呕血，为飧泄，为煎厥，为薄厥，为湿厥，为胸满胁痛，食则气逆而不下，为喘渴烦心，为消痹，为耳暴闭，筋纵，发于外为癣疽。宜四物平肝汤主之一。

四物平肝汤：川芎、当归各五分，白芍一钱，生地黄三分，甘草一钱，栀子仁（炒）七分，人参五分，香附米（童便煮，焙焦黑，杵碎）七分，青皮五分，栝蒌根五分，阿胶（炒）三分。水一盏，煎八分，食远服。

人之喜者，偶有非常之遇，乍得非常之福，乃发也。喜则志扬气盈，意不在人而缓漫矣。其病也为笑不休，为毛革焦，为阳气不收，甚则为狂。宜用黄连安神丸主之。

黄连安神丸：黄连一两，炙甘草五分，栀子仁（炒）五分。共杵和丸，如弹子大。每服一丸，麦冬汤下。

人之思者，谋望之事未成，探索之理未得，乃思也。思则心存不放，念久难释，而气结不行矣。其病也为不嗜食，口中无味，为嗜卧，为躁扰不得眠，为心下痞，为昏瞀，为白淫，女子不月，为长太息，为健忘。宜加减二陈汤主之。

加减二陈汤：陈皮（去白）、白茯苓各一钱，半夏（制）五分，甘草三分，香附（制）一钱，苍术（米泔浸）七分，贝母，抚芎、青皮各五分。水一盏，生姜三片，煎八分，食远服。

人之悲者，或执亲之丧，而惨切于中，或势位之败，而慨叹于昔，乃悲也。悲则哽咽之声不息，涕泣之出不止，而气消矣。其病也为目昏，为筋挛，为肉痹，为胸中痛，男子为阴缩，为溺血，女子为血崩。宜加味四君子汤主之。

加味四君子汤：人参五分，白术五分，白茯苓五分，炙甘草五分，黄芪（炙）三分，麦冬七分，桔梗三分。水一盏，大枣三枚，煎七分，食后服。

人之恐者，死生之际，躯命所关，得丧之时，荣辱所系，乃恐也。恐则神色俱变，便溺遗失而气下矣。其病也为心跳，为暴下绿水，为面热肤急，为阴痿，为目失明，为舌短，为声喑，为骨酸，破䐃脱肉。宜定志丸主之。

定志丸：熟地黄一两，人参五钱，远志肉、白茯苓各七钱，酸枣仁、桂心、柏子仁（去壳）各三钱。共为末，炼蜜为丸，如梧桐子大。每服三十丸，空心食前温酒下。

人之好动者，多起于意，遂于必，留于固，成于我。意之初，犹可慎也，至于必，则无所忌惮矣。故曰小人悖之凶者，小人而无忌惮也。

《古砚铭》云：笔之寿以日计，墨之寿以月计，砚之寿以世计。岂非静者寿而动者夭乎？《内经》曰：阴精所奉，其人寿；阳精所降，其人夭。抑亦动静之谓欤？

湍水无纵鳞，风林无宁翼，动也。动而不止，非聚福之道也。

地下有山，谦。夫地静也，山在地下，安于所止，而亦同归于静，故曰谦。谦者，盈之反也。山在地下，则为剥，过于盈也。故曰：天道恶盈而好谦，地道亏盈而流谦，鬼神祸盈而福谦。

震，动也。艮，止也。震艮者，动静之反也。震有虩虩之象，慎也；笑言哑哑，不丧匕鬯，慎之效也。艮其背不获其身，行其庭不见其人，动亦静也，所以能无咎也。

慎动者，匪真爱身，所以爱亲。身体发肤，父母全而生之，子全而归之，孝也。鲁子曰：战战兢兢，如临深渊，如履薄冰。慎之至也，见其平日保身之难也。而今而后，吾知免夫。至于殁而后，幸其保之全焉。

慎动主静之用，主静慎动之体。动静不失其常，艮之义也。瞽者，天下之至明也；聋者，天下之至聪也。其心专一，故善视者莫如瞽，善听者莫如聋也。观此，则知养生之道矣。

人之学养生，曰打坐，曰调息，正是主静工夫。但到打坐、调息时，便思要不使其心妄动，妄动则打坐、调息都只是搬弄，如何成得事？孟子曰：夭寿不贰，修身以俟之。这便是长生秘诀。

打坐，正是养生一件事。养生者，养其性情也。打坐者，收敛此心，不使放去也，岂是呆坐！昔达摩面壁九年，目无所视，耳无所闻，口无所语，此心常在腔子，无思无为，不尘不垢，所以得成正果。承光立雪不动，乃见善学达摩处。

古仙教人打坐说：垂其帘，塞其兑。入学打坐时，只说垂帘者，微瞑其目，不可紧闭也；塞其兑者，闭口勿吐气，但令鼻呼吸而已。曾不知垂其帘者，教人勿视也；塞其兑者，教人勿语也。从打坐时做起，做得熟时，虽不打坐，此目常不妄视，此口常不妄语，自然习与性成，此心自不妄动也。今之学长生者，到打坐时，瞑目闭口，放下打坐，依旧妄视妄语，如何收得此心住？更有一等方士，静静打坐做科范，心下却东西南北走去了，只当弃个死尸，兀坐在这里。人一身之间，目之于色，耳之于声，口之于味，心之于思，纷纷扰扰，那得一时休息！到得夜来，恩爱之缠，邪辟之私，又无一念自在。古仙照见世人苦被魔障，所以设法度人，教人打坐，可以长生。此心若是常清常静，虽日夜不眠，也当打坐；若是不能清静，虽打坐亦似不打坐。

吾尝学打坐，内观其心是甚么样子，只见火焰起来，收煞不住。乃学古人投豆之法，以黑白二豆分善恶，不问子后午前，但无事便静坐一时，只是心下不得清静凉快，却又将一件事，或解悟经义，或思索诗文，把这心来拘束，才得少定，毕竟系着于物，不能脱洒。到今十年，稍觉得心下凉快一二分，虽不拘束他，自是收煞得住。

有一方士尝教人以打坐法，坐定以目观脐，似一团规，霎时规中现出景象，如春光明媚，以鼻徐徐吸之，舌腭咽之，下于重楼，直下丹田，如一轮红日出北海，历尾闾，循脊直上泥丸，自然神清气爽。此法子亦是守中，做得熟时，也有受用。但道无存相，存相是妄，无作为是作为，唯据其存想景象出入升降，如梦如幻，不特动其心，反把心来没死了。

学长生者，皆自调息为入道之门。命门者，息之根本也；肺者，息之橐签也；口鼻者，息之门户也；心者，息之主也。有呼吸之息，有流动之息，有止息之息，而皆统于肾焉。动则息出乎肺，静则息入于肾，一动一静，心实主之。智者动静皆调，昧者只调其静，至于动，息则乱矣。故曰今无蹶者趋者，是气也，而反动其心。

《易》曰：天行健，君子以自强不息，夫健者，阳之德也。干为天，纯阳之精，至大至刚，故一日一夜，行三百六十五度二百三十五分强，其可见者，日月之差分。四时之行，万物之生长收藏，如环无端，未尝一息之停。君子体之，自强以致其刚大之气，终日干干，夕惕若，与天同运，一息尚存，此志不宜少懈。诗曰：维天之命，于穆不已。盖曰天之所以为天也，于乎不显文王之德之纯，纯亦不已。纯亦不已者，缉熙敬止。

《易》曰：何思何虑。《书》曰：思作睿。君子非不思也，思无邪，思无斁，故能至于睿，此缉熙敬止之功也。不识不知，顺帝之则，文王之德之纯也。佛家善知识者，预知舍宇，只缘此心不妄动，养得心之本体虚灵不昧，自然明睿，所照无所障碍。

今人静坐，正一件吃紧处，只怕外若静而中未免搅扰者。六祖卢能既参五祖受衣钵，却又去从猎者逐兽，正是吃紧为人处，外若搅扰，其中却静。尝闻南岳昔有住山僧，每夜必秉烛造檀林，众僧打坐者数百人，必拈竹蓖痛棰之，或袖中出饼果置其前，盖有以窥其中之静不静，而为之惩劝也。人能常自动惩劝，则能自静，故曰心为严师。

《素问道经》曰：至真之要，在乎天玄。天玄者，先天太玄之真息，浑沦渊然，何思何为。形即生矣，神发智矣，天玄之息泄矣。人能忘嗜欲，定喜怒，一念不动，如在母腹之时，凝神以养其气，闭气以固其精，使精气自结，名日圣胎，天玄之息，自归其间，故曰还元，至真之要也。

人一呼一吸为一息，一日一夜凡百刻，计一万三千五百息。人身之脉，共八百一十丈，一呼脉行三寸，一吸脉行三寸，一息共行六寸，一日一夜五十周于身。自子初刻，至巳终刻，行阳二十五度；自午初刻，至亥终刻，行阴二十五度。每刻至一百三十五息。此自然流动之息，与天地同运者也。故养生者，顺之则昌，逆之则亡。

息者气也，人物之生，莫不有窍为之出入也。唯口鼻之气，有出有入，人皆知之。若目之气泄于视，耳之气泄于听，前后二阴之气泄于便溺，玄府之气泄于沛空，人则不知也。故俭其视听，节其饮食，避其风寒，此调气之要也。岂特调其呼吸而已哉！

善养生者，必知养气，能养气者，可以长生。故调气者，顺其气也；服其气者，纳其气也；伏其气者，闭其气也。皆曰养气。

今人服气者则不然，乃取童男童女，呵其气而咽之，此甚可叹。殊不知天地之气，从鼻而入，水谷之气，从口而入。和则养人，乖则害人。此等服气之法，乃是一团浊气，其养人乎？其害人乎？可以自喻矣。

养生之诀云：调息要调真息。真息者，胎息也。儿在胎中，无吸无呼，气自转至。养生者，呼吸绵绵，如儿在胎之时，故曰胎息。

人之空窍，元气之门户也。塞其窍则病，闭其窍则死。凡胎生卵生者，初在胎壳中，空窍闭塞，何以不死？曰：缘这团真气伏藏于中，长养形体，空窍未开不泄，及其生也，啼声一发，则真气泄而百窍开矣。

人之真气，伏藏于命门之中，即火也。听命于心，以行君火之令。故主安则呼吸与天同运，不失其常；主危则相火衰息，逆贲而死至矣。故曰：南山猛虎一声雷，撼动乾坤橐籥开。惊起老龙眠不得，轰腾直上九天来。

方士教人行打坐调息工夫，子前进阳火，午后退阴符，卯酉为沐浴，则不行。此不知天地之化，阴阳之理，惑于傍门之教，以伪乱其真也。《入药镜》云：一日内，十二时，意所到，皆可为。何曾分子午卯酉也？《悟真篇》云：莫向天边寻子午，身中自有一阳生。则一念动处，便是活子时，何必夜半后为子时耶？动处便是阳火，意动过后便是阴符。阴阳者，动静之谓。时行则行，进阳火也；时止则止，退阴符也。然所谓进退者，即一时事，祖师不肯说破与人，要人自悟。我今妄猜云：阴阳者，善恶之谓也。一念之善，此阳火发也，即其所发而推广之，谓之阳火；一念之恶，此阴符动也，即其方动而屏运之，谓之退阴符。阳火常进，则所存皆善，日进于高明，便是迁仙道；阴符不退，则所存皆恶，日陷于污下，便是入鬼道。卯酉为沐浴，卯者阳之中也，酉者阴之中也，教人用工无太过，无不及，至于中而止。日中则昃，月盈则亏，古人养生，亦以日月沐浴之谓也。

目者，神之舍也，目宜常瞑，瞑则不昏。发者，血之余也，发宜常栉，栉则不结。齿者，骨之标也，齿宜数叩，叩则不龋。津者，心之液也，津宜常咽，咽则不燥。背者，五脏之附也，背欲常暖，暖则肺脏不伤。胃者，谷之仓廪也，腹欲常摩，摩则谷不盈。头者，清阳之会，行住坐卧，风雨不可犯也，犯则清邪中上窍，而头顶之疾作矣。足者，浊阴之聚，行住坐卧，水湿不可犯也，犯则浊邪中下窍，而腰足之疾作矣。养生者，宜致思焉。

三、法时第三

按《内经》曰：圣人春夏养阳，秋冬养阴，以从其根，故与万物沉浮于生长之门。王太仆注云：春食凉，夏食寒，以养于阳；秋食温，冬食热，以养于阴。

春三月，此谓发陈，天地俱生，万物以荣，夜卧早起，广步于庭，披发缓形，以使志生，生而勿杀，予而勿夺，赏而勿罚。此春气之应，养生之道也。

夏三月，此谓蕃秀，天地气交，万物华实，夜卧早起，无厌于日，使志无怒，使华英成秀，使气得泄，若所爱在外。此夏气之应，养长之道也。

秋三月，此谓容平，天气以急，地气以明，早卧早起，与鸡俱兴，使志安宁，以缓秋刑，收敛神气，使秋气平，无外其志，使肺气清。此秋气之应，养收之道也。

冬三月，此谓闭藏，水冰地坼，无扰于阳，早卧晚起，必待日光，使志闲逸，潜伏隐括，去寒就温，无泄皮肤，使气亟夺。此冬气之应，养藏之道也。

凡天地之气，顺则和，竞则逆，故能致灾咎也。所以古先哲王，立四时调神之法，春则夜卧早起，广步于庭，披发缓形，以顺其发陈之气，逆则伤肝矣。夏则夜卧早起，无厌于日，使气得泄，以顺其蕃秀之气，逆则伤心矣。秋则早起，與鸡俱兴，收敛神气，以顺其容平之气，逆则伤肺矣。冬则早卧晏起，必待日光，无泄皮肤，以顺其闭藏之气，逆则伤肾矣。

阴阳和则气平，偏胜则乖，乖便不知。故春夏养阳也，济之以阴，使阳气不至于偏胜也；秋冬养阴也，济之以阳，使阴气不至于偏胜也。尝观孔子当暑袗絺绤，必表而出之，冬则狐貉之厚以居。公都子曰：冬日则饮汤，夏日则饮水。其法天时可见矣。

《月令》春食麦与羊，夏食菽与鸡，秋食麻与犬，冬食黍与彘者，以四时之食，各有所宜也。又春木旺，以膳膏香助胃；夏火旺，以膳膏腥助肺；秋金旺，以膳膏臊助肝；冬水旺，以膳膏膻助心。此所谓因其不胜而助之也。

自上古圣神，继天立极，裁成辅相，以赞天地之化育，以左右民者，其见于经，在《易》之复，先王以至日闭关，商旅不行，安静以养其阳，使之深潜固密而无所泄也。在《诗》之七月，二之日凿冰冲冲，三之日纳于凌阴，四之日其蚤献羔祭韭，谓藏冰发冰以节阳气之盛，使厉气下降，民不夭折也。在《礼·月令》，冬至则君子斋戒，处必掩身，身欲宁，去声色，禁嗜欲，安形性，事欲静，以待阴阳之所定；在夏至，君子斋戒，处必掩身，毋操扰，止声色，毋或进，薄滋味，毋致和，节其嗜欲，定心气，圣人之尤民如此。故逆天违时者不祥，纵欲败度者有殃。

《礼》仲春月，春雷先发声。先雷三日，奋木铎以令兆民曰：雷先发声，有不戒其容止者，生子不肖，必有凶灾。故孔子迅雷烈风必变，敬天之威也。凡夫妇同寝，如遇迅雷光电，骤风暴雨，日月薄蚀，即当整衣危坐待旦，不可心志蛊惑，败度败礼，不特生子不肖，亦令夭寿。

《礼》春夏教以礼乐，秋冬教以诗书，亦春夏养阳，秋冬养阴之法也。盖春生夏长，乃阳气发泄之时，教以礼乐者，歌咏以养其性情，舞蹈以养其血脉，亦养阳之道也；秋冬收藏，乃阴气收敛之时，教以《诗》、《书》者，优游以求之，涵咏以体之，亦养阴之道也。

《内经》云：冬不按跷，春不鼽衄。夫按摩蹻引，乃方士养生之术。冬月固密之时，尚不可以扰乎阳，使之极泄，则有春鼽衄之疾。况以酒为浆，以妄为常，水冰地坼，醉以入房，暴泄其阳者乎。斯人也，春不病温，夏不病飧泄，秋不病痎疟者，未之有也。

今人春月喜服下药利数行，谓之春宣。盖宣者，布散之义。春月上升之气，或因寒气所折，郁而不发，则宜用升阳之剂，或吐剂，以助其发生之令，故谓之宣。若无寒折之变，则宣剂亦不必服也。岂可下之，以犯养生之禁，以逆上升之气也耶！此春行秋令，肝必受伤，至秋乃发病也。

人到春时，多生疮疥者，此由冬月不能固密皮肤，使汗易泄，寒气侵之，营血凝滞，至春发陈，变生疮疥。宜加减升麻和气饮主之。

加减升麻和气饮：升麻、葛根、赤芍、甘草、当归、川芎、防风、白蒺藜（炒）、荆芥、生地黄、何首乌等份。水盏半，煎八分，温服。干燥加酒红花、栝楼根，脓水不干加黄芪、白芷。

有人但到春来便生疮者，此名风疮。盖肝者风木也，肝藏血，欲为脓血，此有宿毒，故年年发，非新病也。宜服消毒丸，外用灸法，则永不发矣。

消毒丸：乌梢蛇（干者一条，用酒浸去皮骨，焙取末一两，酒留作糊为丸），胡麻（炒）一两，苦参（酒浸）三两，白蒺藜（炒）、牛蒡子（炒）各一两半。共为细末，用浸蛇酒煮面糊为丸，如梧子大。每服五十丸，酒送下。此方治梅疮、癣与癞疮极效。灸风池二穴、曲池二穴，各灸三壮。

春温夏热，秋凉冬寒，此四时之气也。春虽温多风，棉衣不可太薄；秋虽凉而寒将至，衣褐宜早渐加也。

鲁哲云：暮春者，春服既成。《豳风》云：九月授衣。其顺天时，修人事，故宜如此。

八风者，天之号令也。常以八节，太乙移宫之日，必有暴风雨应之，太乙常以冬至之日，居叶蛰之宫，在坎正北，名大刚风；立春日移居天留，在艮东北，名凶风；春分移居仓门，在震正东，名婴儿风；立夏移居阴洛，在巽东南，名弱风；夏至移居天宫，在离正南，名大弱风；立秋移居玄委，在坤西南，名谋风；秋分移居仓果，在兑正西，名刚风；立冬移居新洛，在干西北，名折风。其风雨之应，或先或后。自其所居之方来，为正风，主生长万物；自其所冲之方来，为虚邪，乃能伤人成病也。昼发民多病，夜也民少病。何以然？盖夜民皆卧，故圣人避此虚风之邪，如避矢石，所以邪弗能害也。

四时之气，如春风、夏暑、秋温、冬寒，皆能伤人成病，不但八风也。君子慎之！起居有节，食色不伤，虽有贼风苛毒，不能伤也。

邪之所凑，其气必虚，如木腐而蠹生，堤穴而水入，以身之虚，逢天之虚，又直上弦前，下弦后，月廓之空，重感于邪，谓之三虚。如是病者，微则笃，盛则死矣。

如春应温而反寒，夏应热而反凉，秋应凉而反热，冬应寒而反温，此天地杀气，非正令也。尤宜慎之，以免温疫之病。

凡大寒大热，大风大雾，皆宜避之，不可恃其强健而不畏也。《诗》曰：畏天之威，于时保之。此之谓也。

人皆曰夏月宜食寒，冬月宜食热。殊不知太热则伤胃，太寒则伤脾。夏月伏阴在内，如瓜、桃、冰之类，不可多食，恐秋生疟痢之疾。冬月伏阳在内，如辛燥炙煿之物，不可多食，恐春目痛，秋生热厥。所以古人四时节其饮食，适其寒温，热无灼灼，寒无沧沧也。

修养家常曰火候，火者，纯阳之阳气也，候者，阳气升降之候。曰火候者，谓阳气之升降不可得见，观于七十二候斯可见矣。盖欲于此求之，以一年为一月，朔后阳渐长，至望而极，望后阳渐消，至晦而极。又以一月为一日，子后一阳生，至巳而极，午后一阳消，至亥而极。又以一日为一时，初初刻阳之长也，至初四刻而极，正初刻阳之消也，至正四刻而极。又以一时为一息，呼出阳之长也，吸入阳之消也。故天地之大，自其不变者观之，只一息耳，自其变者而观之，则流散无穷矣。

春月无暴寒冰雪，人有病热者，勿误作伤寒治之。此因冬伤于寒，至春发为温病也。仲景云：太阳病，发热而渴，不恶寒者为温病。可见温病则不恶寒而渴，伤寒则不渴而恶寒也，以此辨之。春温病，宜用易老九味羌活汤。

易老九味羌活汤：羌活、防风、苍术各半钱，川芎、白芷、生地黄、黄芩、甘草各一钱，细辛三分。渴加知母。水煎服。此药不犯禁忌，乃解利之神方也。

夏月有病，似外感而飧泄者，水谷不化，相杂而下，或腹痛，脓血黏稠，此由春伤于风，至夏病泄也。其水谷不化者，宜用良方神术散。

良方神术散：苍术二钱，川芎、藁本各七分半，羌活五分，炙甘草、细辛各三分、姜三片。水盏半，煎八分。要汗加葱白。

如脓血黏稠者，用胃风汤。

胃风汤：人参、白茯苓、川芎、当归、白芍、白术各等份，粟米一撮。水煎。

人于夏后，有病霍乱吐泄，此由内伤生冷得之，与上证不同，宜用六和汤主之。

六和汤：人参、半夏、杏仁（微炒去皮尖）、炙甘草、砂仁各五钱，白茯苓、藿香、木瓜、白扁豆（炒）各三钱，厚朴（姜汁炒）一钱半，香薷二钱，姜三片。水二盏，煎服。

人于夏月，日在烈日之中，奔走劳役得病，此动而得之，谓之中热。宜猪苓汤合益元散服之。

猪苓汤合益元散：香薷一钱，白术、炙甘草各一钱，扁豆（炒）一钱，猪苓、泽泻、白茯苓、厚朴（姜汁炒）各五分。水煎去渣，入益元散二钱调服。益元散：白滑石（水飞过）六两半，粉草一两。共再筛箩匀，听用。

人于夏日，纳凉于高堂广厦之中得病者，此病静而得之，谓之中暑。宜用清暑益气汤主之。

清暑益气汤：升麻、黄芪、苍术各一钱，神曲（炒）、人参、白术，陈皮各五分，黄柏（炒）、炙甘草、麦门冬（去心）、当归身各六分，葛根三分，五味九粒，泽泻五分，青皮二分。水煎服。仲景太阳中暍症，禁汗下温针，无有治方，宜用此方。

孙真人制生脉散，令人夏月服之。东垣云：夏月用生脉散，加黄芪、甘草，令人有力。

生脉散：人参、五味、麦门冬等份，另黄芪、炙甘草。水煎，夏月时时代汤服之。

有人春来夏初头痛，脚软，饮食少，体热者，名曰注夏。属阴虚元气不足病，宜用补中益气汤，去柴胡、升麻，加炒黄柏、白芍。更早服大补阴丸，晏服参苓白术丸，大效。

今人好事者，夏月用绿豆粉，以新薄荷叶蒸制，名玉露霜，时时食之，以解暑毒，不知薄荷乃辛香发散之药，多食令人虚汗不止。

秋月人多病疟者，此因夏伤于暑得之。暑伤元气，致秋为痎疟也。痎者，久也。不可轻截，宜补中益气汤主之。

补中益气汤：黄芪、人参、炙甘草各一钱，白术、当归身、柴胡、升麻、陈皮各五分。加干姜、青皮各五分，水煎服。热多加知母，寒多加桂枝，无汗去白术加苍术。

秋月多痢疾者，此因夏月内伤生冷，至秋阳气不降，乃结涩之物与湿热之气同坠下也。腹痛窘迫者，用加味小承气汤主之。

加味小承气汤：枳实一钱半，厚朴（姜汁炒）一钱半，大黄（酒煨）三钱，木香五分，槟榔米二钱半。水煎服。腹痛当止，止则积去矣。窘迫减，则热除矣。宜用加味白芍药汤和之，以平为期。

加味白芍药汤：白芍一钱，人参、当归、黄连（酒炒）、黄芩（酒炒）、陈皮各五分，木香、槟榔、炙甘草各三分。水煎，食后服。

冬月有病咳嗽者，此因秋伤于湿得之。宜参苏饮。

参苏饮：苏叶五分，葛根、陈皮（去白）、前胡各七分半，人参、半夏（制）、白茯苓各四分，枳壳、桔梗各三分，甘草二分，乌梅（洗去核）一个，生姜三片，枣三枚。水煎，食后服。

大法春宜吐，夏宜发汗，秋冬宜下。此教人治病者，不可犯时禁也。设遇可吐、可汗、可下之症，虽犯时禁，亦为之。所谓发表不远热，攻里不远寒也。若无病之人，春与吐，夏与发汗，秋冬与下，此诛伐无过，所谓大惑也。

春宜吐者，顺其上升之气也。人之胸中，觉有痰积，不得不吐者，宜用二陈汤加升麻、防风、桔梗，水煎成汤，向无风处，先以软布束勒脐腹，然后服药，少顷，以鹅翎探吐之。可以去病，且不坏人元气。

按子产论晋侯之疾，曰：君子有四时之调摄，朝以听政，昼以访问，夕则静坐，夜则安身。于是乎节宣其气，勿使有壅闭湫底，以露其体，兹心不爽，而昏乱百度，今无乃壹之，则生疾矣。

四、却疾第四

吾闻上工治未病，中工治将病，下工治已病。治未病者十痊八九，治将病者十痊二三，治已病者十不救一。

善治者治皮毛，不善治者治骨髓。盖病在皮毛，其邪浅，正气未伤，可攻可刺；病至骨髓，则邪入益深，正气将惫，针药无所施其巧矣。噫！勾萌不折，至用斧柯，涓涓不绝，流为江河，是谁之咎欤？

邵子曰：与其病后才服药，孰若病前能自防。即圣人之所谓不治已病治未病之谓也。夫病已成而后药之，乱已成而后治之，譬犹渴而穿井，乱而铸兵，不亦晚乎？

今人有病，不即求医，隐忍冀瘥，至于病深，犹且自讳，不以告人，诚所谓安其危，利其番也。一旦病亟，然后求医，使医者亦难以施其治。《诗》云：既输尔载，将伯助予。斯之谓乎？

《心印经》云：上药三品，神与气精。夫大虚之谓神，生生之谓气，象形之谓精。今人之有身，由父母之媾精所生也。阳精随气以运动，阴精藏神而固守，内外交养，动静互根，神依气，气依精，精归气，气归神，故能神与形俱，与天地悠久也。此之谓上药。五谷为养，五畜为助，五菜为充，五果为益。精不足者，温之以气；形不足者，补之以味。精食气以荣色，形食味以生力。味归气，气归精，精归神，故亦可以形体不敝，精神不散，益寿而以百数。此之谓中药。水土金石，草木昆虫，气味合而服之，可以攻邪。如辛凉之药，以攻风邪，可使正复。此谓之下药。今人弃上药而不求，饵中药而不知，至于有病，以下药为良剂。舍尔灵龟，观我朵颐，无怪乎斯民之不寿也。

善养生者，当知五失：不知保身，一失也；病不早治，二失也；治不择医，三失也；喜峻药攻，四失也；信巫不信医，五失也。

东坡尝曰：吾平生求医，盖于平时验其工拙。至于有病，必先尽告其所患而后诊视，使医者了然知厥疾之所在，虚实冷热先定于中，则脉之疑似不能惑也。故虽中医，疗疾常愈。盖吾求病愈而已，岂以困医为事哉！诚哉斯言，真警迷之砭剂也。

吾常治病，以色为先，问次之。为问者，问其所好恶也，问其曾服何药也，而与血脉相参。制方之时，明以告人，某药治某病，某药为佐使，庶病者知吾使用之方。彼有疑忌者，又明以告之，有是病必用是药，使之释然，所以偶中者多。惜乎吾见自用自专，日趋于下，无能继其志者，敢曰三世云乎哉！

治病之法，虚则补之，实则泄之。邪气盛则实，正气衰则虚。泻者谓攻其邪也，攻者，汗、吐、下、针、灸五法也。假如外感风寒，不急汗之，何以得解？内伤饮食，不急吐下之，何以得解？唯虚怯之病，贵乎用补，不可攻也。故攻其邪气者，使邪气退而正气不伤，此攻中有补也；补其正气者，使正气复而邪气不入，此补中有攻也。

用药如用兵，师不内御者胜。如知其医之良，即以其病付之，用而不疑也。苟不相信，莫若不用。吾尝见病家自称知医，医欲用药则曰某药何用，无以异于教玉人雕琢玉者。幸而中，则与人曰：是吾自治也。设有不效，则归罪于医矣。功则归己，罪则归人，存心如此，安望其医者之用心，用致其病之痊乎！

《内经》云：恶于针石者，不可与言至巧；惑于鬼神者，不可与言至德。吾见世人有病，专务祈祷，此虽胡貌之俗，自少昊氏以来，民相惑以妖，相扇以怪，迄今久矣。况彼蛮烟障雾之中，多魍魉狐蜮之气，民惑于妖，性不嗜药，故以祷为主也。若五劳六欲之伤，七损八益之病，必有待于药耳。医家有龙木王祝由科，乃移精变气之术，诚可以治中恶之病，传驻之气，疫疠之灾，不可废矣。

昔有人暑月深藏不出，因客至坐于窗下，忽以倦怠力疲，自作补汤服之反剧。医问其由，连进香薷汤，两服而安。

《宝鉴》云：谚云无病服药，如壁瑞安柱，为害甚大。夫天之生物，五味备焉。食之以调五脏，过则生疾。至于五谷为养，五果为助，五畜为益，五菜为充，气味厚合而服之，以补精、血、气，倘用之不时，食之不节，犹或生疾，况药乃攻邪之物，无病岂可服哉！

《圣济经》云：彼修真者，蔽于补养，轻饵金石。补阳之剂，一旦阳剂刚胜，病起则天癸竭而荣涸；阴剂柔胜，病起则真火微而卫散。一味偏胜，则一脏偏伤，安得不病？

孙真人曰：药势有所偏助，则脏气不平。

唐代裴潾谏宪宗曰：药以攻疾，非朝夕常用之物，况金石酷烈有毒，又加炼有火气，非人脏腑所能经也。

唐代张皋谏穆宗曰：神虑淡则血气和，嗜欲多而疹疾作。盖药以攻疾，不可用也。

韩昌黎铭孝子之墓曰：余不知服食说起自何世，杀人不可数计，而世人慕之至此，甚惑也。

洁古云：无疾服药，此无事生事。

张子和云：人之好补者，或咨诸庸医，或问诸游客。庸医以要利相求，故所论者经，轻则草木。草木者，苁蓉、牛膝、巴戟、菟丝之类。游客以好名自高，故所论者重，重则金石。金石者，丹砂、阳起石、硫黄之类。吾不知此以为补者，补何脏乎？以为补心耶，则心得热疮疡之病生矣；以为补肝耶，肝和热则掉眩之病生矣；以为补肺耶，肺得热则病积郁矣；以为补脾耶，脾得热则肿满矣；以为补肾耶，肾为癸水，其经则子火君火也，补肾之火，火得热而益炽，补肾之水，水得热而益涸。百病交起，由无病而补元所得也。

全按：无阳则阴无以长，无阴则阳无以化，阴阳互用，如五色成文而不乱，五味相济而得和也。凡养生祛邪之剂，必热无偏热，寒无偏寒，温无聚温，温多成熟，凉无聚凉，凉多成寒。阴则奇之，阳则偶之，得其中和，此制方之大旨也。

治寒以热，治热以寒，中病则止，勿遇其剂也。

王太仆云：攻寒令热，脉不变而热疾已生；制热令寒，脉如故而寒疾又起。欲求其适中，安可得乎？

《内经》曰：不远热则热至，不远寒则寒至。寒至则坚痞，腹满痛急，下利之病生矣；热至则吐下霍乱，痈疽疮疡，瞀郁注下，困瘛肿胀，呕衄头痛，骨变肉痛，血泄血溢、五淋癃闭之病生矣。

论曰：心肺损而色蔽，肾肝损而形痿，谷不能化而损脾。感此得，皆损之病也，渐溃之深，皆虚劳之疾也。

夫禀中和之气而生身，曰元精、曰元气、曰元神者，本身之真精、真气、真脉也。心之合，脉也。其神不可见，其机见于脉也，故曰神机。夫真精、真气、真脉也，其原皆出于肾，故曰元丹，经所谓水乡铅者是也。精者，五脏之真精也。经云：肾者主受五脏六腑之精而藏之，故五脏盛乃能泻。谓之天癸者，天一所生之水也。两肾之间，谓之命门。《难经》曰：命门者，诸神精之所舍，原气之所系也。原气之出于肾者如此。脉之动也者，肾间之动气所发也。故人之脉以尺为主，如树之根，此真脉之出于肾者如此。夫肾者，生之本，为阴阳之枢纽，荣卫之根底，所以有补无泻也。丹溪滋阴大补丸最佳。

按：滋阴大补丸乃六味补肾地黄丸除去丹皮、泽泻，合六味煨肾散除青盐，加牛膝、五味子、石菖蒲、甘州枸杞四味，共十三味为剂。盖精者，木之液也，其脏属肝，藏于金里。金者，水之母也，其液属肺。金木交媾，变化凝结，而肾纳之，谓之元精，即真水也，又曰婴儿。《悟真篇》云“金公本是东家子，送在西邻寄体生，认得唤来归舍养，配将姹女作亲情”行三焦之中，归于命门，谓之元气，即真火也，又曰姹女。《悟真篇》云“姹女游行自有方，前行虽短后行长，归来却入黄婆舍，嫁个金公作老郎”是也。黄婆者，真土也。坎中有戊，离中有己，故曰“只缘彼此怀真土，遂使金丹有返还”也。神者，精气混合之名也。故人未生之前，精气自神而生；即生这后，神资精气以存。《心印经》云：人各有精，精合其神，神合其气，气合体真。此之谓也。

滋阴大补丸：熟地黄四两，川牛膝（去芦，酒洗过）、山药各一两半，杜仲（姜汁炒去丝）、巴戟天（去心）、山茱萸（去核）、五味子、肉苁蓉（酒洗焙）、白茯苓（去皮）、小茴香（炒）、远志（去心，甘草同煎）各一两，石菖蒲（一寸九节者）、枸杞各五钱。右为细末，用红枣三十六枚，蒸去皮核杵烂，和炼蜜入药末，杵千余下为丸，如梧桐子大。每服五十丸，淡盐汤或温酒空心送下。

此方以五味子补肺，滋其水之化源；山茱萸补肝：山药、红枣补肾脾；石菖蒲补心。又熟地黄、枸杞、肉苁蓉、山茱萸、牛膝、杜仲以补元精固精；山药、红枣、五味子、小茴香以补元气调气；巴戟、远志、石菖蒲、白茯苓以补神安神。其性味清而不寒，温而不热，温凉相济，阴阳适调，滋阴之巧，岂金石所能及也？丹溪云：非深达造化之精微者，未足以议此也。

无极之真，二五之精，妙合而凝，以成男成女者，元气也。五谷为养，五果为助，五畜为益，五菜为充者，谷气也。肾为元气之根，脾胃为谷气之主，故修真之士所谓先天之气、真水真火者，即此元气也。所谓真土为刀圭者，即此谷气也。圭者，戊己二土也；刀者，脾之形象也。澄心静虑，惜精爱气者，所以养此元气也。饮食必节，起居必时者，所以养此谷气也。无元气则化灭，无谷气则神亡，二者当相交养也。古人制参苓白术散，谓补助脾胃，此药最妙，今作丸剂，与前滋阴大补丸相间服之尤佳。

参苓白术丸：人参、白术、白茯苓、山药、白扁豆（去壳，姜汁炒）各一两半，炙甘草、桔梗、薏苡仁、莲肉（去皮心）各一两，陈皮（去白）一两半，砂仁一两。炼蜜为丸，如弹子大，约一钱重。每服二丸，枣汤化下。

此方以白术、甘草平肝，以人参、桔梗补肺，茯苓补心，山药补肾，乃四君子加山药、莲肉、白扁豆、薏苡仁，专补脾胃之虚弱；橘红、砂仁、桔梗以助糟粕去滞壅也。

夫阴阳者，万物之父母也；水火者，阴阳之征兆也；坎离者，阴阳之定位也；心肾者，坎离之配合也。故水居坎位而肾配坎，为阴中之阳；火居离位而心配离，为阳中之阴。以心配离，离中虚，故心虚斯能受物；以肾配坎，坎居实，故肾实则能全角矣。然心虽阳也，其中之阴谓之真阴，乃水之源也；肾虽阴也，其中之阳谓之真阳，乃火之主也。故水为精，精中有神，益精以全神者，谓之水府求玄；火为神，神中有精，存神以固精者，谓之离宫修定。此心肾之所宜交养也。盖心为手少阴君火，肾为足少阴子水。少阴者，体也；水火者，用也。同体异用。古人制方，以滋阴大补丸补肾，天王补心丹补心，药类气味，其揆一也。

按《易》云：先庚三日，后庚三日。庚者，更也。阳尽消而再长，月既魄而复胆。月出庚方，此之谓也。先庚三日，丁也；后庚三日，癸也。丁者，心火也，阳之所生，谓之天根；癸者，肾水也，阴之所生，谓之月窟。一阴一阳，互为其根。故邵子云：天根月窟间往来，三十六宫都是春。此补心补肾之方，互为其用也。

天王补心丹：熟地黄、白茯苓、人参、远志（去心，甘草水煎）、石菖蒲、玄参、柏子仁（去壳，炒）、天冬（去心）、麦冬（去心）、丹参、酸枣仁（去壳，炒）、炙甘草、当归身（酒洗）、杜仲（去皮，姜汁炒，断丝取末）、五味子（炒）各一两。上十五味，共为末，炼蜜杵为丸，如弹子大，每丸重一钱，金铂为衣。每服一丸，枣汤化下，临卧食远服。

此方熟地黄、白茯苓、天冬、玄参、杜仲、五味子，皆补肾之药也。其制方之法，以熟地黄、当归、五味子、杜仲益血固精；以人参、白茯苓、柏子仁、远志、石菖蒲、酸枣仁宁心保神，除惊悸，止怔忡，令人不忘；以天麦门冬、丹参、玄参、甘草清三焦，去烦热，疗咽干。此方可与上二方相间服之，早服滋阴大补丸，昼服参苓白术散，夜服天王补心丹，最炒。此三方延年之要也。

夫五脏各一，肾独有两者，以造化自然之理也。盖太极生两仪，一阴一阳之谓也。草木初生，皆有两瓣，谓之甲拆，左曰阳，右曰阴。故人受形之初，便生两肾。东方曰青龙，南方曰朱雀，西方曰白虎，都是一体，北方曰玄武，乃有二体，乃龟蛇二体也。蛇属阳，龟属阴。子半以前属阴，龟之体也；子半以后属阳，蛇之体也。肾者水脏，上应北方玄武之象，故有两枚也。人之初生，水火自平，阴阳和均，无有差等，至于天癸之动，不知爱惜，始觉一多一少，故有“阳有余，阴不足”之说，而将一肾分为两体也。不知节欲保守残阴，反服补阴益阳之剂，吾恐已伤之阴来能返复，而幸存之阳今又见伤也。阴阳俱伤，元气渐损，人能久存乎？是以所取补肾之方，以滋阴大补丸为主也。

人有误服壮阳辛燥之剂，鼓动真阳之火，煎熬真阴之水，以致相火妄动，阴精渐涸者，其法以滋水为主，以制阳火。盖肾苦燥急，急食辛以润之。滋水者，滋其水之化源，以御其辛燥之邪。燥邪既退，阴水自生，水生不已，则火有所制而不动矣。以补阴丸主之。

补阴丸：黄柏（盐水拌，新瓦上焙制褐色）四两，知母（去皮，酒拌，新瓦上炒）四两，怀庆熟地黄（酒洗，焙）十六两，天冬（去心，新瓦上焙）一两。共为末，炼蜜为丸，梧子大。每服五十丸，空心食前盐汤下。

肾恶燥，用知母之辛以润之；肾欲坚，用黄柏之苦以坚之；虚则以熟地黄补之。盖虚则补其母，肺乃肾母，金体本燥，今用辛燥之药，恐肺益燥，故以天冬而补肺，使之润燥泻火，而滋肾之化源也。

昔中丞孙淮海公，年四十无嗣，尝问予以广嗣之道，且语其故。予告曰：《易》云男女媾精，万物化生。夫男子阳道之坚强，女子月事之时下，应期交接，妙合而凝，未有不成孕者矣。男子阳道不强者，由于肾肝之气不足也。肾者作强之官，肝者罢极之本，肝之罢极，生于肾之作强也。故阴痿而不起不坚者，筋气未至也，肝主筋，肝虚则筋气不足矣；阴起而不坚不振者，骨气未至也，肾主骨，肾虚则骨气不足矣。又有交接之时，其精易泄，流而不射，散而不聚，冷而不热者，此神内乱，心气不足也。凡有此者，宜各随其脏气之不足而补之。在肝则益其肝，如当归、牛膝、续断、巴戟之类；在肾则益其肾，如熟地黄、苁蓉、杜仲之类；在心则益其心，如五味、益智、破故纸之类；用枸杞、菟丝、柏子仁以生其精，使不至于易乏；山茱萸、山药、芡实以固其精，使不至于易泄。修合而服，其药勿杂。其接以时，则兆罴熊之梦，麒麟之子可计日而待矣，命其方曰螽斯丸。

螽斯丸：熟地二两，当归身（酒洗）、牛膝（酒洗）、川续断（酒洗）、巴戟天（去心）、肉苁蓉（酒洗，焙）、杜仲（姜汁炒尽丝）、枸杞、菟丝子（酒蒸）、柏子仁（去壳）、山茱萸肉、芡实肉、山药各一两，补骨脂（炒）、益智仁、五味子各五钱。共为末，炼蜜为丸，梧子大。每服五十丸，空心温酒下。

公问：女子月事，或前或后，无定期者，何以调之？全曰：此神思之病，无以治之。公曰：何故？全曰：宠多而爱不周，念深而幸不至，是以神思乱也。况女子者，以身事人，而其性多傲，以色悦人，而其心多忌，故难调也。公曰：据此意制方，平其气，养其血，开其郁，宜无不可。全曰：谨如教。乃进调经丸，方用香附、川芎、陈皮以开郁顺气，白术补脾，当归养心，以治心脾之病。

调经丸：香附米杵净一斤（以醋浸，春五日，夏三日，秋七日，冬十日，瓦罐煮干，又焙干取末)，川芎、当归、白术、陈皮各五钱。为末，酒煮面糊为丸，梧子大。每服五十丸，空心食前米汤下。

人有阳道常痿者，多致无子，不可不虑也。唯其求嗣之急，易为庸医之惑。或以附子、起石为内补，或以蟾酥、哑芙蓉为外助。吾见阳事未兴，内热已作，玉茎虽举，顽木无用，终身无子而夭殁者有之。深念此辈无辜，而受医药之害。遍访诸方，无逾此者，出以示人，命之名曰壮阳丹。

壮阳丹：熟地四两，巴戟天（去心）二两，补骨脂（炒）二两，淫羊藿二两，阳起石（炒，另研，水飞）一两，桑螵蛸（真者，焙）一两。上为末，炼蜜为丸，如梧子大。每服三十，空心无灰酒下。亦不可持引自恣也，戒之。

按：秋石五补丸亦同紫河车之意，《丹经》云：可惜可惜真可惜，腰间有宝人不识。将钱卖与粉髑髅，却到街头同问秋石。可见秋石者，亦以人补人也。但炼者必以火，虽有滋补功，不能无火性之毒，方士乃设为水炼之法、太阴炼法、水升之法以诳人。人喜其说，甘为所诳而不悟。谓水炼者，譬如海滨煮盐者，用水耶用火耶？可以类推矣。虽有凝底污浊之渣，臭秽之气，其可服乎？设以水澄之，如盐入水，消化不复再聚矣，其有凝聚者，乃假他物在中，如取靛者之用石灰，靛化而灰存。闻彼谓太阴炼者，此日晒夜露之卤垢也，如年久粪缸之上所结人中白者，亦可代秋石乎？彼谓水升者，水曰润下，过颡在山，岂水性哉！虽曰火酒烧成者，乃上升之气化而为液，复下而成酒也，唯朴硝与水银见火则上升成粉也，然则上升之秋石，乃朴硝水银之属乎？方士之诳人者，巧如穿窬，明哲之士，未有不为所惑者也。故谓其能除咸去臭，臭诚可去矣，润下作咸，咸者水之性也，五味在物，各有自然，谓咸可去，此无根之言，而人乃信之何也？吾炼秋石之法，得于异人之传，可代盐食，又无火毒。

秋石方：秋石（咸平，水之精）、补骨脂（苦温，炒，火之精）、五味子（酸温，焙，木之精）、小茴香（辛温，炒，金之精）、巴戟天（甘温，去心，上之精）各等份。为末，山药做糊为丸，如梧子大。每日空心服五十丸，红枣煎汤送下。

炼秋石法：取童男八岁以上，童女七岁以上，至精血未动者之小水，不拘多少，各半。用大缸一口作灶，放阴阳二水在中，文武火煮将干，预置一铁铲安柄似锹形，不停手四边铲动，又用桑白皮二三斤锉碎放在内，以铲铲作一团和匀，却用武火烧令缸红，并桑白皮烧成灰为度，去火待冷定，然后铲起，秤多少重。再取小锅一口，只用砖架以便易取易放，将铲取秋石研筛过秤，每秋石一斤，河水斤半，同入小锅中，用火再煮干，以小铁铲铲动，勿令粘锅，照前烧令锅红，炼二次去火，取起放铁锅中，乘热研细末，安置瓷盆中，又秤水一斤半放里，以物盖定，勿令泄气。候冷别用一瓷盆，放筲箕在上，下铺细布一层，再又绵纸一层，别用竹箅作一团圈，以布漫定，如取鱼之篓，亦铺绵纸一层在内，倾水入里，放箕上，隔一物滤过，其滓弃去，只用澄过清水。又用砖做一定长炉，约三四寸阔，安炭火，勿紧勿慢，却以白瓷盆置其上，一字排定，每盆中放水半杯，少顷凝结如冰，洁白可爱，秋石成矣。此为三炼。无中生有，渣滓之物、臭秽之类尽绝矣。或欲铸锭送人，却以锭模子取之。

按：补髓丹乃葛可久先生治痨瘵后之调养方也，此方滋补之功甚大，无疾之人可以长服，以免血枯气少，髓干精竭之病。一名十珍丸。

十珍丸：豮猪脊髓一条（完者），牯羊脊髓一条（完者），团鱼（九肋）一个，乌雄鸡一只（白毛乌骨者，牧养笼中，以火麻子喂一七，勿令食虫），四味净制，去骨存肉，醇酒一大碗，于砂锅中煮熟擂拦，再入大山药五条，莲肉（去心皮）半斤，京枣（去皮节）一百枚，柿饼（有霜者）十枚，四味修制，用井花水一大瓶，于沙锅煮熟擂拦，与前熟肉和一处，再用慢火熬之。却下鹿角胶四两，真黄腊三两。上二味逐渐下，与前八味和一处，捣成膏子，和平胃散末、四君子末、知母、黄柏末各一两，共十一两，搜和成剂，十分硬，再入炼蜜，放石臼中杵千余下，为丸如梧子大。每服百丸，不拘时枣汤下。

人之梦泄，其候有三：年少气盛，鳏旷矜持，强制情欲，不自知觉而泄精者，如瓶注水，满而自溢也，人或有之，是为无病，不须服药；如邪克于阴，神不守舍，心有所感，不能主宰，或心受热，阳气不收而泄精者，如瓶之侧而水出也，人多有之，其病犹轻，合用平和之剂；至若脏腑积弱，真元久亏，心不摄念，肾不摄精，夜梦魂交而泄者，如瓶中之罅而漏也，人少有之，此病最重，非固涩之剂，恬静之心，必不能治也。或谓梦泄盛于房劳者，盖阴阳交接，二气相应，真精虽泄，真气不走，若在梦中，则精气俱泄矣。又有一等人，念虑邪淫，神气消靡，游魂为变，邪气乘虚，往往与鬼魅交通，是又厄运之不可挽者，法药相助，庶尽人事而已。

治梦遗法，除满而自溢者，其情有所感，心有所慕，宜服前滋阴大补丸并固精丸。更宜清心寡欲，一妄不生可也，否则久亦成虚滑矣。若因酒色纵欲，下元虚损者，必用妙应丸秘精固涩之药，以救其脱，用前药河车丸滋补之药，以滋其阴，清静以安其神，戒惧以防其败，或有能济者矣。否则虚损无补，其何能淑！更有睡法，夜只侧卧，或左或右，伸下足，屈其上足，以挽下足之膝腕中，上手掩脐，下手握固枕其首，复攀起其茎，勿今挨肉，则通宵不泄矣。

固精丸：治心神不安，肾虚自泄精。知母（炒）、黄柏（酒炒）各一两，牡蛎（左顾者，煅）、白龙骨（火煅）、芡实（去壳）、莲蕊（无，薏苡仁代）、白茯苓（去筋膜）、远志（去心）、山茱萸肉各三钱，山药（研作糊）二两。朱砂（水飞过）三分为衣。上山茱萸以上九味，研为细末，水煮山药糊丸，如梧桐子大，朱砂为衣。每服五十丸，枣汤送下。

妙应丸：治遗精白浊，乃固涩去脱之法也。真龙骨、朱砂（水飞）、石菖蒲各二钱半，白茯苓、薏苡仁、石莲肉、砂仁各一钱半，桑螵蛸（焙）、菟丝子（酒浸一宿，焙）各五钱，牡蛎（用破草鞋包火酒煅研）一钱。上为细末，山药糊丸。梧桐子大。每服五十丸，粳米饮下。

金锁秘精丹：治男子嗜欲过度，精气不固，固涩去脱之剂。莲肉（去心）、芡实肉各四两，白龙骨（煅）一两，桑螵蛸（焙）一两。共马细末。又以金樱子（霜后半黄者，去刺，劈两片，去子，水淘净）捣烂入锅中，水煎，不住火，约水耗半，以布滤去渣，再煎如稀饴，和药末杵千余下，为丸，梧桐子大。每服三十丸，空心盐汤送下。更以豮猪腰子二枚，煨熟压之，助其药力。

人之生也，水为命，火为性，土为形。故水火非土则无所载，性命非形则无所附。形者性命之舍，犹果之仁有壳也。何谓土？戊已是也。何谓形？脾胃是也。胃为戊土，以司受纳；脾为已土，以司传化。胃阳主气，脾阴生血，荣卫乎一身者也。故脾胃实，则糟粕变化，津液流通，神安而性静，气盛而命立，别无病矣。脾胃若伤，则水谷入少荣卫气衰，形敝而性命无所依附矣。此东垣脾胃论，诚发千古不传之秘也。

人读东垣书，用补中益气汤，只说内伤是不足之病，不知其有余之为内伤也。盖不足者，脾胃之正气不足也；有余者，水谷之邪气有余也。故诸补中益气方者，皆治其不足之病；诸导滞消积方者，皆治其有余之病也。

人有平日食少者，必无伤食之病，间或有之，只从不足一边论，补中益气内少加曲蘖，以消导之可也。不可妄攻，致成虚损。人之善食者，脾胃素强，自恃其强而倍之，即成伤矣。虽大吐大下，未为不可。

人之伤食者，未可便吐下之，恐伤胃气。如伤之轻者，损谷自愈，不必服药。若觉胸腹痞胀，当时自以指探而吐之可也，或服前加减二陈汤一二剂，或取保和丸服之，以快为度，不可遽下。唯觉腹中满痛，烦躁不安，不可不下。当问其所伤之物，以前取积丸攻而去之，不可隐忍，便成积聚。

保和丸：消宿食，无留滞之积，助脾胃，成变化之功。尤宜小儿。橘红一两，枳实（麸炒）、黄连（姜汁炒）各五钱，白术一两半，木香三钱，山楂肉、神曲（炒）各七钱，麦芽（炒）、莱菔子（炒）各五钱。为细末，汤浸蒸饼为丸，白汤下。

脾胃素强能食之人，宜常服枳术平胃丸，以免伤食之病。

枳术平胃丸：白术、苍术（米泔浸）、陈皮各四两，厚朴（姜汁炒）、枳实（麸炒）、香附（童便浸）各二两，砂仁、炙甘草各一两。为细末，荷叶包粳米煮饭为丸，梧桐子大。每服五十丸，米饮下。

脾胃素弱食少之人，宜常服健脾散，以助中和气，治脾泄尤妙。

健脾散：人参一两，白术、白茯苓、炙甘草各二两，山药、莲肉（去心）、薏苡仁、芡实（去壳）、白扁豆（去壳，炒）各四两。上为细末。每服二钱，枣汤调服。

人有善饮者，当服神仙醒酒方，解酒毒，醒宿酒，饮酒不醉。

神仙醒酒方：葛花五两，赤小豆花三两，家葛根（澄粉）八两，白豆蔻（去壳，取末）七钱。上为细末，用生藕捣汁和丸，如弹子大。每服一丸，嚼烂津咽下。

凡丈夫无子者，有二病焉：一曰禀赋不足，二日色欲太过。所以阳道痿弱，精气衰冷，故无子者，天命之限，亦人事之尽，方无悔也。宜服巴戟丸。

巴戟丸：巴戟天（酒浸，去心）、益智仁、杜仲（盐酒炒尽丝）、菟丝子（酒浸蒸杵）、川续断、白茯苓、山药、远志（去心，甘草水炙）、蛇床子（炒）、牛膝（去芦，酒浸）各一两，山茱萸（去核）、五味子各二钱，肉苁蓉（酒浸）二两。为末，炼蜜为丸，梧桐子大。每服二三十丸，空心温酒下。

凡妇人无子者，有三病：一曰血海虚冷，二曰神思困郁，三曰饮食减少。所以经候不调，朝夕多病，故无子也。宜服乌鸡丸。

乌鸡丸：白毛乌骨鸡一只（重二斤半许，关在笼中以陈老米饭喂养一七，勿令食虫，闭死，去毛肠净，用丹参四两锉细，放鸡肚里，以瓦罐一个，装鸡在内，再入醇酒浸煮，约高一二寸许，慢火煮熟，取出和骨捣烂，捏作薄饼，蘸余汁焙至干，研为末），香附米净一斤（分四主，一主米泔水浸，一主童便浸，一主醋浸，一主酒浸。春秋二日，夏一日，冬四日，捣碎，焙干），熟地黄四两，当归（酒洗）、白芍药、鳖甲（九肋，醋炙）各三两，川芎三两半，人参三两，牛膝（去芦，酒洗）、白术、知母各二两，丹皮、贝母、柴胡各二两，地骨皮、干姜（炒）、玄胡、黄柏（炒）各一两，秦艽一两半，白茯苓、黄芪（炙）各二两，生地黄（酒洗）三两。为末，并鸡末和匀，酒浸各半煮面糊丸，如梧子大。每服五十丸，温酒米饮任下。忌煎炒，辛辣之物及苋菜。

男女之无子者，非情不洽则神不交也。何谓情不洽？或男情已动而女情未洽，则玉体方交，琼浆先吐，阳精先至阴不上从乎阳，谓之孤阳；或女情动而男情乐洽，则桃浪虽翻，玉露未滴，阴血虽至而阳不下从乎阴，谓之孤阴。两者不和，若春无秋，若冬无夏，故不成胎也。若此者，服药何益！

腰者肾之府，人身之大关节也。行则伛偻，肾将惫矣。故腰痛之病，多属肾虚。曰风曰湿，因虚感之。人年四十以后，肾气始衰，宜常服煨肾散、青娥丸二方，庶免腰痛之疾。或以腰卒痛者，煨肾散服之立止。

煨肾散：诗，杜仲苁蓉巴戟天，茴香故纸及青盐，猪羊腰子烧来服，八十公公似少年。杜仲（盐水炒去丝）、肉苁蓉（酒洗）、巴戟天（去心）、小茴香（炒）、补骨脂（酒淘净，炒）、青盐各等份。上为末和匀，用獖猪腰子，竹刀壁开，内划成纵横路，入药一钱，湿纸包裹，火中煨熟食之。温酒咽下，每日食一枚。牯羊腰子亦可。

青娥丸：昔赵进士从黄州太守得此方，久服大有神效。遂作诗以纪其功术：十年辛苦走边隅，造化工夫信不虚。夺得风光归掌内，倾域不笑白髭须。补骨脂（水淘净，待干，用黑芝麻同炒，去麻）十两，杜仲（去皮，锉细，以生姜自然汁炒尽丝，取末）五钱。二味各等份，为细末，用胡桃肉五十个，以糯米粥相伴，臼内捣如泥，布滤去滓，只用此糊为丸，梧子大。每服三十丸，空心盐汤下。

人年四十肾始衰，阴气自半。肾之荣，发也。故发始斑者，宜服何首乌丸。

何首乌丸：填精补髓，发永不白。何首乌（新取赤白二种，各半，用米泔水浸一夜，竹刀刮净，忌铁），牛膝（去芦）半斤，黑豆（酒浸）三升。用柳木甑一个，做平底篓，放高些，勿近水。铺黑豆一升在底，即铺何首乌片六两，作一层，又铺牛膝二两七钱，作一层。又如前铺黑豆、何首乌、牛膝，以物盖定，慢火熬至豆烂为度，取出，去豆。以竹刀锉碎，曝干用石碾、石臼取末，勿犯钢铁。何首乌末一斤，牛膝末半斤，熟地（酒蒸，忌铁，焙干，取末）半斤。三味和匀，炼蜜放木臼内杵千余下，为丸，梧子大。每服五十丸，用先蒸过黑豆，晒干收贮，每用七粒，煎酒吞药。忌羊血、萝卜、生葱并藕。

人年五十肝叶焦，胆汁减，目始不明。夫目者精明之府，肝之窍也。水者木之母也，肾为水脏，其液藏于肝胆，上注于目。自四十肾衰精少液干，故五十肝叶焦，胆汁减者，皆肾气不足所致也。虚则补其母，宜用育神夜光丸。

育神夜光丸：熟地黄（酒洗，蒸，焙干）、生地（酒洗，焙，取末）各二两，当归（酒洗）、牛膝（去芦，酒洗）、远志（去心，甘草水煮）、地骨皮（净）、枸杞（酒洗）、甘菊花、五味子各一两，枳壳（麸炒）、菟丝子（酒洗，淘去灰土，再以酒浸一液，蒸捣为饼，晒干）。为末，炼蜜为丸，梧子大。每服五十丸，空心，盐汤下，食后酒下，临睡茶汤下。

夫齿者骨之余，肾之标也。故肾气盛则发长齿坚，肾衰则齿去发落。古人用搽牙散，如西岳华山方可用，切不可以苦参揩牙。昔有人用之病腰痛者，以肾受伤也。吾有一方，白牙固齿，去风除龋，屡用甚效。

熟地二两，香附二两，石膏（煅）一两，嫩槐枝四十九寸长（新缸瓦炒成灰存性，取起择去梗），旱莲草二两，升麻（炒）一两，细辛五钱，白芷五钱，羊胫骨（烧灰）五钱，青皮（炒）五钱。为末，用黑铅作盒盛之。

人年六十，常苦大便艰涩秘结，此气不调，血不润也。盖肾开窍于二阴，肾虚则津液不足，津液不足则大便干涩不通，切不可用攻下之剂，愈攻愈秘，转下转虚，虽取一时之快，适贻终身之害。古人用苏麻粥以养老，丹溪以三子养亲汤事其母，皆美法也。吾制地黄四仁丸，治老人便秘之病。

地黄四仁丸：火麻仁（净肉，另研）二两，郁李仁（去壳，另研）—两，桃仁（去皮尖）四十九粒，杏仁（制）数同，熟地黄（酒洗，蒸焙，另研）二两。上五味，各研极烂不筛，放舌上无渣方好，炼蜜为丸，梧子大。每服五十丸，枣汤送下。

此方以地黄补肾生津液；麻仁、桃仁治血秘，又润血中之燥；郁李仁、杏仁治气秘，润气中之燥。和之以蜜，亦以润燥也。

苏麻粥：真苏子（炒）五钱，火麻仁（炒）一两。研烂，以熟绢袋盛之，用水二盏，于绢袋子中煮之，三沸取出，挂当风处令干，下次再煮。每药一袋，可煮三次，却以本水入粳米煮糜粥食，自然大便润快，以麻仁润血、苏子行气也。

三子养亲汤：苏子（炒）、萝卜子（炒）、白芥子（炒）。各研为末，三处收。临时以一味为君，二味为臣。君者五两，臣者二两半。每药一钱，滚白水点服。如气盛，以苏子为君；痰盛，以芥子为君；食积，以萝卜子为君。

人中年以后，多脾泄之病，前健脾散乃圣药也，切不可用劫涩之剂。

按永寿丸方者，大梁郭之卿为尚书时常服之，年逾八十，精力倍加。此方大补元阳，益脾胃，调顺气血，添补精髓。人年四十以后，宜常服之。

永寿丸：莲肉（去心，先用酒浸一日，后装入雄猪肚内，缝紧，却将浸莲肉酒添水煮熟，取出晒干，肚子不用）一斤，苍术（刮净，分作四分，用酒，盐水，米泔水，醋分浸，按时定日）一斤，白茯苓四两，熟地黄四两，枸杞、川楝肉（炮，取肉）、山药、柏子仁（炒，另研）、补骨脂（用油麻同炒香，去麻）各二两，青盐（炒）五钱，沉香、木香各一两，五味子、小茴香（炒）各二两。十四味为末，酒和，杵匀为丸，如梧子大。每服五十丸，加至七十丸，空心温酒下，盐汤送下。此方比草灵丹尤胜。

人之病者，有十病九痰之说。然则痰之为物也，乃肾之真水，五脏之真精，肠胃之精液，人之有痰，犹鱼之有涎，木之有液，苟无是痰，则死矣。唯人气失其平则气逆，气逆则津液不行，不行则荣卫不通，不通则水谷之气不能传化，并其糟粕之滓，凝聚而成痰矣。痰者，水谷之养所变也。古人治痰，以通气为主，意可见矣。肥人之痰从湿，瘦人之痰从火，不可不知。

肥人痰者，奉养太厚，躯脂塞壅，故营卫之行少缓，水谷之化不齐，所以多痰。故治肥人者，补脾益气为主，宜用益气化痰丸。

益气化痰丸：胆南星（去皮脐）二两，半夏（汤泡七次）二两。为细末，用姜汁捏作饼，勿太软，用楮叶包裹如盦酱样，待生黄衣，取出晒干。此须在三伏天作之，半夏曲亦如此作。另入人参五钱，白术、白茯苓、陈皮各一两半，苍术（米泔浸）、香附（童便浸）、枳实（麸炒）各一两，苏子（炒，另研）、白芥子（炒，另研）、炙甘草各五钱，神曲（炒）一两，桔梗（炒）一两。为末，用姜汁浸蒸饼为丸，梧子大。每服五十丸，白汤送下。

瘦人之痰，房劳太过，暴怒无常，冲任之火妄动，水谷之气不化，所以生痰。治瘦人者，以补肾降火为主，宜用滋阴降火丸。

滋阴降火丸：熟地（姜汁拌，焙）、天冬（去心）、白茯苓、知母、黄柏（炒褐色）各十两，贝母、陈皮（去白，盐水炒）、苏子（炒，另研）、瓜蒌霜各五钱。为末，炼蜜为丸，梧子大。每服五十丸，空心淡姜汤下。

人之病痨者，动曰火症，此虚损之病，要分五脏治之，不可误也。

患者憎寒壮热，自汗面白，目干口苦，精神不守，恐畏不能独卧，其病在肝、宜服柴胡四物汤、金匮肾气丸治之。

柴胡四物汤：即小柴胡、四物汤二方合也。人参五分，黄芩一钱，半夏（炮）三分，柴胡一钱，炙甘草五分，当归身七分，川芎五分，白芍五分，生地黄（酒洗）一钱，生姜三片。水煎。

金匮肾气丸：金匮肾气丸即六味地黄丸，（一说金匮肾气丸乃八味地黄丸）乃补肝之母也。山药四两，山茱萸肉四两，泽泻、丹皮（去皮）、白茯苓各三两，熟地黄八两。为末，炼蜜丸。每服五十丸，空心酒下。

患者寒热，面黑鼻烂，忽忽喜怒，大便苦难，或腹清泻，口疮，其病在心。宜服加减八珍汤、天王补心丹。

八珍汤：人参、白茯苓、炙甘草、当归身、生地黄、白芍、麦冬各五分，五味九粒，酸枣仁（炒）、泽泻、黄连各三分。水一盏半，灯芯十二根，水煎八分，食后服。天王补心丹方见前。

患者憎寒发热，面青唇黄，舌本强，不能言，饮食无味，体重肌痛，口吐涎沫，其病在脾。宜服补中益气汤、参苓白术丸。

补中益气汤：升麻五分，黄芪（炙）、炙甘草各五分，人参一钱，白术五分，当归身五分，柴胡五分，陈皮五分。水盏半，煎八分，食远服。

脾胃益虚，肺气先绝，用黄芪以益皮毛而开腠理；身冷自汗，上喘气短，损其元气，用人参补之；心火乘脾，用炙甘草以泻火热而补胃之元气，若脾胃急痛，腹中急缩者，宜多用之。此三味，乃除湿热、烦热之圣药也。白术甘温而苦，除胃热。利腰间血；升麻苦平味薄，能升胃中清气，又引黄芪、甘草甘温之气上升，能补卫气之散解而实其表；用当归以和血脉；用陈皮以理胃气，又助阳气上升，以散滞气而助甘辛之药力。如咽干加干葛；心刺痛倍加当归；精神短少倍加人参，外加五味子；头痛加蔓荆子，痛甚加川芎；咳嗽易加五味子、麦冬，秋加连节麻黄，春加佛耳草、款冬花，久嗽者去人参；食不下者，或胸中有寒，或气滞，加青皮、木香、陈皮，寒月加益智仁、草豆蔻，夏月加芩、连，秋加槟榔、砂仁；心下痞加芍药、黄连；腹胀加枳实、木香、砂仁、厚朴，天寒加生姜、肉桂，夏加黄芩、干葛、白芍，冬加益智仁、草豆蔻、半夏；胁痛或缩急，加柴胡、甘草；膝下痛加熟地黄，不已是寒，加肉桂；大便秘结加当归，外加大黄；脚弱或痛加黄柏，不已加防风；气浮心乱，以朱砂安神丸镇之。

上此方加减之法，乃饮食劳倦、喜怒不节之症。若症属热中者，宜用此方；若症属寒中者，则此方中黄芪、人参、甘草、白芍、五味能益其病，不宜用此方。

参苓白术丸：方见前。

患者憎寒发热，面鼻干，口燥毛折，咳嗽喘急，时吐白沫，或有红血线，其病在肺。宜服加味紫菀散、大阿胶丸。

加味紫菀散：即海藏治虚劳咳嗽，痰中有血方加味。天冬、麦冬、人参各三分，紫菀二分，知母七分，贝母五分，桔梗三分，甘草三分，五味九分，白茯苓五分，阿胶（炒成珠）五分，天冬（去心）、麦冬（去心）各八分。水一盏，煎八分，临睡服。

大阿胶丸：凡嗽血俱用。真阿胶（蛤粉炒成珠）、生地黄、天冬（去心）、白茯苓、五味子（肥者）、山药各一两，贝母、知母、款冬花、桔梗、桑白皮（蜜制）、杏仁（炒，去皮），人参、甘草各二钱半。为末，炼蜜为丸，弹子大。每服一丸，薄荷汤下。

患者憎寒面黄，耳聋焦枯，骺骨酸痛，小便白浊淋浊，其病在肾。宜服加味四物汤。

加味四物汤：此补肾虚之药也。熟地黄二钱二分，川芎五分，当归身八分，白芍一钱，知母八分，黄柏（炒褐色）八分，天冬（去心）一钱，五味子十二粒，柏子仁五分。水二盏，煎一盏，空腹服下。

又宜服紫河车丸。

紫河车丸：方见前。

此上三条，乃治虚劳之法也。

人有常病实热者，热久不退，元气受伤，所谓壮火食气也。宜生熟三补丸主之。

生熟三补丸：此方泻壮火，以去元气之贼；除客热，以滋肾水之源。水升火降，成既济之功；天清地宁，致交会之用。岂小补云乎哉！黄芩、黄连、黄柏（用半生半熟）、甘草（半生半炙）各一两。为末，炼蜜为丸，梧子大。每服五十丸，淡姜汤下。

人有脾虚生痰者，宜枳实化痰丸主之。

枳实化痰丸：白术二两，枳实（麸炒）二两，陈皮（去白留红）各七钱半，神曲（炒）一两，半夏曲一两，香附（童便浸）一两，苍术（米泔浸）一两半。为末，荷叶包米煮饭为丸，梧子大。每服五十丸，淡姜汤下。

此方健脾胃成传化之功，进饮食无留滞之积，开郁而气自顺，化痰而饮不蓄，药品虽微，其功最大。

《内经》曰：大毒治病，十去其三；小毒治病，十去其五；无毒治病，十去其七。制为定数者，恐伤正气也。又曰谷肉菜果，以食养尽之者，谓以谷肉菜果，去其未尽之邪也，可见了谷肉菜果皆药也。

凡肝病者宜食酸，麻子、犬肉、韭皆酸，所谓酸泻之也；心病者宜食苦，小麦、羊肉、杏、薤皆苦，所谓以苦泻之也；脾病者宜食甘，粳米、牛肉、葵皆甘，所谓以甘泻之也；肺病者宜食辛，黄黍、鸡肉、桃、葱皆辛，所谓辛泻之也；肾病者宜食咸，大豆、猪肉、粟、藿皆咸，所谓以咸泻之也。

今人无事多喜服酒药者，谓其去风湿也。盖人身之中，阳主动，阳常有余，阴常不足。酒者辛燥之物，助阳耗阳者也；加之辛燥之药，不已甚乎？辛则发散，燥则悍熟，春夏饮之，则犯远温远热之禁，秋冬饮之，则失养收养藏之道。果有风湿之疾，饮之可也；无风无湿，饮此辛散燥热之剂，则腠理开，血气乱，阳不能固，阴不能密，风湿之气因而乘之，所谓启关纳寇也。吾平生不妄人以古方，必有是病，可用酒助其药力者，则与以对症之药，而乌附草药不敢用也。若夫常饮之酒，则有仙家诸品，可以调气，可以怡神，岂特却疾而已哉！

地黄酒法：每糯米一斗，用生地黄三斤同蒸，以白面拌之，候熟任意用之。

盖地黄味甘苦寒无毒，大补五脏内伤不足，通血脉，填骨髓，益气力，利耳目。古诗云：庆头一瓮地黄酒。

薯蓣酒：用山药生者佳，如无生者，取干山药，蒸熟，去皮，一斤。酥油三两，如无，以牛膝代之。同研丸，如鸡子大。每服一粒，用酒半斤烫热，以丸入酒中化开饮之。

盖山药味甘，性温无毒，补虚病，充五脏，强阴，久服耳目聪明，轻身不饥。书云：薯蓣凉而能补，大有益于补养。

何首乌酒：新取用竹刀刮净。薄切，米泔浸一夜，取出晒干，木石臼杵为末，瓷器盛之，每日空心称一钱，酒调服。

盖何首乌味甘温，长筋骨，益精髓，壮气力，黑须发，久服令人有力，遇偶日服之为良。忌羊血。赞曰：神物着助，道在仙书。雌雄相交，昼夜合之。服之去壳，日居月诸。返老还少，保安病躯。

天门冬酒：新取天门冬一二十斤，去皮心，阴干，捣罗为末。每服三钱，酒调下。

盖天门冬苦甘寒，强骨髓，养肌肤，镇心补肾，润五脏，益气力，杀三虫，去伏尸，久服延年，令人多子。此药在东岳名淫羊藿，在中岳名天门冬，在西岳名藿香、藿松，在北岳名无不愈，在南岳名百部，在京洛山阜名颠棘，处处有之。其名虽异，其实一也。忌鲤鱼。

春寿酒方：常服益阴精而能延寿，强阳道而得多男，黑须发而不老，安神志以常清。盖取为此春酒，以介眉寿之义，而立名也。天门冬（去心）、麦门冬（去心）、熟地黄、生地、山药、莲肉（去心）、红枣（去皮核）各等份。每一两，煮酒五碗，旋煮旋饮。其渣于石臼中杵极烂为丸，梧子大。每服五十丸，酒下。此方大有补益。

治诸风痰紫背浮萍酒方：歌曰，天生灵草无根干，不在山边不在岸。始因柳絮逐东风，点点飘来浮水面。神仙一味去沉疴，要采之时七月半。管甚瘫风与痪风，些小微风都不算。豆淋酒内服一丸，铁幞头上也出汗。其萍以紫背为上，采回摊于竹筛中，下着水盆，曝之乃干。研末，炼蜜为丸，如弹子大。每服一丸，用黑石煮酒化下，治左瘫右痪，三十六种风，偏正头风，手足不举，口眼歪斜。癫疾癞风，服过百粒，即为全人。

比天助阳补精膏：歌曰，灵龟衰弱最难痊，好把玄经仔细看。补髓填精身体健，残躯栽接返童颜。此方添精补髓，善助元阳，润皮肤，壮筋骨，理腰痛，下元虚冷，五痨七伤，半身不遂，脚膝酸弱。男子阳事不举，阴精易泄，贴之可以兴阳固精，行步康健，气力如添；治女子下元虚冷，经水不调，崩中带下无子者，贴之可以暖子宫，和血气。其功不可尽述，唯在至诚修炼，药力全备，火候温养，以二七为期，其功成矣。真麻油一斤四两，用净锅一口，以砖架定三足，安置白炭三十斤，慢火煎炼，不可太急，恐损其药。槐、柳、桃、榴、椿、杏、杨各二枝。第一下甘草（去皮）二两，煎至不鸣。第二下天冬（去心）、生地黄（酒洗）、熟地黄（酒洗）、远志（去心）、麦门冬（去心）、肉苁蓉（酒洗，焙干）、蛇床子、牛膝（去芦，酒洗）、鹿茸（酥制）、续断、虎胫骨（酥炙）、木鳖（去壳）、紫稍花（去草）、谷精草、大附子（去皮）、杏仁（去皮尖）、肉桂、菟丝子（酒淘净，捣烂焙干）、肉蔻（面包煨）、川楝子（去核），上二十味各钱半，锉碎煎制成炭，取起，以布滤去渣要净，再上砖架定，取嫩桑条如拇指大约长一尺六寸者一根搅油。第三下黄丹（水飞，炒干）半斤，黄腊（鲜明者）五两，烧油令滚，以茶匙抄丹细细入油，桑枝不住手搅，滴水成珠不散为度，又取起，摊候温，又上架。第四下雄黄（透明者）、白龙骨、倭硫黄、赤石脂各一钱，研细末，勿令油大沸，只大温，微火煎，不住手搅，又摊起，候温上架。

第五下乳香、没药、丁香、沉香、木香各一钱，为细末，入膏内，不住手搅微火温养。第六下麝香（当门子）、蟾酥（乳汁制）、阳起石（煅）、蛤芙蓉各一钱，为细末，入膏内，不住手搅，微火养炼，务要软硬得宜，贴不移动，揭之无迹为度。取起收瓷罐中，密封口，埋土中三日夜去火毒。每用膏五钱，摊在厚红素缎绢上，贴脐下关元穴及背后肾俞二穴。每一个可贴六十日方换，其效如神，但不可恃此固纵，以伤真元也。

五、养生总论

养生之道，只要不思声色，不思胜负，不思得失，不思荣辱，心无烦恼，形无劳倦，而兼之以导引，助之以服饵，未有不长生者也。服饵之物，谷肉菜果为上，草木次之，金石为下。盖金石功速而易生疾，不可轻饵，恐毒发难制也。近观服杏仁者，至二三年，或泄，或脐中出物，皆不可治。服楮实者，辄成骨痿。服钟乳、阳起石、硫黄、丹砂、雄黄、附子、乌头之属，多为虚阳发热作疾。服女子初经作红铅者亦然。悉宜屏之，勿轻信也。

方士惑人，自古有之，如秦始皇遣人入海，求不死之药；汉武帝刻意求仙，至以爱女妻之，此可谓颠倒之极，末年乃悔悟曰：天下岂有仙人，唯节食服药，差可少病而已。此论甚确。刘潜夫诗云：但闻方士腾空去，不见童男入海回。

无药能令炎帝在，有人曾笑老聃来。

《南史》范云初为陈武帝属官，武帝九锡之命在旦夕，勿感寒疾，恐不获愈预庆事。召徐文伯诊视，以实恳之曰：可得便愈乎？文伯曰：若便差甚易，恐二年不复起耳。云曰：朝闻道，夕死可矣，况二年乎！文伯以火烧地，布桃菜置云其上，顷刻汗解，裹以温松，易日疾瘳，云喜甚。文伯曰：不足喜也。越二年，果卒。观此，可为求速效者之戒。

病有坚痞风气结在皮肤肉腠者，可用针，分寸如法。在胸腹腰脊，近脏腑肠胃者，非是上医，勿便用针。

按《素经》、《难经》凡治脏腑之病，取手足井、荥、俞、经、合，以行补泻之法。故八法针天星十二穴者，上取下取，左取右取，合担则担，合截则截，吾有秘传，皆不离手足，了尽一身之疾。凡有疾者，头顶胸腹腰脊肋胁戒勿用针。

凡头面胸腹脊膂诸穴。有宜灸者，不过三壮，不可多灸。有人灸丹田穴，动则五六十壮，谓之随年壮。人问其故。答曰：若要身体安，丹田、三里常不干。噫！此齐东野人语也。人能谨其嗜欲，节其饮食，避风寒，虽不灸丹田、三里，身自无病而常安也。否则正气一虚，邪气自攻，以灸补虚，是以油发火也，无益而反害之。

凡用针灸后，常宜慎欲，至疾愈方可，不然则无效矣。

延年益寿不老丹：生地黄（酒浸一夜，晒干）三两，熟地黄（洗净，晒干）三两，地骨皮（酒洗净，晒干）五两，人参三两，天冬（酒浸三时，去心，晒干）三两，麦冬（制同）三两，白茯苓（去粗皮切片，酒浸，晒干）五两，何首乌（鲜者，用竹刀刮去皮，切片，酒浸，晒干；干者，用泔水浸软，刮去皮，切片用）半斤，黑豆三合。砂锅内先下乌羊肉一斤，量着水于上，加竹篦，放此药，覆盖蒸一二时辰，取出晒干，共为细末，炼蜜为丸，梧子大。每服三五十丸，酒送下。清晨服之。此药千益百补，或十日或一月，自知为另等人也。常服功效难言。得此药者，不可以药易而轻传也。此方崇德县知县所送，服之果觉有效。

鹿角霜丸：黄柏（去粗皮，人乳拌匀，晒干，如此三次，炒褐色用之，或六两或四两，随时加减）八两，鹿角霜八两，天门冬（去皮心）二两，麦门冬（去皮心）二两，人参一两或二两，生地黄（置水中，去浮者，酒浸一夜）二两，熟地黄（酒浸一夜，晒干）二两。为末，炼蜜为丸，梧子大。每服七十丸，加至百丸，淡盐汤送下，或酒尤佳。煮鹿角霜法：鹿角用本年解及新锯，血气不干枯者，截寸半，置长流水中浸七昼夜，涤去腥秽。每角一斤，加桑白皮二两，黄蜡二两，楮实子一两，放银器内，或盐泥固济的好坛，炭灰煮七昼夜，水耗以熟水添之，旋耗旋添，角软如熟样，取出晒干听用。将煮角汁去药渣并蜡皮，火熬膏收贮。每用三钱，酒化融服，其功更胜。若是麋角尤佳，煮制之法相同。

何首乌丸：八月采赤白半，极大者佳，以竹刀刮去皮，切碎，用米泔水浸一夜，漉出晒干，以壮妇生男乳汁拌晒三度，候干，用木臼舂为末，罗细，以北红枣（密云县出者佳）于砂锅内煮去皮核，取肉和药末，千杵为丸，焙燥，以瓷器盛之。初服二十丸，每十日加十丸，至百丸止，空心盐汤下，忌铁与诸血、萝卜。此长生真人保命服食。

治五劳七伤，虚损无力，四肢困倦，脚手顽麻，气血耗散，面黄肌瘦，阳事不升，虚晕恶心，饮食减少。此药能治诸虚，添精补髓，滋润皮肤，充神壮气，身体轻健光泽，开胃进食，返老还童，发白再黑，齿落再生，大有神效。茯苓四两，天冬四两，山药四两，熟地黄四两，枸杞四两，何首乌四两，干姜二两，大茴香（炒一两），炒青盐少许，鹿角霜四两，莲肉（去皮）半斤，破故纸（净香油炒）四两，没石子一两，麦冬四两，大核桃肉半斤。为末，空心白汤调匀二三匙，日进二服。不拘在家在外，少者一服，老者二服，功不尽述。

松梅丸：肥肠健髓之验。松脂（炼熟者）一斤。怀庆地黄（酒蒸）十两，乌梅肉六两。如后法制，炼蜜为丸，梧子大。每服五十丸，空心米饮盐汤下。此方得之南京吏部尚书大人者，自云西域异人所授，后服之果能加饮食，致身肥健，小便清，大便润，精神不倦。愚考诸《本草》云：松脂味苦甘温无毒，安五脏，除胃中伏火，咽干消渴，久服轻身不老，聪耳明目，固齿润肺，辟邪气，去历节风，疠风酸痛不可忍，仙家多炼服，日无倦怠，老年发白返黑。若同茯苓末炼蜜服，可以辟谷。炼法：用明净松脂十余斤，先以长流水入砂锅内，桑柴火煮拔三次，再淋桑灰汁，仍煮七八次扯拔，又用好酒煮二次，完则以长流水煮过一次，扯拔色白，味不苦涩为度。阴干，入石臼内杵捣取净末，依方配合再捣，一日九次，须要日干乃佳。又查熟地黄味甘苦无毒，填骨髓五脏不足，及男女劳伤，通血脉，益气力，利耳目。一名曰地髓。久服轻身不老，黑发增寿。服此药忌三白，禁银铁器。取沉水者佳，晒干秤用，以清油洗净，木甑沙锅蒸半日，入臼舂用。乌梅肉味酸平无毒，能下气除热，安心神，疗肢体痛，生津液，及好睡口干，利筋脉，去痹消痰，治骨蒸，虚劳羸瘦，解烦毒，久服令人思睡不睡。故东垣有言：凡酸味最补元气，谓其有收之义耳。取润大者三五斤，以温酒浴洗，甑内蒸熟，去核取肉，捣和前二味成丸。

鹿角霜丸：鹿角（锯成寸段，长流水浸七日，入砂锅内，用桑柴火煮七日夜取出，外去粗皮，内去血瓤，研细末，净）一斤，知母（去皮，盐酒炒黄色，为末，净）半斤，生地黄（酒浸一夜，晒干，为末）四两，熟地黄（酒浸一夜，晒干，为末，净）四两，天冬（酒浸去心，晒干，为末）四两，麦冬（酒浸，去心，晒干，为末）四两，当归（全用酒洗，为末）二两，何首乌（去皮，用人乳拌匀，九蒸九晒，为末，不犯铁器）二两，黄柏（去皮，切为咀片，酒炒老黄色，为末，净）半斤，白茯苓（去皮，为末，用水淘净，去筋膜）二两，麋角（制法同前，净末）一斤。共为一处拌匀，炼蜜为丸，梧子大。每服五十丸，空心温酒送下，或盐汤送下亦好。

乌发固本丸：何首乌（米泔水浸三宿，竹刀刮去皮，切片，方加黑豆五升，同首乌滚水泡一时，蒸熟去豆）半斤，生地黄（酒浸）二两，黄精（用黑豆二升同煮熟，去豆，忌铁器）四两，熟地黄（酒浸）二两，天冬（去心）二两，麦冬（去心）二两，白茯苓二两，赤茯苓（去心）二两，片术二两，人参二两，五加皮二两，巨胜子二两，柏子仁二两，松子仁二两，核桃仁二两，枸杞二两。为细末，炼蜜为丸，梧子大。每服七八十丸，空心温酒盐汤下。

却老乌须健阳丹：何首乌（米泔水浸三夜，竹刀刮去皮，打碎如棋子大）赤白各一斤，牛膝（同前何首乌，用黑豆五升，入砂锅蒸三次，为末）半斤，枸杞（酒浸洗，晒干，为末）半斤，当归（酒浸一夜，加茯苓半斤）半斤，故纸（炒黄，为末）五两，茯苓（赤者一斤牛乳浸，白者一斤人乳浸，俱一夜，晒干），菟丝子（酒浸三日，晒干，为末）半斤。上七味，各不犯铁器，炼蜜为丸，如弹子大。日进三丸，早一丸空心酒下，午后一丸姜汤下，临困一丸盐汤下。初服三日，小便杂色，是去五脏杂病；二十七日唇红，口生津液，再不夜起；四十七日，身躯轻健，两乳红润，至1个月后，鼻头辛酸，是诸风百病皆出；四十九日，目视光明，两手火热，精通，白发返黑，齿落更生，阳事强健，丹田如火，行步如飞，气力倍加。非人不可轻泄，乃神秘之方也。

附　人体标准体重及日常食物的主要营养成分含量

一、人体标准体重表

具体内容参见附表1。

附表1　标准体重表

身高（cm） 体重（kg） 年龄（岁）	140	144	148	152	156	160	164	168	172	176	180	184	188
一、男性													
15	41	42	43	44	45	47	48	50	53	55	58	58	70
17	44	44	45	47	47	49	51	53	55	58	61	61	72
19	46	47	49	50	52	52	54	56	58	61	64	67	70
21	48	49	50	51	53	54	55	57	60	62	65	69	72
23	49	50	50	52	53	55	56	58	61	63	67	70	73
25	49	50	51	52	54	55	57	59	61	64	67	71	74
27	49	50	51	52	54	55	57	59	61	64	67	71	74
29	50	51	52	53	55	55	57	59	62	65	68	71	74
31	50	51	52	53	55	56	58	60	63	65	68	72	75
33	51	52	53	54	56	56	58	60	63	66	69	72	75
35	51	52	53	54	56	57	59	61	63	66	69	73	76
37	52	53	54	55	56	57	59	61	64	66	70	73	76
39	52	53	54	55	57	58	60	61	64	67	70	74	77
41	52	53	55	55	57	58	60	62	64	67	70	74	77
43	52	53	55	56	57	58	60	62	64	67	70	74	77
45	53	54	55	56	57	59	60	62	65	67	71	74	77
47	53	54	55	56	58	59	61	63	65	68	71	75	78

续表

身高（cm） 体重（kg） 年龄（岁）	140	144	148	152	156	160	164	168	172	176	180	184	188
一、男性													
49	53	54	55	56	58	59	61	63	65	68	71	75	78
51	53	54	56	57	58	59	61	63	65	68	71	75	78
53	53	54	56	57	58	59	61	63	65	68	71	75	78
55	53	54	55	56	58	59	61	62	65	67	70	75	78
57	53	54	55	56	57	58	60	62	65	67	70	75	78
59	52	53	55	56	57	58	60	62	64	67	70	74	77
61	52	53	55	56	57	58	60	62	64	67	70	74	77
63	52	53	55	56	57	58	60	62	64	67	70	74	77
65	52	53	55	56	57	58	60	62	64	67	70	74	77
67	52	53	55	56	57	58	60	62	64	67	70	74	77
69	52	53	55	56	57	58	60	62	64	67	70	74	77
71	52	53	55	56	57	58	60	62	64	67	70	74	77
73	52	53	55	56	57	58	60	62	64	67	70	74	77
二、女性													
15	38	39	40	42	44	45	48	51	54	58	64	68	71
17	42	43	44	46	47	49	52	54	58	62	67	71	74
19	43	44	46	47	49	51	53	56	59	63	69	73	76
21	43	45	46	47	49	51	53	56	59	64	69	73	76
23	44	45	46	47	49	51	53	56	59	64	69	73	76
25	44	45	46	48	49	51	54	56	60	64	69	73	76
27	45	46	47	48	50	52	54	57	60	65	70	74	77
29	45	46	47	49	51	53	55	58	61	65	71	75	78
31	46	47	48	49	51	53	55	58	61	65	71	75	78
33	46	47	48	50	51	53	56	58	62	66	72	76	79
35	46	48	49	50	52	54	56	59	62	67	72	76	79
37	47	48	49	51	53	55	57	60	63	67	73	77	80
39	48	49	50	52	53	55	58	60	64	68	73	77	80
41	48	50	51	52	54	56	58	61	64	69	74	78	81

续表

年龄（岁） \ 体重（kg） \ 身高（cm）	140	144	148	152	156	160	164	168	172	176	180	184	188
二、女性													
43	49	50	51	53	55	56	59	62	65	69	75	79	82
45	49	50	52	53	55	57	59	62	65	69	75	79	82
47	50	51	52	53	55	57	59	62	65	69	75	79	82
49	50	51	52	53	55	57	59	62	66	70	75	79	82
51	50	51	52	54	55	57	60	62	66	70	75	79	82
53	50	51	53	54	56	58	60	63	66	70	76	80	82
55	51	52	53	55	56	58	60	63	66	71	76	80	83
57	51	52	53	55	56	58	60	63	67	71	76	80	83
59	51	52	53	55	56	58	60	63	67	71	76	80	83
61	50	51	52	54	56	58	60	63	66	70	76	80	83
63	50	51	52	54	55	57	60	62	66	70	75	79	82
65	50	51	52	54	55	57	60	62	66	70	75	79	82
67	50	51	52	54	55	57	60	62	66	70	75	79	82
69	50	51	52	54	55	57	60	62	66	70	75	79	82
71	50	51	52	54	55	57	60	62	66	70	75	79	82
73	50	51	52	54	55	57	60	62	66	70	75	79	82

二、常见食物营养成分含量

具体内容参见附表2。

附表2 常见食物营养成分含量

营养成分	糖*	蛋白质*	脂肪*	维生素						矿物质			膳食	
				A**	E***	C***	叶酸**	B_6***	B_{12}***	钙**	铁***	锌***	纤维*	能量
一、五谷杂粮														
大米	76.3	7.3	0.3		0.49	7.3	2.2	1.5	19.1	7	1.5	1.1	0.8	337
小米	76	9.7	3.5	12	4.1		33	0.45	68.5	29	4.7	3.7	1.7	374
小麦	78	12	1.5	15	0.8		7.2	0.4	18.6	16.8	2.8	0.7	0.2	373.5

续表

营养成分	糖*	蛋白质*	脂肪*	维生素						矿物质			膳食	
				A**	E***	C***	叶酸**	B_6***	B_{12}***	钙**	铁***	锌***	纤维*	能量
一、五谷杂粮														
玉米	72.2	8.5	4.3	54	2.1	9.2	17	0.35	16.7	22	1.6	1.5	9.8	361.5
黄豆	25.3	43.2	17.5	33.2	19.2		276	0.7		367	11	4.5	4.6	429.5
绿豆	58.9	22	0.7	68	15.5	3.4	121	0.7		155	6.3	3.65	5	329.9
山药	14.4	1.7		2.6	0.5	8	13	0.18		16	0.8	0.62	0.6	64.4
莲子	61.8	16.6	2		3.9	3.8				120	4.9	2.51	2.8	331.6
花生	5.2	27.6	50	5.4	3.84	9.8	70.2	0.81		7.6	3.9	2.33	6.8	581.2
核桃	10	13.8	59	7.6	57		87.3	0.52		72.5	2.8	3.52	8	626.2
葵花	19.4	19	48.6	1.2	24		2.67	1.8		107	7.3	5.2	4.4	591
红薯	29.5	1.8	0.2	27	2.9	33	54	0.7		18	0.4	0.18	0.9	127
燕麦	61.8	14.2	6.4	388	3.99		20.8	0.9	56.8	177	9	2.93	5.1	361.6
薏米	79.2	12.3	4.55	550	2		19.7	0.22	143	45	4.53	1.27	1.8	406.9
二、蔬菜														
土豆	16.4	3.3	0.1	4.3	0.57	12	23.6	0.39		10	1	0.26	0.4	79.7
冬瓜	1.98	0.45		1.5	0.33	19.8	29.7	0.7	0.08	20	0.4	0.6	0.6	18.3
白菜	2.05	1	0.08	70	0.77	7.4	74	0.15		22	1	0.92	1.4	13
木耳	65.7	10.4	0.18	15.7	13.8	5.6	79.1	0.5	5.2	357	185	1.85	7	306
茄子	3	2.3	0.2	58	1.28	7.2	23	0.11		20	0.8	0.49	1.2	23
青椒	4.3	2.2	0.4	169	192	185	43.8	2.3		10.4	0.71	0.25	2.1	29.6
南瓜	10.3	0.6	0.1	132	0.54	5	73	0.33		13	1.1	0.22	0.7	44.5
丝瓜	4.1	1.4	0.15	12.3	0.37	7.4	77	0.18		26	0.7	0.35	0.5	23.4
苦瓜	3.2	0.8	0.1	9.6	1.3	113	77	0.11		3.5	1.1	0.6	1.2	16.9
黄瓜	3.1	0.9	0.2	22	0.91	15	27	0.9		15	0.4	0.39	0.6	13.8
百合	28.1	4.1	0.2		0.9	7.8	68.2	0.35		8.1	2.3	3.7	5.3	131
竹笋	6.2	4	0.1	3.2	1.8	7	50	0.26		30.2	4.2	0.85	0.9	41.7
芹菜	1.4	1.6		7.2	1.1	29	33	0.24		91	10.3	0.6	0.4	12
洋葱	8	1.8		2.9	0.38	6.3	21	0.92		40	1.8	0.77	0.8	39
菠菜	2.8	2.1	0.2	22	1.9	39	120	0.84		22	1.4	0.6	1.4	21

续表

营养成分	糖*	蛋白质*	脂肪*	维生素						矿物质			膳食	
				A**	E***	C***	叶酸**	B_6***	B_{12}***	钙**	铁***	锌***	纤维*	能量
二、蔬菜														
海带	12.1	8	0.1	38.5	0.67		21	0.13		445	4.5	0.88	9.8	81.3
萝卜	4.6	0.8			1.3	27	59	0.18		55	0.5	0.6	0.4	21.6
莲藕	17	0.9	0.1	2.6	0.88	22				27	6.3	0.56	0.48	72.5
豆芽	7	11.4	2.1	3.84	1.34	17	48.2	0.14		52	1.8	0.9	1	92.5
莴笋	2.3	0.6	0.1	22	0.5	3.8	131	0.12		7	2	0.6	0.8	12.5
空心菜	4.6	2.4	0.2	217	2.1	28	113	0.35		108	1.4	0.52	1.6	29.8
西红柿	3.6	0.75	0.35	88.7	0.52	7.6	27.3	0.13		8	0.4	0.28	0.2	20.6
黄花菜	62.4	14.1	1.2	297	7.3	17	42	0.15		785	9.3	4.22	8.7	316.8
四季豆	5.6	2.2	0.2	92	0.96	7.38	42.6	0.08		47	3.7	0.71	1.8	33
胡萝卜	8.3	0.7	0.3	830	1.1	35	22	0.33		73	10.6	0.37	1.3	38.7
韭菜	4.1	2.4	0.5	1223	6.5	39		0.7		56	1.6	1.6	1.6	30.5
茭白	9.8	2.9	0.3	4.2	1.22	6	55	0.26		4	0.7	0.6	2.5	53.5
芋头	19.7	2.3	0.1	21.4	1.28	7.5	44.1	0.37		19	3.9	0.72	1.2	88.9
香菜	7.2	1.9	0.3	38.8	1.6	41	22	0.09	1.32	170	5.6	0.65	3.7	39.1
大蒜	8.1	0.8	0.2	55	0.99	32.7				18	1	0.7	1.3	37.4
大葱	4.1	1.2	0.3	17.8	0.42	10.5	60.7	0.38		15.9	1.34	1.76	1.7	23.9
生姜	11.7	1.4	1.4	27.1	0.34	5.07	7.62	0.24		47	7	0.51	2.3	66
三、水果														
苹果	14.8	0.4	0.5	99.2	1.82	6	6.07	0.09		12.7	0.63	0.13	0.3	65.3
梨子	14.2	0.1	0.1	97.2	1.52	5.6	8.3	0.99		5	0.2	0.4	2.2	58
桃子	11.1	0.8	0.1	2.39	0.92	6	4.32	0.08		8	0.81	0.32	0.6	48.5
李子	8.8	0.7	0.25	23.7	0.81	5.4	43	0.06	2.95	7.6	0.73	0.22	0.65	40.3
柿子	14.6	0.4	0.15	21.4	1.3	4.5	21	0.11		147	0.80.8	0.13	1.6	61.4
橘子	12.1	1	0.3	63.3	1.67	42	21.9	0.06		60	1.05	0.29	1.7	55.1
葡萄	10.9	0.6	0.5	4.2	0.52	6.7	5.1	0.11		15	0.5	0.1	1.6	50.5
香蕉	23	1.3	0.2	58.2	0.28	11	20.1	0.44		8	0.3	0.24	0.6	99
大枣	28	2.45	0.4	2.31	0.22	437	132	0.19		71.2	2.4	1.71	2.32	12.5

续表

营养成分	糖*	蛋白质*	脂肪*	维生素						矿物质			膳食	
				A**	E***	C***	叶酸**	B_6***	B_{12}***	钙**	铁***	锌***	纤维*	能量
三、水果														
芒果	6.9	0.6	0.2	1320	1.34	27.3	87	0.21		206	4.3	0.15	1.3	31.8
西瓜	4.2	1.3		173	0.16	3	2.87	0.12		0.6	0.17	0.07	0.3	22
草莓	4.9	1.3	2.1	1.8	0.51	51	99	0.19		25	1.75	0.23	1.4	43.7
菠萝	9	0.4	0.3	31.2		36	15.2	0.13		16.3	1.02	0.17	0.3	40.3
柠檬	4.9	1.1	1.2	3.6	2.08	22	37	0.19		112	1.28	0.93	1.4	34.8
哈密瓜	7.5	0.6	0.2	146	0.53	36.7	28.6	0.35		5.8	0.9	0.52	0.25	34.2
猕猴桃	13	0.9	1.5	58.5	1.26	85	39	0.37		56.1	0.9	0.44	2.1	69.1
木瓜	5.9	0.53	0.17	138	0.37	47.6	43.2	0.03		16.4	0.7	0.36	0.65	27.3
四、肉及其他														
猪肉	3.4	20.5	5.3	14.7	0.2	1.24	0.29	0.45	0.36	8	2.3	2.95	69	142.3
猪肝	14.2	12.2	1.3	10479	0.78	31.5	997	0.76	53.7	13	23	3.97	309	117.3
牛肉	2.6	20	10.2	2.74	0.37		7.28	0.37	1.02	7	0.9	1.18	59	182.2
羊肉	0.1	20	7.3	10.4	0.42	2.51	2.89	0.24	3.46	10	2	7.23	95	146.1
鸡肉	0.3	22.3	2.3	43.1	1.77			0.46	2.37	17	2.3	1.6	101	111.1
鸭肉	0.34	17	12	51	0.13		1.87	0.45	0.74	6	2.87	1.05	107	177.4
鲤鱼	0.3	17.7	10.3	23.4	1.33		4.78	0.13	11.2	117	1.85	2.11	83	164.74
鲫鱼	0.1	13	1.1	33.3	0.62	1.08	13.84	0.15	5.36	54	2.5	3.02	124	62.3
鲍鱼	3.4	13.5	3.5	25.3	2.12	1.12	22.5	0.11	0.33	253	22.6	1.68	238	99.1
黄鳝	0.7	18	0.8	19.8	1.53		1.87	0.45	1.52	40.4	2.2	0.67	118	82.7
鳖	1.6	16.5	0.1	100	3	2	20	0.19	1.5	107	1.4	5.4	95	73.3
蟹	5.9	14	1.6	147	3.01		24.7	0.46	5.3	141	0.8	3.54	188	94
虾	0.1	16.4	1.3	19	0.75		25	0.33	2.2	66	1.33	2.78	195	77.8
牛奶	4.1	3.2	3.4	18	0.34	1.37	6.73	0.08	0.41	1010	0.1	3.47	37	59.8
花生油	0.6		99		38.2					15	3.02	7.45		893.4
蜂蜜	74.3	0.6	2.1	46.2		4.25				30.6	0.42	0.04		318.5

注：①表中数据是指每100g食物的营养成分含量。*表示此列单位为克（g），**表示此列单位为微克（μg），***表示此列单位为毫克（mg）；能量单位为千卡（kcal）。②胆固醇含量为零

三、含钾高、含磷高的食物及常见食物中胆固醇、嘌呤的含量

具体内容参见附表3～附表5。

附表3 含钾、磷高的常见食物

食物种类	高钾食物	
奶类	奶粉、羊乳片	
五谷根茎类	芋头、荸荠、马铃薯、甘薯、南瓜、山药、花豆	
鱼肉豆蛋类	毛豆、香肠、鱼松、虾皮、小鱼干、黑鲳鱼、猪肉干	
蔬菜类	番茄、空心菜、苋菜、竹笋、芹菜、洋菇、青蒜、鲍鱼菇、草菇、金针菇、菠菜、茼蒿、红苋、苜蓿芽、韭菜、青花菜、牛蒡、山芹菜、野苦瓜，脱水加工之蔬菜如笋干	
水果类	果汁、榴莲、番石榴、奇异果、香瓜、哈密瓜、草莓、枣子、释迦、香蕉、琵琶等水果罐头中之汤汁	
油脂类	杏仁、松子、开心果、花生	
其他	味噌、肉汁、海苔罐、鸡精、鸡汤、鱼汤、牛肉精、人参精、茶、咖啡、无盐酱油或低钠盐、土豆片	
食物种类	含磷高的食物	
	高磷食物（每100g食物含200～500mg磷）	非常高磷食物（每100g食物含500mg磷）
五谷根茎类	麦芽饮品、爆玉米花、薏仁、燕麦、莲子、红豆、绿豆、蚕豆	小麦胚芽、麦片、养生麦粉、糙米
油脂类	花生、核桃、开心果	芝麻、松子、西瓜子、南瓜子、葵花籽、杏仁、腰果
鱼肉豆蛋类	牛肉干、腊肉、猪肝、猪肉干、火腿、香鱼片、鱼松、草虾、明虾、红鳟、鸭蛋黄、铁蛋、鹌鹑蛋、豆皮、豆干	小鱼干、乌鱼子、柴鱼片、鱼脯、干贝、鱿鱼丝、虾米、鹌鹑蛋黄
奶类	奶精、乳酪	奶粉
市售零食	花生贡糖、蛋黄酥	
市售调味料	香蒜粉、咖喱粉、辣椒粉、沙茶酱、豆瓣酱、油葱酥	酵母粉
市售加工品	爱玉子、山粉圆、鱿鱼圈、烧卖、芝麻汤包、芋泥包、鲔鱼排、鳗鱼罐、鲜肉汤圆、素食水饺、鳕鱼丸、鲜肉包、素菜包、蟹味棒、花生汤圆、鱼卵卷、香肠、鱼饺、花枝脆丸、旗鱼块、虾丸、虱目鱼丸、贡丸、花枝羹	

附表 4　常见食物胆固醇含量

含量	每 100g 食物
<100mg	蒜肠、火腿肠、瘦牛肉、瘦羊肉、兔肉、牛奶、酸奶、脱脂奶粉、羊奶、鸭、黄鱼、带鱼、鱿鱼、鲳鱼、马哈鱼、青鱼、草鱼、黑鲢鱼、鲤鱼、鲫鱼、甲鱼、白虾、海蜇、海参、鸭油
100 ~ 150mg	肥猪肉、猪舌、广式腊肠、牛舌、牛心、牛肚、牛大肠、羊舌、羊心、羊肚、羊大肠、全脂奶粉、鸡、鸡血、鸽肉、梭鱼、白鲢、鳝鱼、对虾、羊油、鸡油
>150mg	猪脑、猪心、猪肝、猪肺、猪肾、猪肚、猪大肠、猪肉松、肥牛肉、牛脑、牛肝、牛肺、牛肾、牛肉松、羊脑、羊肝、羊肺、羊肾、鸡肝、鸭肝、鸡蛋粉、蛋黄、松花蛋、鹌鹑蛋、凤尾鱼、鱼肉松、鱼子、虾皮、蟹黄、蚶肉、黄油

附表 5　食物中嘌呤的含量

含量	每 100g 食物
生成微量嘌呤食物	奶类、蛋类、水果、蔬菜（下列量多者除外）、精制谷类、可可、咖啡、茶、果汁
中等量嘌呤食物（75mg）	龙须菜、菜豆、蘑菇、菠菜、豌豆、麦片、海鱼类、鸡肉、羊肉
75 ~ 150mg 嘌呤食物	牛肉、牛舌、猪肉、鸭、鹅、鸽、鲤鱼、干豆类、鸡肉、鸡肉汤
150 ~ 1000mg 嘌呤食物	牛羊内脏、沙丁鱼、鱼子、浓肉汤、肉精